PREVENÇÃO E DEFESA MÉDICA: DIAGNÓSTICOS JURÍDICOS

Coordenadora
SAMANTHA TAKAHASHI

PREVENÇÃO E DEFESA MÉDICA: DIAGNÓSTICOS JURÍDICOS

Autores
Alessandra Cristina Rodrigues Rabello • Alessandra Torres • Ana Carolina Moresco • Ariele Gomes Mendonça • Carolina Mynssen • Cláudia Melado de Souza • Deborah Azevedo de Pinho • Diego Leal Nascimento • Eduarda Batistella • Eduardo Dantas • Evelyn Larissa Rufino • Felippe Abu-Jamra Corrêa • Fernanda Brasil Bezerra • Fernanda Marques Rodrigues Neves • Janaina Novaes • José Luiz de Moura Faleiros Júnior • Karla Kiuchi • Manuela Arantes • Manuela Negri Severo • Marcela Machado Nascimento • Maria Clara Moreira Coelho de Resende • Melina Pelissari • Milena Mendonça Lopes • Nathalia Recchiutti Gonsalves • Patrícia de Paiva Abade • Samantha Takahashi • Talita Ritz • Yuri Moresco

GZ EDITORA
Rio de Janeiro
2025

1ª edição - 2025
1ª edição - 2025 - 2ª tiragem
1ª edição - 2025 - 3ª tiragem

Diagramação: *Olga Martins*

CIP-BRASIL. CATALOGAÇÃO NA PUBLICAÇÃO
SINDICATO NACIONAL DOS EDITORES DE LIVROS, RJ

P944

Prevenção e defesa médica : diagnósticos jurídicos / Alessandra Cristina Rodrigues Rabello ... [et al.] ; coordenação Samantha Takahashi. - 1. ed. - Rio de Janeiro : GZ, 2025.
408 p. ; 24 cm.

Inclui bibliografia e índice
ISBN 978-65-5813-121-2

1. Medicina - Legislação - Brasil. 2. Ética médica - Brasil. I. Rabello, Alessandra Cristina Rodrigues. II. Takahashi, Samantha.

24-94276 CDU: 340.134:61(81)

Meri Gleice Rodrigues de Souza - Bibliotecária - CRB-7/6439

02/10/2024 03/10/2024

contato@editoragz.com.br
www.editoragz.com.br

Estrada do Capuava, nº 1325 - Box Q - CEP 06715-410
Bairro Barro Branco - Município de Cotia - SP
Tels.: (0XX21) 99585-0737 / 99755-0737

Impresso no Brasil
Printed in Brazil

APRESENTAÇÃO

Esta obra coletiva integra o primeiro volume de uma coletânea anual de artigos científicos desenvolvidos pelos alunos e docentes da Comunidade Treinamento Avançado em Direito Médico (TADM), coordenado por Samantha Takahashi, diretora científica do Instituto de Ensino Samantha Takahashi (IEST).

A obra é destinada a toda comunidade jurídica e de profissionais médicos, uma vez que conta com temas de interesse e relevância na defesa dessas classes, na prevenção de litígios e nas orientações importantes no contexto da relação médico-paciente.

Samantha Takahashi, no primeiro capítulo, explora os desafios e peculiaridades do consentimento eletrônico na Saúde, especialmente frente à ausência de uma regulamentação específica no Brasil. A autora discute a evolução do consentimento informado, abordando a transição do modelo tradicional, com assinatura física, para alternativas digitais, com o uso de canetas eletrônicas, *tablets* e certificação digital. Embora o Poder Judiciário tenha reconhecido a validade de documentos eletrônicos, há divergências em relação às normativas do Conselho Federal de Medicina (CFM), que ainda não regulamentam amplamente o consentimento eletrônico. O artigo argumenta que, para ser válido, o consentimento deve resultar de um processo informativo claro e contínuo e defende que o formato eletrônico pode ser uma ferramenta legítima e segura, desde que acompanhado de medidas adequadas de segurança e transparência.

Alessandra Rabello discorre, no capítulo II, sobre a crescente judicialização da medicina no Brasil, apontando a gestão comportamental como ferramenta para prevenção de litígios. O texto destaca que a comunicação adequada e a construção de uma relação de confiança entre médicos, pacientes e demais profissionais da Saúde são fundamentais para evitar conflitos e processos judiciais. Ela ainda argumenta que a gestão da relação médico-paciente deve começar antes da consulta, com a promoção de um ambiente organizacional harmonioso e empático, e a comunicação eficaz como um pilar essencial na prevenção de litígios.

No capítulo seguinte, "Neurociência aplicada à experiência do paciente: uma introdução ao *neuromarketing*", Ana Carolina Moresco e Yuri Moresco exploram como a neurociência pode ser utilizada no *marketing* para aprimorar a experiência do paciente em clínicas e consultórios médicos. O *neuromarketing*, uma combinação de neurociência e *marketing*, visa entender como os cérebros dos pacientes respondem emocionalmente e cognitivamente às estratégias de *marketing*. A partir dessa compreensão, é possível criar experiências mais eficazes e personalizadas, ativando os cinco sentidos e gerando maior empatia e fidelidade. O artigo destaca a importância de uma comunicação clara e emocional, além do uso de ferramentas neurocientíficas para avaliar a eficácia das estratégias. Por fim, discute os riscos e o futuro do *neuromarketing*, enfatizando que as emoções influenciam diretamente as decisões dos pacientes.

Em seguida, Ariele Mendonça, Melina Pelissari e Milena Lopes abordam a possibilidade de culpa do paciente em ações judiciais por erro médico e seu impacto na relação médico-paciente. Através de uma análise histórica e dos princípios bioéticos, o texto examina a responsabilidade civil médica e os elementos que configuram reparação de danos. Discute, ainda, as excludentes de ilicitude, como a culpa exclusiva do paciente, e os efeitos da crescente judicialização na prática médica. A conclusão destaca a importância de uma relação médico-paciente pautada na empatia e transparência como estratégia para prevenir litígios infundados e fortalecer essa relação crucial na prática da saúde.

Carolina Mynssen, ao discorrer sobre "Os impactos das decisões judiciais na relação médico-paciente", discute como as decisões judiciais, especialmente no Brasil, têm impactado a relação médico-paciente, intensificando a necessidade de formalização e contratualização no âmbito da medicina. Ressalta que tribunais frequentemente tratam essa relação sob a ótica do Código de Defesa do Consumidor (CDC), exigindo que médicos cumpram rigorosamente o dever de informação e obtenham consentimentos informados específicos. A falta de documentação adequada, mesmo sem erro técnico, pode resultar em condenações judiciais, prejudicando a autonomia do paciente e a prática médica. Isso contribui para a burocratização e mercantilização da relação, distanciando-a da humanização desejada.

No sexto capítulo, de autoria de Manuela Negri e Cláudia Melado, discute-se um tema de especial relevância aos médicos obstetras. O artigo aborda a responsabilidade do profissional obstetra na prevenção da violência obstétrica, com foco no dever de informação ao paciente. O estudo destaca, ainda, a importância da bioética e do direito à informação, ressaltando a necessidade de uma relação médico-paciente baseada no diálogo e na escolha informada. Ao cumprir seu dever informacional, o médico não só empodera a paciente, mas também previne situações que podem resultar em violência obstétrica.

Deborah Azevedo de Pinho aborda as particularidades do Termo de Consentimento Livre e Esclarecido (TCLE) em tratamentos de Reprodução Humana Assistida (RHA), destacando a importância de sua elaboração detalhada diante da instabilidade normativa no Brasil. A ausência de uma legislação específica sobre RHA é compensada por resoluções do CFM, normas da Agência Nacional de Vigilância Sanitária (ANVISA) e a Lei de Biossegurança, que regulam aspectos éticos e científicos. O TCLE é crucial para proteger tanto médicos quanto pacientes, formalizando o consentimento para diversos procedimentos, como doação de embriões e reprodução *post mortem*, e assegurando a clareza e a concordância das partes em decisões que podem envolver questões legais e éticas complexas.

Na sequência, Diego Leal Nascimento discute a importância do dever informacional na relação médico-paciente, destacando a necessidade de que o médico forneça informações claras e suficientes para que o paciente possa exercer sua autodeterminação. Esse processo informacional, que resulta no consentimento livre e esclarecido, é um requisito essencial para a validade de qualquer intervenção médica, sendo a omissão desse dever uma violação dos direitos do paciente. No campo jurídico, o artigo analisa como essa omissão pode ser usada como causa autônoma em ações de responsabilidade civil médica. O autor ressalta que, em litígios, é fundamental que o defeito informacional seja claramente exposto na petição inicial, pois sua ausência pode prejudicar a reparação do dano.

Eduarda Batistella, ao analisar a "Responsabilidade civil do médico cirurgião plástico", enfatiza a complexidade das demandas judiciais envolvendo essa especialidade médica. A autora discute como que, em cirurgias plásticas e estéticas, a natureza da obrigação é frequentemente considerada de resultado, diferentemente de outras áreas da Medicina, onde a obrigação é de meio. A autora apresenta críticas à essa distinção já que os resultados de procedimentos estéticos são influenciados por fatores individuais e imprevisíveis, tornando inadequada a obrigatoriedade de o médico responder pelo resultado e não pelos melhores meios empregados. A prova pericial é destacada como fundamental para a defesa dos cirurgiões, sendo decisiva na avaliação de culpa e nexo causal. O artigo conclui que o entendimento jurídico sobre a responsabilidade dos cirurgiões plásticos deve evoluir, reconhecendo a subjetividade inerente aos resultados desses procedimentos e reafirmando a ciência médica como inexata.

No capítulo 10, Eduardo Dantas discute a crescente judicialização da saúde no Brasil, destacando a importância da prevenção e defesa jurídica para profissionais e instituições de saúde. Destaca, também, que o advogado especializado desempenha um papel essencial na prevenção de litígios, ajudando a criar políticas de *compliance*, gestão de riscos e comunicação eficaz entre médicos e pacientes, além de revisar documentos e protocolos. A adoção de práticas preventivas, como a capacitação dos profissionais de saúde e o uso de prontuários eletrônicos, pode minimizar riscos jurídicos e garantir um atendimento seguro e ético. A defesa médica também exige um conhecimento especializado das normas jurídicas, regulatórias e bioéticas que regem a prática médica, bem como habilidades de mediação e negociação para lidar com possíveis crises.

Karla Kiuchi e Evelyn Rufino exploram, no artigo "A aplicação do *Visual Law* nos Termos de Consentimento Livre e Esclarecido como forma de otimização do processo informacional e prevenção de litígios", a utilização de ferramentas visuais como uma estratégia para melhorar a comunicação entre médicos e pacientes. Destacam que, ao facilitar a compreensão de documentos complexos por meio de elementos visuais, como ícones e gráficos, o *Visual Law* pode tornar o consentimento mais acessível e eficiente, melhorando a transparência e confiança na relação médico-paciente. A personalização dos termos, aliada à essa abordagem, contribui para o cumprimento do dever informacional do médico, reduzindo riscos legais e aumentando a segurança jurídica.

Felippe Abu-Jamra Corrêa discute a importância de formalizar contratos de copropriedade para aquisição e uso compartilhado de equipamentos médicos, abordando os principais pontos que devem constar nesses acordos. Dado o alto custo dos equipamentos e a crescente prática de aquisição conjunta por profissionais da Saúde, a falta de formalização pode levar a conflitos, danos financeiros e litígios. O autor detalha as cláusulas essenciais para garantir uma divisão equitativa de tempo de uso, manutenção, responsabilidades e deliberações, além de prevenir conflitos futuros, sublocações indevidas e inadimplências. A formalização desses contratos é vista como fundamental para garantir segurança jurídica e o bom funcionamento da relação entre coproprietários.

Discorrendo sobre "A importância do direito médico preventivo para os profissionais médicos que atuam em cosmiatria e estética", Fernanda Brasil destaca a importância do Direito Médico Preventivo, enfatizando a necessidade de adotar práticas jurídicas preventivas para minimizar riscos de processos judiciais e proteger a relação médico-paciente. Ressalta que o Direito Médico Preventivo, distinto da Medicina Defensiva, inclui medidas como a elaboração de Contratos de Prestação de Serviços, Prontuários Médicos completos e o uso do Termo de Consentimento Livre e Esclarecido (TCLE) particularizado, além do Termo de Quitação de Serviços. Essas ferramentas ajudam a prevenir litígios, garantir o cumprimento do dever informacional e proteger o médico contra reclamações decorrentes de insatisfação com resultados estéticos.

Fernanda Neves discute a aplicação da Medicina 4.0 no ambiente hospitalar, enfatizando o uso da Inteligência Artificial (IA) para melhorar a qualidade dos serviços de saúde. A Medicina 4.0, adaptada da Indústria 4.0, integra tecnologias como *Big Data*, Internet das Coisas (IoT) e IA para otimizar diagnósticos e tratamentos, com foco na personalização e prevenção. A IA já é utilizada em hospitais brasileiros, como na detecção preditiva de doenças e no auxílio a diagnósticos precisos, porém, sua adoção enfrenta desafios, como a exclusão digital e a falta de regulamentação específica. O artigo conclui que, para maximizar os benefícios dessas tecnologias, é essencial superar barreiras estruturais e garantir a inclusão tecnológica em todas as regiões do Brasil.

José Luiz Faleiros, Natália Rechiutti e Alessandra Torres abordam a "tutela da saúde" como uma das hipóteses de tratamento de dados pessoais sensíveis previstas na Lei Geral de Proteção de Dados Pessoais (LGPD), ressaltando suas particularidades em comparação com outras bases legais, como o consentimento. A LGPD adota uma dicotomia entre dados pessoais e dados sensíveis, com um foco especial na proteção dos últimos, principalmente no que se refere aos dados de saúde. A tutela da saúde, limitada a procedimentos realizados por profissionais de saúde, serviços de saúde ou autoridades sanitárias, é uma hipótese restrita e de aplicação específica que não exige consentimento prévio. O artigo também aborda o desafio interpretativo em torno do conceito de "procedimento" e questiona a preponderância do consentimento em situações que envolvem o tratamento de dados de saúde. A análise sugere que o consentimento deve ser a opção preferencial quando viável, mas a tutela da saúde se mantém essencial em casos onde o consentimento é impraticável, reforçando a necessidade de uma aplicação rigorosa e criteriosa das bases legais da LGPD para assegurar a proteção dos dados sensíveis.

Marcela Machado e Patrícia Abade, no capítulo 16, abordam o Direito Médico Preventivo como uma estratégia para reduzir litígios e melhorar a relação médico-paciente, com foco na especialidade de Ginecologia e Obstetrícia, a mais judicializada no Brasil. A pesquisa qualitativa e quantitativa realizada revelou que a maioria dos ginecologistas e obstetras valoriza o Direito Médico Preventivo, mas muitos não compreendem completamente sua abrangência. Embora 85,4% utilizem Termos de Consentimento Livre e Esclarecido, poucos contratam advogados especializados para sua elaboração, preferindo documentos de terceiros. O estudo também evidenciou a falta de familiaridade com a Lei Geral de Proteção de Dados (LGPD) e inconsistências no preenchimento de prontuários. O artigo defende que a adoção de práticas preventivas, incluindo consultoria jurídica e treinamento adequado, pode mitigar o risco de processos judiciais e fortalecer a relação médico-paciente.

Maria Clara Resende explora o uso do *compliance* médico como uma ferramenta estratégica para mitigar e prevenir demandas judiciais na área da saúde, destacando a importância de aderir a normas éticas e regulatórias. O *compliance* médico visa garantir que médicos e instituições adotem condutas responsáveis e preventivas, minimizando riscos e promovendo maior segurança jurídica. A implementação de programas de *compliance* envolve a análise de riscos, treinamento contínuo, criação de manuais de conduta e atenção a práticas documentais, como o preenchimento adequado de Prontuários e o uso de Termos de Consentimento Informado. Esses processos não apenas reduzem a probabilidade de litígios, mas também fortalecem a relação médico-paciente. O artigo enfatiza que o *compliance* deve ser dinâmico, contínuo e adaptado às especificidades do ambiente médico, promovendo uma prática médica ética e sustentável.

Em seguida, Manuela Arantes e Janaina Novaes abordam as mudanças trazidas pela Resolução CFM nº 2.336/2023, que atualiza as diretrizes sobre publicidade médica no Brasil, adequando-as à era digital e ao uso crescente das redes sociais. A nova norma visa harmonizar a divulgação de serviços médicos com os princípios éticos da profissão, evitando mercantilização e sensacionalismo. Ao mesmo tempo, ela permite aos médicos utilizar estratégias de *marketing* de maneira responsável e informativa, respeitando a privacidade dos pacientes e a integridade da prática médica. O texto destaca os desafios de adaptação à nova regulamentação, propondo uma colaboração entre médicos, conselhos de medicina e plataformas digitais para assegurar uma implementação eficaz, visando a proteção de profissionais e pacientes.

Talita Ritz examina estratégias de redução da carga tributária para clínicas médicas, focalizando a equiparação dessas instituições aos serviços hospitalares, conforme previsto na Lei nº 9.249/95 e suas alterações. Esclarece que a legislação permite que clínicas organizadas como sociedades empresárias e em conformidade com normas da ANVISA se beneficiem de alíquotas reduzidas de IRPJ (8%) e CSLL (12%), resultando em uma economia de até 66% em relação à tributação padrão de prestadores de serviços (32%). O texto aborda o impacto financeiro positivo dessa redução, bem como as controvérsias envolvendo a interpretação restritiva da Receita Federal sobre o conceito de "serviços hospitalares", sugerindo que, em alguns casos, o reconhecimento do benefício pode depender de ações judiciais.

A obra é concluída com uma discussão apresentada por Samantha Takahashi que discute sobre a inaplicabilidade do Código de Defesa do Consumidor (CDC) à atividade médica, argumentando que a relação médico-paciente, regida pela ética e pelo cuidado com a saúde, difere substancialmente da relação consumerista, cujo foco é o lucro. A autora sustenta que a atividade médica envolve responsabilidades fiduciárias e pessoais, com o objetivo primário de preservar a vida e a saúde do paciente, o que não se alinha aos princípios mercantilistas que fundamentam o CDC. Além disso, a aplicação de conceitos como vulnerabilidade e inversão do ônus da prova no contexto médico pode distorcer a relação entre médico e paciente, transformando-a injustamente em uma relação de consumo. O artigo defende que o Código Civil e o Código de Ética Médica são mais adequados para regulamentar a responsabilidade médica, garantindo uma abordagem mais justa e equitativa.

Os temas tratados nesta obra, como se pode notar, abrangem uma discussão contemporânea das peculiaridades da relação médico-paciente com enfoque nos desafios surgidos ao longo de sua evolução e adaptação à era digital, mantendo-se a necessária perspectiva humanística da qual não se pode desviar.

E, reconhecendo as vicissitudes que permeiam os processos contra médicos, esta obra, com maestria, alcança o objetivo de contribuir tanto para a comunidade médica quanto para a jurídica, incentivando o desenvolvimento de medidas preventivas para evitar processos e a promoção de uma defesa mais eficaz quando estes forem inevitáveis.

Luidy André Silva Lima

PREFÁCIO

Prefaciar a obra que se coordena pode representar um pleonasmo imperdoável, porém, neste caso, prefaciar este trabalho é mais do que escrever um simples prefácio; é celebrar o resultado de um esforço conjunto, onde cada palavra escrita foi cuidadosamente pensada, cada ideia pensada foi longamente discutida, e cada discussão travada nos trouxe até aqui. Esta obra não é apenas fruto do esforço isolado, mas do somatório coletivo de mentes que pensam juntas, trabalham juntas e se desenvolvem juntas para gerar um conhecimento que, ao ser compartilhado, não só ensina, mas também transforma.

É com imenso prazer e um sentimento de profunda realização que escrevo este prefácio, celebrando o sucesso da Comunidade Treinamento Avançado em Direito Médico (TADM) e a concretização de uma obra que representa a soma do conhecimento, experiência e dedicação de tantos profissionais que contribuíram para o avanço do Direito Médico no Brasil. Desde sua fundação, em 2020, o TADM tem se consolidado como uma referência na formação de advogados especializados, tendo formado mais de 4.500 profissionais que, hoje, atuam com competência e excelência, protegendo os direitos de médicos e pacientes e promovendo a justiça no complexo cenário da relação médico-paciente.

O TADM nasceu do meu desejo de compartilhar. Compartilhar conhecimento, técnica, experiência. Compartilhar com profundidade. Compartilhar de verdade. Compartilhar com excelência. Ao longo dos anos, o propósito foi se aprimorando, unimos a excelência à inovação, juntos deixamos de ser apenas alunos e professora para nos tornarmos um ecossistema, uma comunidade. Forte. Unida. Única. O treinamento oferecido pelo TADM sempre teve como foco a excelência, a ética e a prática do Direito como uma ferramenta de transformação social. A missão de formar advogados altamente qualificados, capazes de lidar com as complexidades jurídicas desta área, guiou cada um de nossos passos desde então.

Nesse contexto, esta obra representa muito mais do que uma coletânea de estudos sobre Direito Médico. Ela é um testemunho do sucesso da nossa comunidade, da dedicação de nossos alunos e coautores, e do impacto transformador que o conhecimento pode ter quando compartilhado com propósito e responsabilidade. Cada capítulo aqui presente foi escrito com o intuito de não apenas ampliar o debate sobre temas relevantes e atuais, mas também de oferecer soluções e reflexões práticas para os desafios enfrentados diariamente pelos profissionais da Saúde e do Direito.

Ao coordenar esta obra, minha intenção sempre foi incentivar a troca de experiências e a construção coletiva de soluções para os desafios enfrentados no Direito Médico. Tenho um imenso orgulho de ver os frutos dessa colaboração e de saber que, de alguma forma, contribuí para o crescimento de profissionais tão talentosos e comprometidos. A Comunidade TADM é, sem dúvida, um marco na formação de especialistas em Direito Médico, e esta obra é uma prova viva de nosso sucesso e dedicação.

Escrever este prefácio é uma oportunidade para refletir sobre o caminho percorrido e os objetivos alcançados. É, acima de tudo, um agradecimento a todos que fizeram parte dessa jornada: os coautores que enriqueceram esta obra com suas reflexões, os alunos que confiaram em nossa metodologia de ensino, e a todos os profissionais que, diariamente, se dedicam a tornar o sistema de saúde mais justo, eficiente e ético.

Que esta obra inspire e guie todos os que, como nós, acreditam em uma advocacia valorosa, de excelência e de qualidade, que tem como valor primordial a maestria, a superioridade técnica e o serviço jurídico customizado como um atributo inegociável. Com gratidão e alegria, compartilho este trabalho, certa de que ele contribuirá para o fortalecimento das boas práticas e para a contínua evolução do Direito Médico no Brasil.

Samantha Takahashi

NOMES DOS AUTORES E CURRÍCULO

ALESSANDRA CRISTINA RODRIGUES RABELLO

Advogada. Graduada em Ciências Jurídicas pela UNIMEP (Universidade Metodista de Piracicaba). Mestranda em Gestão de Cuidados da Saúde pela MUST University – Flórida (EUA). Especialista em Direito Médico pela FACERES (Faculdade de Medicina em São José do Rio Preto). Especialista em Direito Previdenciário com capacitação para o Ensino no Magistério Superior pela Faculdade Damásio. Especialista em Direito Civil e Processual Civil pela UCDB (Universidade Católica Dom Bosco). Endereço eletrônico: alessandracrrabello@gmail.com

ANA CAROLINA MORESCO

Empresária, Fundadora da R+ Gestão Médica, Engenheira Civil, MBA em Gestão Empresarial, Especialista em Marketing e Finanças. carolina@rmaisgestaomedica.com.br

YURI MORESCO

Empresário, Cirurgião Plástico, Chefe da Cirurgia Plástica do Hospital Oncopediátrico Erastinho, Preceptor da Residência de Cirurgia Plástica do Hospital de Clínicas da UFPR, Membro da SBCP e da ISAPS. dryuri@clinicamoresco.com.br

ARIELE GOMES MENDONÇA

Advogada, inscrita na OAB/MG 201.194, mestranda em Direito Médico-Sanitário pela Universidade de Santo Amaro/ UNISA-SP, pós-graduada em Direito Médico, Odontológico e da Saúde pela Escola de Direito Paulista de Direito, membra da Comissão de Direito Médico da Ordem dos Advogados de Minas Gerais. Endereço de e-mail: juridico@mendoncaadvocaciamedica.com.br.

MELINA PELISSARI

Advogada, inscrita na OAB/SP 248.264, pós-graduada pela Faculdade Verbo Educacional, vice-presidente da Comissão de Direito Médica da ABA Sorocaba-SP, especialista em Direito Médico pelo Instituto de Ensino Samantha Takahashi. Endereço de e-mail: direitodasaudemelina@gmail.com

MILENA MENDONÇA LOPES

Advogada, inscrita na OAB/RJ 243.262, pós-graduada em Direito Médico pelo Instituto de Ensino Renato Saraiva, extensão em Direito Médico Universidade de Coimbra e pelo Instituto de Ensino Samantha Takahashi, extensão em Contratos pela FGV e atual vice-presidente da Comissão de Direito Médico e da Saúde da ABA-RJ. Endereço de e-mail: contato@milenalopesadv.com.br

CAROLINA MYNSSEN

Advogada civilista e familiarista, professora, pós-graduada em Direito do Consumidor, pós-graduada em Direito de Família e Sucessões pela Universidade Candido Mendes; Mestranda em Saúde e Meio Ambiente, pós-graduanda em Gestão em Saúde pelo Albert Einstein, especialista em Direito Médico e Responsabilidade Civil. Membro efetivo do IAB e secretária-geral da Comissão de Direito Médico, Saúde e Bioética. Presidente da Comissão Nacional de Direito Médico da Associação Brasileira dos Advogados, membro da Comissão Regional Sudeste da Associação Brasileira de Advogados, membro representante do Estado do Rio de Janeiro da Comissão Nacional de Direito da Saúde da Associação Brasileira dos Advogados e membro da Comissão da Mulher da ABA do municipio do Rio de Janeiro. carolina@martinsmynssen.com.br

CLÁUDIA MELADO DE SOUZA

Advogada especialista em Direito Médico e da Saúde, membro da Comissão de Direito Médico da ABA – Região Sudeste, MBA em Auditoria e Gestão de Saúde, e-mail: claudiameladoadvocacia@hotmail.com

MANUELA NEGRI SEVERO

Advogada especialista em Direito Médico e da Saúde, mediadora extrajudicial, membro da Comissão de Direito Médico da OBA/ES, especialista em Direito Empresarial e Processo Civil, e-mail: manuela@manuelanegri.com.br

DEBORAH AZEVEDO DE PINHO

Advogada especialista em Direito Médico. Graduada em Direito pela Faculdade Católica Dom Orione, deborahazevedo.adv@gmail.com.

DIEGO LEAL NASCIMENTO

Mestre em Direitos e Garantias Fundamentais pela Faculdade de Direito de Vitória (FDV). Pós-graduado em Ciências Criminais pela PUC-Minas. Pós-graduando em Direito Médico e Hospitalar pela Escola Paulista de Direito (EPD). Membro da Comissão de Direito Médico da OAB/ES. Advogado.

EDUARDA BATISTELLA

Advogada, sócia fundadora do escritório Batistella & Casanova Advocacia, especialista em defesa médica e defesa médica-veterinária, coordenadora de departamento jurídico de Operadora de Planos de Saúde, pós-graduada em Direito Médico e em Direito e Advocacia Empresarial, integrante do Treinamento Avançado em Direito Médico, presidente da Comissão de Direito Médico e da Saúde da OAB/RS – subseção de Bento Gonçalves, ex vice-presidente da Comissão de Direito Médico – Regional Sul da ABA (Associação Brasileira de Advogados) e membro do Comitê de Bioética do Tacchini Sistema de Saúde.

EDUARDO DANTAS

Advogado, inscrito nas Ordens do Brasil e de Portugal; Sócio titular do Escritório Eduardo Dantas Advocacia & Consultoria; Bacharel em Direito pela Universidade Federal de Pernambuco (1995); Especialista em Direito de Consumo pela Universidad de Castilla-La Mancha (2001); Mestre em Direito Médico pela University of Glasgow (2007); Doutorando em Direito Civil pela Universidade de Coimbra; Ex Vice-Presidente e membro do Board of Governors da World Association for Medical Law; Procurador Jurídico do Conselho Regional de Odontologia de Pernambuco; Autor dos livros Direito Médico (Editora GZ, 2009), Comentários ao Código de Ética Médica (Editora GZ, 2010), Droit Médical au Brésil (Editora GZ, 2013); Aspectos Jurídicos da Reprodução Humana Assistida (Editora GZ, 2018); e Contemporary Issues in Medical Law (Editora GZ, 2018); Coordenador do Livro Tendências do Direito Médico (Editora GZ, 2021); Autor de diversos artigos publicados no Brasil, Portugal, Israel, EUA, Polônia, República Checa e França; Membro da Comissão Especial de Direito Médico do Conselho Federal da Ordem dos Advogados do Brasil (Gestões 2013/2015 e 2016/2018); Professor do VI Curso de Pós-Graduação em Bioética do CDIP – Centro de Investigação de Direito Privado da Faculdade de Direito da Universidade de Lisboa. (Portugal); Professor do Curso de Pós-Graduação em Direito de Família da Universidade Federal de Pernambuco – UFPE (Recife – PE); Professor do curso de pós-graduação em Direito Médico e Hospitalar da EPD – Escola Paulista de Direito (São Paulo – SP); Professor do curso de pós-graduação em Direito Médico, Odontológico e da Saúde do IGD – Instituto Goiano de Direito (Goiânia – GO); Professor do curso de pós-graduação em Direito Médico e Saúde Suplementar do Instituto Luiz Mário Moutinho (Recife – PE); Professor do curso de pós-graduação em Direito Médico, da Saúde e Bioética da Faculdade Baiana de Direito (Salvador – BA); Professor do curso de pós-graduação em Direito Médico e Odontológico da Sociedade Brasileira de Direito Médico e Bioética (Brasília – DF); Ex-Presidente da Comissão de Direito e Saúde da OAB/PE; Fundador e Ex-Presidente da Comissão de Direito Médico da OAB/AL; Membro da Comissão. De Direito Médico da OAB/RJ (2021); Membro honorário do grupo de pesquisas "Direito da Saúde e Empresas Médicas", do Centro Universitário Curitiba – UNICURITIBA, sob coordenação do professor Miguel Kfouri Neto; Presidente da Associação Pernambucana de Direito Médico e da Saúde; Vice-Presidente da Asociación Latinoamericana de Derecho Médico; Ex-Presidente e membro fundador da ALDIS – Associação Lusófona de Direito da Saúde; Coordenador pedagógico da Association de Recherche et de Formation en Droit Médical (Toulouse, França); Membro do International Advisory Board do Observatório de Direitos Humanos: Bioética, Saúde e Ambiente, da Universidade de Salerno, Itália; Vice-Presidente da Comissão de Bioética e Biodireito do IBDFAM – Instituto Brasileiro de Direito de Família; Membro do IBERC – Instituto Brasileiro de Estudos em Responsabilidade Civil; Vice-Presidente da Comissão Nacional de Direito Médico da Associação Brasileira de Advogados - ABA; Membro do Conselho Editorial da Medicine &

Law Journal, revista da World Association for Medical Law; Coordenador do Conselho Editorial da Revista de Direito Médico e da Saúde.eduardodantas@eduardodantas.adv.br

Evelyn Larissa Rufino

Advogada. Graduada em Direito pela Pontifícia Universidade Católica do Paraná. Especialista em Direito Médico pelo Instituto Samantha Takahashi de Ensino. Membro da Comissão de Saúde OAB/MT. Membro da Comissão de Direito Médico e Odontológico, 13° Subseção Uberlândia, OAB/MG. Membro da Comissão de Direito, Inovação e Tecnologia, 13° Subseção Uberlândia, OAB/MG. E-mail: evelynrufino@outlook.com

Karla Kiuchi

Advogada especializada em Direito Médico. Delegada da Comissão de Direito Médico e da Saúde da OAB Niterói. Graduada pela Pontifícia Universidade Católica do Rio de Janeiro. Pós-graduada em Direito Médico pelo Complexo de Ensino Renato Saraiva. Cursando especialização em Direito Médico no Instituto Samantha Takahashi de Ensino. Pós-graduada em Compliance pela Fundação Getúlio Vargas. Pós-graduada pela Escola da Magistratura do Estado do Rio de Janeiro.

Felippe Abu-Jamra Corrêa

Advogado e sócio fundador de escritório especializado em Direito Médico. Mestre em Direito Empresarial e Cidadania pelo UNICURITIBA. Integrante da Comissão Especial de Direito Médico e da Saúde do Conselho Federal da OAB (2016-2018). Presidente da Comissão de Direito Médico da OAB/TO (2016-2018). Ex-membro da AEDM (Associação dos Escritórios de Defesa Médica). Membro fundador e Diretor da Regional Norte do Instituto Miguel Kfouri Neto. Membro da Comissão Nacional de Direito Médico da ABA - Associação Brasileira de Advogados (2020-2022). Professor e organizador de livros na área do Direto Médico. felippeacorrea@gmail.com.

Fernanda Brasil Bezerra

Advogada inscrita na OAB/DF nº 30.010.Sócia proprietária do escritório Fernanda Brasil Advocacia Médica, Brasília/DF, com atuação em todo o Brasil; Advogada Especialista em Direito Médico pela Universidade de Coimbra – Portugal, Palestrante em Congressos Médicos; Especialista em Direito Médico e Direito Médico Preventivo pelo Instituto Paulista de Direito Médico e da Saúde (IPDMS); Curso de extensão "Treinamento Avançado em Direito Médico"- IEST; Membro da Comissão de Direito Médico da OAB/DF; Membro da Comissão Nacional de Direito Médico da Associação Brasileira de Advogados – ABA; Coautora do livro "Direito Preventivo para Profissionais da Saúde", Ed. IPDMS Coautora do livro "Diálogos entre Direito e Medicina Vol. II, GZ Editora,

Pós-graduada em Direito Tributário pelo Instituto Brasileiro de Estudos Tributários-IBET; Pós-graduada em Direito Penal pela Damásio Educacional-SP; fernandabrasilb1@gmail.com

FERNANDA MARQUES RODRIGUES NEVES

Advogada especialista em Direito Médico pelo Treinamento Avançado em Direito Médico, pós-graduanda em Direito Médico, Odontológico e da Saúde pela Escola Paulista de Direito.E-mail: advogados.macae@gmail.com

JOSÉ LUIZ DE MOURA FALEIROS JÚNIOR

Doutorando em Direito Civil pela Universidade de São Paulo - USP/Largo de São Francisco. Doutorando em Direito, na área de estudo 'Direito, Tecnologia e Inovação', pela Universidade Federal de Minas Gerais - UFMG. Mestre em Direito pela Universidade Federal de Uberlândia - UFU. Advogado. Professor e Pesquisador.

NATHALIA RECCHIUTTI GONSALVES

Pós-graduanda em Direito Médico, Odontológico e da Saúde (EPD). Pós-Graduada em Auditoria e Gestão em Saúde pela Universidade TUIUTI/PR. Especialista em Direito Médico. Membro do grupo de pesquisas "Direito da Saúde e Empresas Médicas" (UNICURITIBA). Membro da Comissão de Saúde da OAB/SJP. Membro da Comissão de Direito Médico da Associação Brasileira de Advogados - ABA, Região Sul. Formação em Conciliação e Mediação Judicial pela ESA/OAB-PR. Auditora hospitalar com ênfase em planos de saúde. Advogada, Enfermeira.

ALESSANDRA TORRES

Graduada em Comunicação Social - habilitação em Jornalismo e Publicidade e propaganda pela LAUREATE INTERNATIONAL UNIVERSITIES - LIU. Especialista em marketing - LAUREATE INTERNATIONAL UNIVERSITIES. Pós graduada em Assessoria de Comunicação pela Escola de Comunicação e Artes - LIU. Especialista Técnica em Turismo UFSC. Graduada em Direito pela Estácio de Sá. Pós- graduanda em Direito Processual do Trabalho pela Universidade Cândido Mendes - RJ. Pós graduanda em Direito Médico e da Saúde pela EPD - Escola Paulista de Direito. Pesquisadora no grupo de pesquisas Direito da Saúde e Empresas Médicas (UNICURITIBA).

MARCELA MACHADO NASCIMENTO

Pós graduada em Direito Civil e Processo Civil pelo Legale Educacional. Pós graduada em Direito Médico, Odontológico e da Saúde pela EPD. Especialista em Direito Médico pelo Treinamento Avançado em Direito Médico Samantha Takahashi. Membro da Comissão de Direito Médico da OAB Rio de Janeiro - Capital. Membro da Comissão Estadual de Direito Médico e da Saúde do Rio de Janeiro - ABA. E-mail: (marcelamn.adv@gmail.com)

Patrícia de Paiva Abade

Mestre em Criminologia pela Universidade do Porto, Portugal. Pós graduada em Direito da Saúde e Propriedade Intelectual, ambos pela PUC RJ. Especialista em Direito Médico pelo Treinamento Avançado em Direito Médico Samantha Takahashi. Advogada atuante em Direito Médico. E-mail: (pp.abade@gmail.com)

Maria Clara Moreira Coelho de Resende

Graduada em Direito pela Universidade Federal do Piauí e Pós-graduanda em Direito Processual Civil pela Universidade do Estado do Rio de Janeiro. E-mail: mariacmresendeadv@gmail.com

Manuela Arantes

Advogada especialista em Direito Médico pelo Treinamento Avançado em Direito Médico e pelo Instituto Brasileiro de Direito Médico-IBEDIM, pós-graduada em Direito do Consumidor pela faculdade Legale, MBA em Direito Imobiliário pela Faculdade Legale, pós-graduanda em Direito Médico e Odontológico e da Saúde pela Escola Paulista de Direito, pós-graduanda em Gestão Hospitalar pela ITH, pós-graduanda em Advocacia Direito Civil, Empresarial e Processo pela Faculdade Legale. E-mail: contato.marantesdasilva@gmail.com

Janaina Novaes

Advogada especialista em Direito Médico pelo Treinamento Avançado em Direito Médico e pelo Instituto Paulista de Direito Médico, especialista em Direito da Saúde pelo Instituto Jurídico de Estudos, especialista em LGPD pelo Instituto Brasileiro de Direito; pós-graduada em Direito Processual Civil, pós-graduanda em Direito Médico, Odontológico e da Saúde pela Escola Paulista de Direito e MBA em Gestão da Saúde pela Universidade Potiguar. E-mail: janaina@novaesadvocacia.com

Samantha Takahashi

Advogada, sócia titular do Escritório de Advocacia Samantha Takahashi Advocacia Médica; sócia titular do Escritório de Advocacia Dantas, Corrêa & Takahashi, Bacharel em Direito pela Universidade de Marília (2003); Especialista em Direito Civil e Direito Processual Civil pela Fundação de Ensino Eurípedes Soares da Rocha- UNIVEM (2005), Especialista em Ética e Compliance pelo Albert Einstein Instituto Israelita de Ensino e Pesquisa (2020); Presidente da Comissão Regional Sul de Direito Médico da ABA- Associação Brasileira de Advogados (2022-2023); Vice-Presidente da Comissão Nacional de Direito Médico da ABA- Associação Brasileira de Advogados (2021-2022/ 2022/2023); Pesquisadora no Grupo de Pesquisas Direito da Saúde e Empresas Médicas, do Centro Universitário Curitiba – UNICURITIBA, sob coordenação do professor Miguel Kfouri Neto; Professora convidada do curso de Pós-Graduação em Direito Médico do Centro Universitário em Natal- UNIRN (Natal- RN); Professora convidada do curso de Pós-Graduação em Responsabilidade Civil e Penal Médica da Damásio Educacional (São Paulo-SP); Professora convidada do curso de Pós-Graduação em Direito Médico, da Saúde e Bioética da Faculdade Baiana de Direito (Salvador-BA), Fundadora do Treinamento Avançado em Direito Médico, professora no Instituto de Ensino Samantha Takahashi. Endereço eletrônico: samantha@samanthatakahashi.com.br.

TALITA RITZ

Mais de 12 anos de experiência exclusiva na advocacia estratégica e de alta complexidade, nas esferas municipais, estaduais e federal, atuando no Contencioso e no Consultivo de grandes empresas. Especialista em Direito Tributário pelo IBET (Instituto Brasileiro de Estudos Tributários). MBA em Contabilidade, Compliance e Direito Tributário (cursando) pelo Centro Educacional BSSP. Founder do Tafelli Ritz Advogados, Co-founder da CODE Compliance & Education, Co-founder da FENT (Formação Executiva e Negócios Tributários), Co-founder do TAXDAY. Professora convidada em curso de pós graduação em Compliance Tributário.

SUMÁRIO

CONSENTIMENTO ELETRÔNICO DO PACIENTE: DESAFIOS, PERSPECTIVAS E PECULIARIDADES

Samantha Takahashi[1]

SUMÁRIO: Introdução: o cenário de insegurança jurídica na obtenção do consentimento do paciente à luz das novas tecnologias. **1.** O consentimento do paciente em procedimentos de saúde: autonomia e liberdade. **2.** Processo informacional e consentimento: pressupostos, elementos e condições de validade. **3.** Consentimento eletrônico: desafios, perspectivas e peculiaridades. Considerações finais. Referências.

Introdução: o cenário de insegurança jurídica na obtenção do consentimento do paciente à luz das novas tecnologias

Um dos maiores desafios vivenciados pelo profissional no contexto da relação médico-paciente tem sido o cumprimento eficaz do processo informacional e a obtenção do consentimento, de maneira a alcançar validade tanto no âmbito do Poder Judiciário (PJ), quanto do Conselho Federal de Medicina (CFM).

A exigência de esclarecimento e autorização como pré-requisitos para a tomada de decisão médica nasceu da horizontalização da relação e do protagonismo do paciente, concretizadores do respeito à sua autodeterminação e dignidade.

---

1 Advogada, sócia titular do Escritório de Advocacia Samantha Takahashi Advocacia Médica; sócia titular do Escritório de Advocacia Dantas, Corrêa & Takahashi; bacharel em Direito pela Universidade de Marília (2003); especialista em Direito Civil e Direito Processual Civil pela Fundação de Ensino Eurípedes Soares da Rocha – UNIVEM (2005); especialista em Ética e Compliance pelo Albert Einstein Instituto Israelita de Ensino e Pesquisa (2020); presidente da Comissão Regional Sul de Direito Médico da ABA – Associação Brasileira de Advogados (2022-2023); vice-presidente da Comissão Nacional de Direito Médico da ABA – Associação Brasileira de Advogados (2021-2022/2022-2023); pesquisadora no Grupo de Pesquisas Direito da Saúde e Empresas Médicas, do Centro Universitário Curitiba – UNICURITIBA, sob a coordenação do professor Miguel Kfouri Neto; professora convidada do curso de Pós-Graduação em Direito Médico do Centro Universitário em Natal – UNIRN (Natal-RN); professora convidada do curso de Pós-Graduação em Responsabilidade Civil e Penal Médica da Damásio Educacional (São Paulo-SP); professora convidada do curso de Pós-Graduação em Direito Médico, da Saúde e Bioética da Faculdade Baiana de Direito (Salvador-BA); fundadora do Treinamento Avançado em Direito Médico e professora no Instituto de Ensino Samantha Takahashi. Endereço eletrônico: samantha@samanthatakahashi.com.br.

No entanto, a ausência de regulamentação legal e específica sobre o tema outorgou ao CFM e ao PJ o estabelecimento de requisitos de validade, muitas vezes, dissonantes entre si, implantando um cenário de insegurança jurídica.

Se, de um lado, o Código de Defesa do Consumidor (CDC), aplicável segundo corrente majoritária como instrumento regente da relação paciente-médico, não regulamenta de maneira específica o processo informacional no âmbito da saúde, de outro lado, a Recomendação CFM nº 01/2016, a despeito de não possuir força vinculante sequer na esfera deontológica, não trata de temas mais contemporâneos.

O cenário torna-se ainda mais árduo quando passam a ser debatidas questões relacionadas à obtenção do consentimento e à sua formalização através de novas tecnologias que o distanciam do padrão tradicional de assinatura física.

O vácuo legal existente torna a temática desafiadora para os advogados atuantes na área, especialmente quanto às orientações preventivas dirigidas aos profissionais de saúde, exigindo um estudo que harmonize as orientações deontológicas e legislativas existentes.

A proposta deste artigo é realizar uma análise equilibrada, debatendo os pontos mais obscuros e delineando aqueles que precisam ser sopesados na obtenção do consentimento em saúde à luz das novas tecnologias.

Posteriormente, serão estabelecidos parâmetros para respostas mais efetivas a alguns questionamentos: É legítima a exigência de documento físico como prova de obtenção do consentimento em saúde? O consentimento eletrônico outorgado pelo paciente é válido? Nesse caso, exigiria padrão de assinatura em formato ICP-Brasil? A assinatura aposta em *tablets* mediante caneta eletrônica, aceita por *e-mail* e plataformas virtuais, possui validade nas esferas deontológica e judicial?

1. O consentimento do paciente em procedimentos de saúde: autonomia e liberdade

Consentir: dar consentimento ou aprovação a; deixar, permitir. Essa é a definição trazida pelo Dicionário Michaelis ao ato de consentir.[2]

2 CONSENTIR. *In*: DICIO, Dicionário Michaelis da Língua Portuguesa. Melhoramentos, 2020. Disponível em: https://michaelis.uol.com.br/moderno-portugues/busca/portugues-brasileiro/consentir. Acesso em 19/10/22.

Na relação médico-paciente, o consentimento traduz-se no ato do paciente permitir a realização de determinado procedimento ou tratamento proposto pelo médico.

No Brasil, o consentimento informado passou a ser, timidamente, tema de discussão a partir da década de 1970, quando a Bioética foi reconhecida como ciência trazendo consigo questionamentos quanto ao respeito à autonomia, à dignidade e à redução de vulnerabilidades do paciente dentro da relação com o médico.

Sua origem se deu num momento em que o respeito à vontade do enfermo era relativizada, exercendo o médico o poder de escolha do procedimento ou tratamento que, a seu juízo e segundo seus valores, seria o melhor para o paciente.

Testemunhava-se o fenômeno da objetificação do paciente, considerado muito maior pela faceta patológica do que pela humana. O alvo de atuação e atenção do médico centrava-se na doença, não na integralidade do ser. Havia uma preocupação superior em curar e inferior em respeitar.

Autonomia e liberdade não eram consideradas direitos intrínsecos do paciente, que estava em uma relação paternalista e dominada pelo poder-saber do médico. Esse conceito, que merece ser relido de forma contemporânea, já foi responsável por colocar o médico como o único capaz de dialogar com deuses suplicando a cura e, depois, como mecanismo de imposição e razão de convencimento. Hoje, não pode ter fim diverso do empoderamento.

Embora nas relações de saúde seja evidente o desequilíbrio entre as partes, o poder-saber do médico deve ser meio para o estabelecimento de uma relação horizontal e de redução de vulnerabilidades, legitimando a escolha esclarecida do paciente.

O processo informacional representa expressão máxima e fiel do respeito à autonomia e à dignidade da pessoa, trazendo o desejável equilíbrio de forças para essa relação.

O reconhecimento da vulnerabilidade, centro das sensações e emoções humanas, especialmente sentida na fragilidade e insegurança do paciente diante de um diagnóstico, dá luz à proteção e respeito à liberdade e à autodeterminação através do cumprimento do processo informacional que culmina no consentimento ou recusa do tratamento proposto.

Orientar, esclarecer e informar os riscos, objetivos e benefícios de um tratamento está longe de possuir como fim a mera desoneração de um dever profissional. O médico que compreende a faceta humana, respeitosa e constitucional dessa obrigação, o faz por respeito à dignidade e aos direitos mais intrínsecos de seu paciente: autonomia e liberdade.

Autonomia é agir segundo a sua própria capacidade de se autodeterminar, autogovernar e autodecidir, dentro de uma lei universal que se impõe sem influência de terceiros e segundo suas próprias razões.

No âmbito das relações de saúde, abandonar o estado de dependência e influência externa depende da recepção de informações em linguagem clara e acessível acerca daquilo que se pode ou não esperar legitimamente de um tratamento médico.

O paciente não possui conhecimento científico, enquanto o médico está imerso nele; o paciente é um estrangeiro em país cuja linguagem não domina, o médico deve ser seu guia e seu intérprete.

Traduzir em linguagem clara e suficiente a doença, o prognóstico, o tratamento proposto, os benefícios e os perigos é respeitar a autonomia e a dignidade humana, dando voz à liberdade.

A Constituição Federal (CF) vestiu de transparência as relações, esbravejou o silêncio da sobreposição, impôs respeito às liberdades: de crença, ir e vir, pensar e se manifestar. Assegurou a dignidade.

O consentimento não nasce da aposição de uma assinatura, mas da emancipação, da alforria da ignorância, da libertação do estado de não saber e da migração para o domínio argumentativo, valorado íntima e individualmente. Nasce da própria convicção embebida de conhecimento.

Assim como o resultado de uma expressão matemática é alcançado a partir de um processo (que engloba subtração, soma, multiplicação, potência...) e não se altera pelo fato de ser escrito em algarismos romanos, cardinais ou por extenso, o consentimento também decorre de um processo, sendo indiferente a forma de materialização da aprovação.

2. Processo informacional e consentimento: pressupostos, elementos e condições de validade

Juridicamente, a legitimidade de um tratamento médico eletivo pressupõe o consentimento prévio do paciente, sob pena de ser reputado ilícito civil, criminal e ético-profissional.

O fortalecimento da relação médico-paciente ancora-se na harmonização entre a vontade do paciente e a absorção do conhecimento transmitido pelo médico através de um processo informacional estabelecido sob pressupostos, elementos e condições que lhe outorgam validade.

No que tange aos pressupostos do consentimento livre e esclarecido, o atributo da **capacidade** surge como primeira referência.

Capacidade de fato ou de exercício é a possibilidade que certas pessoas possuem de exercer pessoalmente os atos da vida civil. Legalmente, são considerados incapazes, de forma absoluta, os menores de 16 anos, iniciando a capacidade plena aos 18.

Sob o prisma etário, a capacidade de exercício possui limitações para os que se encontram na faixa entre 16 e 18, e assim também acontece naquelas situações específicas em que falta aptidão para exprimir vontade.

Embora o critério adotado pelo legislador, no que tange à incapacidade absoluta, não seja o "qualitativo de perícias psicológicas e, sim, o quantitativo dos anos vividos pela pessoa"[3], no âmbito da saúde, esse conceito precisa ser harmonizado com os de vulnerabilidade e autodeterminação.

Portanto, o segundo pressuposto para o consentimento legítimo é a **autodeterminação**, habilidade para autoimpor e autodirigir normas sem influência de terceiros. Atravessa, portanto, horizontalmente os conceitos de capacidade e incapacidade, já que se trata de um critério aferível *in concreto.*

É possível que um sujeito plenamente capaz, em determinada circunstância, não seja autodeterminável.

> Partindo da compreensão de liberdade com autonomia da vontade, observa-se que é exercida com a ausência da ignorância, que é o elemento limitante. **Quando não se conhece a respeito do que se está a decidir, a liberdade não se faz presente**, mesmo que, **formalmente, o critério civil esteja presente, concedendo ao sujeito a "plena" capacidade**. (grifos nossos)[4]

Percebe-se, pois, que mesmo diante da capacidade plena, é possível que o paciente não esteja autodeterminável, seja porque não foi suficientemente esclarecido, funcionando o desconhecimento como elemento

3 ROSENVALD, Nelson; BRAGA NETO, Felipe. **Código Civil Comentado**. Salvador: JusPodivm, 2020, p. 52/53.

4 VASCONCELOS, Camila. **Direito Médico e Bioética: história e judicialização da relação médico-paciente.** Rio de Janeiro: Lumen Juris, 2020, p. 166.

restritivo, ou porque a vontade declarada não coincide com a existencial, uma vez influenciada por terceiros.

Um paciente testemunha de Jeová, plenamente capaz, que recusa transfusão de sangue por influência de um líder religioso, precisa ser empoderado de conhecimento e liberto da manipulação, para que válida e conscientemente aceite ou recuse a terapêutica.

Para tanto, o processo informacional que redunda em uma escolha esclarecida precisa ser adaptado à comunicação e capacidade cognitiva e cultural do paciente.

O consentimento pressupõe, assim, além da capacidade civil e autodeterminação do paciente, um protocolo informacional legítimo que visa a **redução de vulnerabilidades**.

Nelson Rosenvald e Felipe Braga Neto distinguem a vulnerabilidade da capacidade civil:

> Convém destacar que o direito civil do século XXI prestigia fortemente a autodeterminação das pessoas. Há, ninguém duvida, um dever de proteção dos vulneráveis, mas há também – como algo muito valioso – o respeito às escolhas existenciais fundamentais. [...] **Os vulneráveis são pessoas que podem ser capazes ou incapazes. É uma situação que exige, em regra, análise concreta e contextualizada**. Um idoso, por exemplo, é capaz, e pode ser vulnerável. Uma criança é incapaz e é vulnerável. [...] O direito civil dos nossos dias busca não jogar os incapazes numa vala sem qualquer interesse pelo seu querer.[5]

Vulnerabilidade é incerteza, risco e exposição emocional[6]. É uma condição inata aos seres humanos, ainda que sejam diferentes em seu modo de agir, pensar e se manifestar. Todo indivíduo é vulnerável já que é sensitivo, falível, imperfeito e finito.

No ambiente de saúde, a vulnerabilidade é acrescida e potencializada pela fragilidade gerada pela patologia, preocupação, angústia, insegurança, encontro com outros pacientes em situações agravadas e falta de estrutura física e organizacional.

---

5 ROSENVALD, Nelson; BRAGA NETO, Felipe. **Código Civil Comentado**. Salvador: JusPodivm, 2020, p. 30, 50.

6 BROWN, Brené. A coragem de ser imperfeito. Rio de Janeiro: Sextante, 2016.

Nesse contexto, é papel do médico valer-se de um processo informacional apto a reduzir tais vulnerabilidades. A Recomendação CFM nº 01/2016 orienta nesse sentido:

> As informações e os esclarecimentos dados pelo médico têm de ser substancialmente adequados, ou seja, em quantidade e qualidade suficientes para que o paciente possa tomar sua decisão, ciente do que ocorre e das consequências que dela possam decorrer. O paciente deve ter condições de confrontar as informações e os esclarecimentos recebidos com seus valores, projetos, crenças e experiências, para poder decidir e comunicar essa decisão, de maneira coerente e justificada. [...] O consentimento é mais do que um acordo, é um processo contínuo que envolve trocas de informações e um diálogo que permite, igualmente, explorar emoções, crenças e sentimentos, além de dados técnicos. O consentimento do paciente deve ser obtido após o médico ou a pessoa capacitada por ele indicada esclarecê-lo, suficientemente, sobre o procedimento médico a que será submetido. **Se o paciente tiver dúvidas, solicitar outros esclarecimentos ou sentir-se inseguro, deverá ser atendido com presteza, respeito e sem qualquer tipo de influência, constrangimento, coação ou ameaça, a fim de preservar sua autonomia e dignidade**. (grifos nossos)[7]

Não se trata de uma capacidade civil especial, mas do reconhecimento de que o consentimento em âmbito de saúde possui características próprias, sendo possível afirmar que as habilidades cognitivas exigíveis no processo informativo-decisório são as constatáveis em um atendimento específico, devendo haver uma gradação qualitativa e quantitativa quanto aos casos que exigirão um processo de escolha esclarecida mais amplo ou mais abreviado.[8]

---

7 BRASIL. Conselho Federal de Medicina. Recomendação nº 01/2016. Dispõe sobre o processo de obtenção de consentimento livre e esclarecido na assistência médica. Disponível em: https://portal.cfm.org.br/images/Recomendacoes/1_2016.pdf. Acesso em 23/10/2022.

8 SOARES, Flaviana Rampazzo. Consentimento do paciente no direito médico: validade, interpretação e responsabilidade. Indaiatuba, SP: Editora Foco, 2021, p. 157-158.

Outrossim, as circunstâncias em que, coletado o consentimento, também interferem na sua admissão como um processo informacional íntegro ou não.

Em que pese o privilégio probatório do consentimento escrito sobre o verbal, na prática clínica o processo de esclarecimento deve enaltecer o diálogo, reduzindo as possibilidades de ruído na comunicação ou interpretações diversas.

Dessa maneira, o **elemento ou fase inicial** da coleta do consentimento reside na preparação do contexto, na efetivação das condições para que o paciente possa entender, decidir voluntariamente e adotar uma decisão.[9]

Agendar consulta para que as informações sejam prestadas, informar ao paciente a finalidade do encontro, solicitar que anote suas dúvidas e que as traga para serem supridas durante o atendimento, sugerir que o paciente compareça acompanhado caso deseje que sua família também receba as orientações, são formas de se preparar o cenário para um processo informacional legítimo.

Nessa ocasião, serão expostos de maneira esclarecedora os **elementos informativos** que abrangem a explicação da situação, recomendações, indicações diagnósticas e terapêuticas, natureza e objetivo da intervenção, alternativas, riscos, benefícios, duração e orientações sobre o pré, per e pós-operatório[10].

A linguagem utilizada deve ser atécnica, com fluidez e singeleza, a fim de ser compreendida pelo paciente, o que legitimará uma escolha esclarecida.

O **elemento final** é a fase decisória, em que o paciente delibera pela assistência ou recusa, e consiste na coleta expressa do consentimento e decorre da consolidação dos elementos anteriores.

No plano da validade, o consentimento não pode ser viciado por erro, dolo, coação, lesão ou estado de perigo, de forma que, conforme as circunstâncias concretamente examinadas, é possível falar em sua anulabilidade.

9 BRASIL. Conselho Federal de Medicina. Recomendação n° 01/2016. Dispõe sobre o processo de obtenção de consentimento livre e esclarecido na assistência médica. Disponível em: https://portal.cfm.org.br/images/Recomendacoes/1_2016.pdf. Acesso em 23/10/2022.

10 Idem, n.p.

Assim, se o paciente concorda com suporte em informação incompleta ou intencionalmente omitida, o consentimento pode ser, posteriormente, anulado.

O mesmo acontece quando o médico coage o paciente a aceitar um tratamento proposto impondo-lhe a decisão, ainda que sua intenção seja a de melhorar a condição clínica da pessoa a ser tratada.[11]

Dessa forma, será legítimo o processo informacional enraizado na observância dos pressupostos, elementos e condições de validade expostos.

3. Consentimento eletrônico em saúde: desafios, peculiaridades e perspectivas

Observado o processo informacional na forma exposta anteriormente, a questão que se coloca em pauta é: A coleta do consentimento exige assinatura física ou pode acontecer no formato eletrônico?

Os contratos digitais, firmados através de ferramentas de comunicação virtual, embora admitidos judicialmente, não possuem regulamentação específica no Direito Brasileiro, sendo regidos pelo Código Civil (CC) e normas esparsas.

Assinaturas eletrônicas realizadas através de plataformas digitais, *token*, *mouse*, canetas eletrônicas, aceites por *e-mail* com *login* e senha em *sites* são cada vez mais comuns, especialmente em contratos bancários, de telefonia e, até, compra e venda de imóveis.

O artigo 104 do CC considera válidos os contratos firmados eletronicamente desde que as partes sejam capazes, o objeto seja lícito, possível, determinado ou determinável, e a forma seja prescrita ou não proibida por lei, admitindo, portanto, a expressão de vontade de maneira eletrônica.

A Medida Provisória 2.200-2/2001 realiza a equivalência funcional, equiparando a assinatura digital ICP-Brasil à manuscrita, com efeitos jurídicos de presunção de autoria e integridade dos documentos eletrônicos assinados com base nessa ferramenta (art. 10, §1º), o que se dá com arrimo nos conceitos de criptografia assimétrica e na observância de práticas, *standards* internacionais e regras atinentes

11 SOARES, Flaviana Rampazzo. Consentimento do paciente no Direito Médico: validade, interpretação e responsabilidade. Indaiatuba, SP: Editora Foco, 2021, p. 232.

às atividades envolvendo os integrantes da infraestrutura de Chaves Públicas Brasileira.[12]

Da mesma forma, o diploma processual civil, em seu artigo 411, ao tratar da força probante dos documentos, os considera autênticos quando a autoria estiver identificada por **qualquer meio legal de certificação**, inclusive eletrônico. Sendo que outras formas de exteriorização da vontade, diversas da assinatura certificada pelo sistema ICP-Brasil, vêm sendo aceitas pelos tribunais.

O Superior Tribunal de Justiça (STJ)[13], recentemente, reconheceu a validade do contrato digital "diante da nova realidade comercial em que se verifica elevado grau de relações virtuais, porquanto a assinatura eletrônica atesta a autenticidade do documento, certificando que o contrato foi efetivamente assinado pelo usuário daquela assinatura".

No mesmo sentido, o Tribunal de Justiça do Estado do Paraná (TJPR)[14] reconheceu que "a assinatura física não é requisito essencial à validade da declaração de vontade relacionada aos contratos, [...] e o fato de não existir contrato escrito é irrelevante para a comprovação do vínculo obrigacional, vista que essa formalidade não é requisito essencial para a validade da declaração de vontade relacionada aos contratos eletrônicos."

Abordando especificamente a temática do consentimento, a Lei Geral de Proteção de Dados[15], exige manifestação de vontade livre, informada, inequívoca e destinada à uma finalidade específica, não impondo a assinatura física e manuscrita como requisito de validade:

---

12 MENKE, Fabiano. A forma dos contratos eletrônicos. Revista de Direito Civil Contemporâneo, vol. 26, Ano 8, p. 85-113. São Paulo: Ed. RT, jan.-mar/2021.

13 BRASIL. Superior Tribunal de Justiça. Agravo Interno no REsp 1978859-DF (2021/0402058-7). Relator: Ministro Marco Aurélio Bellizze. Agravante: Amanda Costa Silva Rodrigues. Agravada: Fundação dos Economiários Federais-FUNCEF. Brasília, 23 de maio de 2022. Disponível em: https://www.jusbrasil.com.br/jurisprudencia/stj/1516697676. Acesso em 26/10/2022.

14 BRASIL. Tribunal de Justiça do Estado do Paraná. Recurso Inominado n° RI 0000778-75.2021.8.16.0110. Recorrente: Leobaldino Campanharo. Recorrido: Banco PAN S.A. Curitiba, 08 de julho de 2022. Disponível em: https://www.jusbrasil.com.br/jurisprudencia/tj-pr/1574100623. Acesso em 26/10/2022.

15 BRASIL. Lei n° 13.709, de 14 de agosto de 2018. Lei Geral de Proteção de Dados Pessoais (LGPD). Redação dada pela Lei 13.853, de 08 de julho de 2019. Diário Oficial da União: seção 1, Brasília, DF, ano 155, n° 157, p. 59-64, 15 de ago. 2018. Disponível em: https://www.planalto.gov.br/ccivil_03/_ato2015-2018/2018/lei/l13709.htm. Acesso em: 15 fev. 2021.

> Art. 8º O consentimento previsto no inciso I do art. 7º desta Lei deverá ser fornecido por escrito ou **por outro meio** que demonstre a manifestação de vontade do titular.

O consentimento para tratamento de dados pessoais e sensíveis é, por um lado, distinto daquele outorgado para realização de procedimento médico, por outro lado, exige a presença dos mesmos requisitos: autodeterminação informativa, liberdade e autonomia.

> Para que seja livre, a manifestação de consentimento não pode estar condicionada a nenhuma outra manifestação ou requisito, de modo que o titular vislumbre efetivamente a possibilidade de negar o consentimento em uma situação específica, sem que para tanto lhe sejam impostas consequências desproporcionais a esta negativa. Para que seja informada e inequívoca, a manifestação de consentimento precisa se dar de posse de todos os elementos aplicáveis sobre o uso de seus dados, seu armazenamento, as possibilidades de seu compartilhamento, a finalidade de seu uso, o tempo de guarda e armazenamento, e todo e qualquer elemento relativo ao tratamento de seus dados. Só assim o consentimento será devidamente informado e só assim poderá ser considerado como inequívoco.[16]

Na doutrina há posicionamentos favoráveis quanto à liberdade de forma na coleta do consentimento:

> É importante observar que essa manifestação de consentimento não deve necessariamente seguir uma forma particular para que tenha validade, sendo suficiente que constem de tal manifestação os elementos supraindicados – **podendo ela ser por escrito, on-line ou mediante qualquer outro formato** que assegure o cumprimento das con-

16 SANTORO, Raquel Botelho. A LGPD como ferramenta de compliance na área da saúde: política de privacidade e relatório de impacto à proteção de dados pessoais. *In*: DALLARI, Analluza Bolivar; MONACO, Gustavo Ferraz de Campo. **LGPD na Saúde**. São Paulo: Thomson Reuters Revista dos Tribunais, 2021, p. 258.

> dições necessárias para se considerar o consentimento como devidamente prestado e que possa ser armazenado pelo controlador e operador. [17]

Transportadas essas previsões legislativas e entendimentos para o consentimento sanitário, seria possível concluir pela possibilidade de anuência sob contornos que se distanciam da forma física e manuscrita?

Nesse ponto, é importante traçar uma linha distintiva entre o documento assinado eletronicamente via certificado digital, daqueles mediados por outras tecnologias, como canetas eletrônicas, assinaturas apostas em *tablets* através *mouse*, aceites por *e-mail* ou mediante *login* e senha em plataformas virtuais, essas últimas sem contar com a garantia NGS2[18].

O CFM, ao tratar do processo informacional através da Recomendação CFM nº 01/2016, orienta que o consentimento para tratamento de saúde seja coletado por escrito, mas abre caminhos para a manifestação de vontade por outros vieses, citando a forma gravada como complementar.

No que tange à assinatura eletrônica em documentos médicos, ainda que não diretamente relacionada ao consentimento do paciente, seu emprego possui aval legislativo.

As Leis 14.063/2020[19], 13.787/2018[20] e o Decreto-Lei 10.278/20[21] preveem a possibilidade da sua utilização, quando certificada digital-

---

17 Idem, p. 259.

18 Nível de garantia de segurança 2 estabelecidos pelo Manual de Certificação para Sistemas de Registro Eletrônico em Saúde.

19 BRASIL. Lei n° 14.063, de 23 de setembro de 2020. Dispõe sobre o uso de assinaturas eletrônicas em interações com entes públicos, em atos de pessoas jurídicas e em questões de saúde e sobre licenças de softwares desenvolvidos por entes públicos. Altera a redação da Lei 9.096, de 19 de setembro de 1995, a Lei 5.991, de 17 de dezembro de 1973, e a Medida Provisória n° 2.200-2, de 24 de agosto de 2001. Diário Oficial da União de 24 de setembro de 2020. Disponível em: www.planalto.gov.br. Acesso em 30/10/22.

20 BRASIL. Lei n° 13.787, de 27 de dezembro de 2018. Dispõe sobre a digitalização e a utilização de sistemas informatizados para a guarda, o armazenamento e o manuseio de prontuário de paciente. Disponível em: www.planalto.gov.br. Acesso em 30/10/22.

21 BRASIL. Decreto n° 10.278, de 18 de março de 2020. Regulamenta o disposto no inciso X do caput do art. 3º da Lei 13.784, de 20 de setembro de 2019, e no art. 2º-A da Lei 12.682, de 9 de julho de 2012, para estabelecer a técnica e os requisitos para

mente, para emissão de atestados, receituários, relatórios, laudos, pareceres técnicos, elaboração de prontuário médico e digitalização de documentos.

Na mesma toada, o CFM, através das Resoluções CFM 2.299/2021[22], 2.296/2021[23] e 1821/2007[24], autoriza a emissão de documentos médicos eletrônicos e digitalização de documentos físicos, mediante assinatura certificada pelo Sistema de Chaves Públicas – ICP-Brasil.

Valendo-se, portanto, das mesmas fontes regulamentares que autorizam a assinatura eletrônica do médico por meio de certificado digital com Nível de Garantia de Segurança 2 (NGS2) estabelecido pelo ICP-Brasil, não há razões para o questionamento ou a impugnação quando utilizado pelo paciente, sob pena de se tratar a mesma situação com dois pesos e duas medidas.

Se a assinatura eletrônica é válida e está autorizada no âmbito da saúde pelos profissionais, não faz sentido que o paciente que dispõe de certificado digital não possa consentir com o tratamento proposto.

No entanto, em que pese a validade jurídica dos documentos assinados eletronicamente, tem se tornado um desafio para os advogados, prestar orientações preventivas que, ao mesmo tempo, minimizem riscos de processos judiciais e ético-profissionais pois, embora o Judiciário apresente uma adesão maior à validade das ferramentas eletrônicas, os

---

a digitalização de documentos públicos ou privados, a fim de que os documentos digitalizados produzam os mesmos efeitos legais dos documentos originais. Disponível em: www.planalto.gov. br. Acesso em 30/10/22.

---

22 BRASIL. Conselho Federal de Medicina. Resolução n° 2.299, de 30 de setembro de 2021. Regulamenta, disciplina e normatiza a emissão de documentos médicos eletrônicos. Publicada no Diário Oficial da União de 26 de outubro de 2021, Seção I, p. 106. Disponível em: www.cfm.org. br. Acesso em 30/10/2022.

23 BRASIL. Conselho Federal de Medicina. Resolução n° 2.296, de 28 de outubro de 2021. Regulamenta o Sistema Integrado de Identificação Médica (SIIM), disciplinando e normatizando a emissão de documentos de identificação médica físicos e digitais. Publicada no Diário Oficial da União, de 28 de outubro de 2021, Seção I, p. 207. Disponível em: www.cfm.org.br. Acesso em 30/10/2022.

24 BRASIL. Conselho Federal de Medicina. Resolução n° 1.821, de 23 de novembro de 2007. Aprova as normas técnicas concernentes à digitalização e uso dos sistemas informatizados para a guarda e manuseio dos documentos dos prontuários dos pacientes autorizando a eliminação do papel e a troca de informação identificada em saúde. Disponível em: www.cfm.org.br. Acesso em 30/10/2022.

Conselhos de Medicina ainda se mantêm impassíveis, mesmo quando instados a se manifestar.

Recentemente, tivemos a oportunidade de levar ao Conselho Regional de Medicina do Paraná (CRM-PR) o questionamento sobre a validade da assinatura eletrônica do paciente a fim de trazer maior segurança jurídica às orientações, no entanto, o posicionamento evasivo é perceptível:

> "CRM-PR – Resposta ao Protocolo n° 3444/2022
>
> Parecer – Indagação sobre o uso de ferramentas tecnológicas no consentimento livre e esclarecido – necessidade de observar o teor da Instrução Normativa 01/2016 em vigor. Esta assessoria jurídica foi instada a se manifestar sobre a possibilidade de que o consentimento livre e esclarecido, seja assinado digitalmente, substituindo a assinatura física e seja dispensada a presença de duas testemunhas, em razão do advento da LGPD. Sobre o assunto **temos a aduzir que a Instrução Normativa 01/2016 continua vigente e deve ser observada**."

Como já ressaltado, a Recomendação CFM n° 01/2016 nada dispõe sobre o consentimento manifestado eletronicamente, indicando apenas que "sob o ponto de vista da **comprovação da concordância do paciente**, assim como se foi obtido com respeito à autonomia [...] **não há dúvidas de que o consentimento escrito é o que melhor se presta a tal**."[25]

Firmada eletronicamente, a aprovação não deixa de ser escrita, razão pela qual, diante da validade jurídica da assinatura certificada digitalmente, eventual repúdio ou invalidação do Termo de Consentimento pelo Conselho de Medicina, redundará em violação ao Princípio da Legalidade haja vista a submissão da autarquia à lei que admite assinatura eletrônica no âmbito da saúde.

O cenário se torna ainda mais árduo quando se cuida do aceite eletrônico do paciente sem certificado digital como, por exemplo, nas

25 BRASIL. Conselho Federal de Medicina. **Recomendação n° 01/2016.** Dispõe sobre o processo de obtenção de consentimento livre e esclarecido na assistência médica. Disponível em: https://portal.cfm.org.br/images/Recomendacoes/1_2016.pdf. Acesso em 23/10/2022.

assinaturas apostas em *tablets* através de *mouse*, caneta eletrônica, plataformas virtuais, aceites por *e-mail* ou mediante *login* e senha em *sites*.

Como já delineado, o contrato eletrônico firmado nesses moldes tem alcançado validação judicial quando respeitados os requisitos contratuais; todavia, não se pode relativizar sua natureza patrimonial para compará-lo ao consentimento em saúde, que incorpora viés existencial e tem "por objetivo a realização de escolhas ligadas não ao patrimônio, mas aos atributos que constituem a identidade que individualiza e caracteriza cada pessoa em sua teia social."[26]

O contexto atual dos consultórios médicos e instituições de saúde, especialmente a necessária adequação às novas tecnologias, redução da burocracia e eliminação do papel, sobretudo considerando que o prazo mínimo de guarda dos documentos médicos é de 20 anos, exige a análise da validade judicial e deontológica desses novos formatos de consentimento.

O perfil do paciente mudou, passando a acompanhar a evolução tecnológica e a conexão digital, e a digitalização da saúde se disseminou globalmente à velocidade da luz.

A implementação de prontuários eletrônicos, cirurgia robótica, telemedicina, algoritmo de diagnósticos, representam um salto na história da medicina sendo, portanto, necessário conectar os mundos digital, físico e biológico.

Isso envolve também o formato da coleta do consentimento.

Indiscutível que a concordância do enfermo para realização de um procedimento médico "atua como instrumento de preservação da autonomia existencial ao permitir que a vontade válida do paciente seja respeitada."[27]

Inquestionável também, o fato de que, para ser válido, o consentimento deve resultar do cumprimento de um processo delineado em duas fases distintas: verbal e escrita, essa última representando exclusivamente a materialização das orientações e esclarecimentos prestados de viva voz.

Compreender o consentimento livre e esclarecido como singularmente representado pela fase escrita pode implicar na simplificação de-

---

26 SCHULMAN, Gabriel; ALMEIDA, Vitor. Novos olhares sobre a responsabilidade civil em saúde. In: ROSENVALD, Nelson *et al.* **Responsabilidade Civil e Medicina**. Indaiatuba, SP: Editora Foco, 2020, p. 30.

27 Idem, p.29.

masiada do ato e desconsideração dos princípios bioéticos que devem ser respeitados sob a ótica do processo.

Todavia, presentes essas duas fases não há razões para negar validade ao aceite manifestado mediante tecnologias diversas da assinatura certificada, harmonizando-se os protocolos bioéticos do consentimento e proteção de dados, com a evolução digital na saúde.

A própria interpretação do processo informacional vem ganhando contornos progressistas à luz da nova era, conforme se vê do voto do ilustre Desembargador Diaulas Ribeiro que, nesse julgado, instaurou divergência e foi acompanhado pela maioria:

> "Quanto ao consentimento, destaco que o consentimento informado não é apenas um documento escrito e assinado. Isso é uma parte do processo, a sua finalização. Consentimento informado começa no dia em que um paciente entra no consultório de um médico, na fase chamada ambulatorial, na qual tem início um diálogo para o procedimento cirúrgico que pode materializar-se em um documento. Vencida a parte ambulatorial, há lugar para a fase pré-cirúrgica e, afinal, a fase cirúrgica. **Mas não é exigência, nem do Conselho Federal de Medicina, nem das nossas leis, tampouco da nossa jurisprudência, de que consentimento informado seja escrito.** A tradição de se escrever é exatamente para processos como este, para se deixar claro que houve um documento. **Mas isso é muito mais uma forma do que essência.** [...] Não se pode afirmar que a paciente não tenha sido informada, porque este é um processo real. Nele, não estamos tratando de uma cirurgia em tese, feita em pessoa sem esclarecimentos. Trata-se de escrivã da Polícia Civil, com curso superior, que, com certeza, sabia o necessário sobre o procedimento. Sabia que há riscos em cirurgias de lipoaspiração/lipoescultura. Afinal, quem não sabe? Custa-me acreditar que alguém, com pretensão de realizar uma lipoescultura (lipoaspiração em flancos, dorso e abdome e enxerto localizado da gordura retirada), não tenha lido sobre esse procedimento na internet. Hoje em dia, as pessoas sabem o que não sabiam em 1990 (ano de entrada em vigor do Código de Defesa do Consumidor) sobre saúde e tratamentos em geral. Antes de fazerem um procedimento ou de irem ao médico para uma consulta, leem, pesquisam sobre sintomas, sinais, etc. Há o "Dr. Google", expressão que sintetiza

> a facilidade de se obter informações sobre qualquer assunto antes restrito aos médicos.[28]

O próprio CFM, ao regulamentar a telemedicina através da Resolução 2.314/22, dispôs expressamente no artigo 15 sobre a possibilidade do consentimento eletrônico para o teleatendimento:

> "Art. 15. O paciente ou seu representante legal deverá **autorizar o atendimento por telemedicina** e a transmissão das suas imagens e dados por meio de (termo de concordância e autorização) **consentimento, livre e esclarecido, enviado por meios eletrônicos ou de gravação de leitura do texto com a concordância,** devendo fazer parte do SRES do paciente.
>
> Parágrafo único. Em todo atendimento por telemedicina deve ser assegurado consentimento explícito, no qual o paciente ou seu representante legal deve estar consciente de que suas informações pessoais podem ser compartilhadas e sobre o seu direito de negar permissão para isso, salvo em situação de emergência médica."

Embora o consentimento para atendimento via telemedicina possa não se equiparar àquele coletado para procedimentos mais complexos, como cirurgias de peito aberto e de riscos exponenciais, o que se percebe é que, a despeito da ausência de normativa expressa, cede-se espaço para adequação ao novo cenário tecnológico e digital, inclusive, neste último caso.

Considerações finais

Informar é um verbo que deve ser conjugado em todos os tempos; dele nasce o elemento volitivo e, consequentemente, o respeito à integralidade do indivíduo.

---

28 BRASIL. Tribunal de Justiça do Distrito Federal. Apelação Cível n° 20150111282870APC. Apelantes: Leonardo Michal Zakzak e Outros. Apelados: os mesmos. Relator: Desembargador Mario-Zam Belmiro e Desembargador Diaulas Costa Ribeiro.

Evidente que não podem ser ignorados os riscos de se transformar o processo informacional em um protocolo automatizado, superficial, com finalidade exclusiva de digitalizar a burocracia e robotizar o atendimento e as interações humanas, permeando-as de impessoalidade.

Não é essa, no entanto, a proposta deste artigo.

A tecnologia não deve ser usada para reduzir o processo informacional e, sim, para evoluir o método, simplificar protocolos desnecessários, remodelar o sistema, traçar políticas de atendimento mais eficientes e otimizar a interação entre médico e paciente sem entraves meramente burocráticos.

Assim, considerando as normativas vigentes alinhadas à inovação e ao desenvolvimento de tecnologias digitais de comunicação e a presença de protocolos de seguranças capazes de aferir a identificação do paciente, garantindo a confidencialidade e integridade das informações sem se divorciar do processo informacional verbal, defende-se a validade do consentimento eletrônico sanitário, ainda que ausente a certificação digital.

O elemento principal, que não pode ser menosprezado no processo de esclarecimento e obtenção da autorização, não se revela no formato da assinatura, mas na gestão de protocolos prévios que garantem a conscientização da parte vulnerável.

Embora as normativas deontológicas e legais aplicáveis ao consentimento do paciente não consagrem expressamente a possibilidade de anuência sob outros formatos divorciados do manuscrito e do eletrônico certificado digitalmente, a perspectiva é a de que, cada vez mais, se aprenda a caminhar por essa via que leva ao futuro, integrando-se os avanços digitais a um processo abrangente de proteção e promoção da saúde, alinhado ao perfil do paciente do século XXI.

Referências

BRASIL. Conselho Federal de Medicina. **Resolução n° 1.821, de 23 de novembro de 2007.** Aprova as normas técnicas concernentes à digitalização e uso dos sistemas informatizados para a guarda e manuseio dos documentos dos prontuários dos pacientes autorizando a eliminação do papel e a troca de informação identificada em saúde. Disponível em: www.cfm.org.br. Acesso em 30/10/2022.

BRASIL. Conselho Federal de Medicina. **Recomendação n° 01/2016.** Dispõe sobre o processo de obtenção de consentimento livre e esclarecido na assistência médica. Disponível em: www.cfm.org.br.

BRASIL. Conselho Federal de Medicina. **Resolução n° 2.299, de 26 de outubro de 2021.** Regulamenta, disciplina e normatiza a emissão de documentos médicos eletrônicos. Publicada no Diário Oficial da União de 26 de outubro de 2021, Seção I, p. 106. Disponível em: www.cfm.org. br. Acesso em 30/10/2022.

BRASIL. Conselho Federal de Medicina. **Resolução n° 2.296, de 28 de outubro de 2021.** Regulamenta o Sistema Integrado de Identificação Médica (SIIM), disciplinando e normatizando a emissão de documentos de identificação médica físicos e digitais. Publicada no Diário Oficial da União, de 28 de outubro de 2021, Seção I, p. 207. Disponível em: www.cfm.org.br. Acesso em 30/10/2022.

BRASIL. Lei n° 13.709, de 14 de agosto de 2018. **Lei Geral de Proteção de Dados Pessoais (LGPD).** Redação dada pela Lei 13.853, de 08 de julho de 2019. Diário Oficial da União: seção 1, Brasília, DF, ano 155, n° 157, p. 59-64, 15 de ago. 2018. Disponível em: https://www.planalto.gov.br/ccivil_03/_ato2015-2018/2018/lei/l13709.htm. Acesso em: 15 fev. 2021.

BRASIL. Lei n° 13.787, de 27 de dezembro de 2018. **Dispõe sobre a digitalização e a utilização de sistemas informatizados para a guarda, o armazenamento e o manuseio de prontuário de paciente.** Disponível em: www.planalto.gov.br. Acesso em 30/10/22.

BRASIL. Decreto n° 10.278, de 18 de março de 2020. **Regulamenta o disposto no inciso X do caput do art. 3º da Lei 13.784, de 20 de setembro de 2019, e no art. 2º-A da Lei 12.682, de 9 de julho de 2012, para estabelecer a técnica e os requisitos para a digitalização de documentos públicos ou privados, a fim de que os documentos digitalizados produzam os mesmos efeitos legais dos documentos originais.** Disponível em: www.planalto.gov. br. Acesso em 30/10/22.

BRASIL. Lei n° 14.063, de 23 de setembro de 2020. **Dispõe sobre o uso de assinaturas eletrônicas em interações com entes públicos, em atos de pessoas jurídicas e em questões de saúde e sobre licenças de softwares desenvolvidos por entes públicos.** Altera a redação da Lei 9.096, de 19 de setembro de 1995, a Lei 5.991, de 17 de dezembro de 1973, e a Medida Provisória n° 2.200-2, de 24 de agosto de 2001. Diário Oficial da União de 24 de setembro de 2020. Disponível em: www.planalto.gov.br. Acesso em 30/10/22.

BRASIL. Superior Tribunal de Justiça. Agravo Interno no REsp 1978859-DF (2021/0402058-7). Relator: Ministro Marco Aurélio Bellizze. Agravante: Amanda Costa Silva Rodrigues. Agravada: Fundação dos Economiários Federais-FUNCEF. Brasília, 23 de maio de 2022. Disponível em: https://www.jusbrasil.com.br/jurisprudencia/stj/1516697676. Acesso em 26/10/2022.

BRASIL. Tribunal de Justiça do Distrito Federal. Apelação Cível n° 20150111282870APC. Apelantes: Leonardo Michal Zakzak e Outros. Apelados: os mesmos. Relator: Desembargador Mario-Zam Belmiro e Desembargador Diaulas Costa Ribeiro.

BRASIL. Tribunal de Justiça do Estado do Paraná. Recurso Inominado n° RI 0000778-75.2021.8.16.0110. Recorrente: Leobaldino Campanharo. Recorrido: Banco PAN S.A. Curitiba, 08 de julho de 2022. Disponível em: https://www.jusbrasil.com.br/jurisprudencia/tj-pr/1574100623. Acesso em 26/10/2022.

BROWN, Brené. **A coragem de ser imperfeito**. Rio de Janeiro: Sextante, 2016.

MENKE, Fabiano. **A forma dos contratos eletrônicos.** Revista de Direito Civil Contemporâneo, vol. 26, Ano 8, p. 85-113. São Paulo: Ed. RT, jan.-mar/2021.

MICHAELIS. Moderno dicionário da Língua Portuguesa. Melhoramentos, 2020. Disponível em: https://michaelis.uol.com.br/moderno-portugues/busca/portugues-brasileiro/consentir. Acesso em 19/10/22.

ROSENVALD, Nelson; BRAGA NETO, Felipe. **Código Civil Comentado**. Salvador: JusPodivm, 2020.

SANTORO, Raquel Botelho. A LGPD como ferramenta de compliance na área da saúde: política de privacidade e relatório de impacto à proteção de dados pessoais. *In*: DALLARI, Analluza Bolivar; MONACO, Gustavo Ferraz de Campo. **LGPD na Saúde**. São Paulo: Thomson Reuters Revista dos Tribunais, 2021.

SCHULMAN, Gabriel; ALMEIDA, Vitor. Novos olhares sobre a responsabilidade civil em saúde. In: ROSENVALD, Nelson *et al.* **Responsabilidade Civil e Medicina**. Indaiatuba, SP: Editora Foco, 2020.

SOARES, Flaviana Rampazzo. **Consentimento do paciente no direito médico: validade, interpretação e responsabilidade**. Indaiatuba, SP: Editora Foco, 2021, p. 157-158.

VASCONCELOS, Camila. **Direito Médico e Bioética: história e judicialização da relação médico-paciente**. Rio de Janeiro: Lumen Juris, 2020.

GESTÃO COMPORTAMENTAL NA RELAÇÃO MÉDICO-PACIENTE COMO ALICERCE PREVENTIVO DE LITÍGIOS

Alessandra Cristina Rodrigues Rabello[1]

SUMÁRIO: Introdução. **1.** Breves considerações sobre a relação médico-paciente. **2.** Comportamento organizacional. **3.** Gestão comunicacional na relação médico-paciente na prevenção de litígios. Considerações finais. Referências.

Introdução

O cenário contemporâneo evidencia a crescente judicialização da medicina no Brasil, fenômeno que poderia ser evitado ou atenuado com a gestão comportamental nas organizações de cuidados da saúde, realidade que esmaece a relação primordial de confiança que deve existir entre os profissionais e os pacientes.

Todos os processos sistêmicos deveriam visar ações preventivas de litígios, pois a judicialização pode ser analisada como o auge de um desfecho, cuja gênese encontra seu ponto crucial em conflitos mal gerenciados e em um processo dialógico ineficaz. Dessa forma, a finalidade precípua de clareza não é alcançada e princípios, como dignidade e respeito, que norteiam a relação médico-paciente e demais funcionários da saúde, também são tolhidos, culminando em discussões no âmbito judiciário.

Diante desse contexto, verifica-se que uma gestão eficiente pode mudar atitudes através de habilidades culturais e constatar que a relação médico-paciente tem início bem antes de uma consulta previamente agendada, sendo os colaboradores da instituição, peças-chave na gestão comunicacional.

Portanto, torna-se indeclinável compreender o comportamento dos protagonistas das relações enquanto seres humanos com o intuito

---

1 Advogada graduada em Ciências Jurídicas pela Universidade Metodista de Piracicaba (UNIMEP); especialista em Direito Médico pela Faculdade de Medicina em São José do Rio Preto (FACERES); especialista em Direito Previdenciário com capacitação para o ensino no Magistério Superior pela Faculdade Damásio; especialista em Direito Civil e Processual Civil pela Universidade Católica Dom Bosco (UCDB) e mestranda em Gestão de Cuidados da Saúde pela Metropolitan University of Science and Technology (MUST), da Flórida (EUA). Endereço eletrônico: alessandracrrabello@gmail.com.

de alcançar, dentro do possível, o âmago de suas percepções, e desenvolver uma linguagem eficaz, uma vez que a comunicação é de suma importância para evitar equívocos e possíveis danos.

Dessa forma, o presente trabalho tem como metodologia a revisão bibliográfica com uma abordagem qualitativa, objetivando evidenciar a importância da temática proposta como basilar na construção de um ambiente harmônico, o qual influencia a relação médico-paciente, ou seja, uma gestão comportamental eficaz como alicerce preventivo de litígios.

1. Breves considerações sobre a relação médico-paciente

A história da humanidade remonta a épocas longínquas; tudo ao nosso redor contém traços históricos e o ser humano é único, contudo, interage num meio social repleto de mudanças, onde culturas são consolidadas e transformadas. Ao se aprofundar em pesquisas dentro das ciências jurídicas, é necessário um olhar abrangente e clínico, principalmente no que se refere à relação médico-paciente, tão vulnerável e individual nos últimos tempos. Na busca para compreender essa relação, é importante perpassar pela história da medicina, ainda que de forma suscinta.

Segundo leitura de Gusmão[2], desde os primórdios, ainda no período Paleolítico, há evidências do estudo das enfermidades em restos mortais das civilizações primitivas que registraram "a evolução da medicina arcaica, baseada na magia e no empirismo".

Conforme consta na obra de Younes[3], o instinto de sobrevivência do homem primitivo pode ser comparado ao dos animais que agem por puro ímpeto. O autor, nesse contexto, relata algumas situações onde é possível constatar que, em busca pela sobrevivência, os animais agem por instinto. Aduz que, embora não domesticados, diante de eventual necessidade, sabem lidar com os "ataques e agressões de outros", bem como "mastigarem certas plantas, quando doentes". Younes também faz alusão ao fato de buscarem imergir "nas águas ao sentirem o calor da febre", dentre outros exemplos que demonstram ações instintivas. Assim,

---

2 GUSMAO, Sebastião. História da medicina: evolução e importância. *JBNC – Jornal Brasileiro de Neurocirurgia*, Belo Horizionte, ano 2004, v. 15, n. 1, p. 6, 4 jan. 2018. Disponível em: https://doi.org/10.22290/jbnc.v15i1.467. Acesso em: 7 nov. 2022.

3 YOUNES, Paulo. *Direito penal médico*: ensaios sobre a culpa. Birigui: Boreal Editora, 2016.

ele faz um paralelo com os povos primitivos que, na ausência de conhecimento empírico, atribuía aos corpos celestes inúmeros feitos, inclusive a atenuação de suas dores.

Segundo Younes[4], "a medicina origina-se nos atos dos primitivos habitantes do planeta com a primeira busca de alívio para seus padecimentos mais incipientes". O autor ressalta que os eventos naturais, vinculados "ao Sol, à Lua e às estrelas, originaram as crenças em seres misteriosos e superiores responsáveis por inúmeros mistérios". Desse modo, verifica-se que, em épocas exordiais, os povos buscavam, de alguma forma, aliviar a dor; dentro de suas perspectivas primitivas, a natureza, com seus elementos, sinalizava para seres eminentes, portanto; havia um instinto de sobrevivência compatível com as crenças. No decorrer da história, esse aspecto instintivo cedeu lugar ao caráter "demonista e sacerdotal da medicina" para, ulteriormente, vincular-se à religião.

Segundo o que se depreende da leitura de Gusmão[5], ao investigar a história da medicina, não se está apenas adquirindo conhecimento sobre as práticas médicas, mas, sobretudo, sobre ideias que conduziam essas ações. Literaturas imemoráveis, como Rodrigues et al.[6], relatam que, na Babilônia, os sacerdotes eram considerados deuses e os cirurgiões desprezados – e suas ações submetidas ao Código de Hamurabi. Assim, a medicina atual é fruto de transformações sociais ocorridas em determinados contextos históricos que, analisados, mostram o quanto a cultura primitiva influenciou o saber.

José Paulo Cipullo, ao prefaciar a obra do mestre Younes[7], sabiamente aponta para o anseio pela figura de alguém que pudesse abrandar a dor causada pelas doenças, como os curandeiros e a credibilidade neles depositadas. "A crença e a confiança em seus poderes mágicos eram os bálsamos para o sofrimento" e sobrepunham-se aos aspectos técnicos-científicos, ainda inexplorados, conforme contexto da obra citada.

Conforme Younes[8], o médico do contexto do final do século XIX e início do século XX buscava, de forma incessante, ofertar o melhor em

---

4 Idem, p. 6.

5 Gusmão, 2004, p. 8.

6 RODRIGUES, Edwal Aparecido Campos et al. *Infecções hospitalares*: prevenção e controle. São Paulo: Sarvier, 1997.

7 Younes, 2016, n. p.

8 Idem, p. 2-3.

termos de qualidade para o seu paciente. Visto "como um profissional cujo título lhe garantia a onisciência", a excelência dos seus serviços era inquestionável e "menos ainda a litigância sobre eles. O ato médico se resumia entre a confiança do paciente e a consciência do médico".

Observa-se que, ao longo da história, quer pautado em aspectos religiosos ou em fenômenos naturais, o homem atribuía a figura daquele que poderia aliviar a sua dor, confiança e superioridade. O "médico" era o detentor do saber divino, o sacerdote, o curandeiro, etc. Independentemente do papel atribuído pelas diversas épocas culturais, ele era, de forma inquestionável, a autoridade que detinha o conhecimento.

É com base nessa ótica que a relação médico-paciente se desenvolve; de um lado uma figura considerada até mesmo onisciente, a depender da época, de outro, um indivíduo vulnerável, também em virtude de percepções culturais. Trata-se de uma relação assimétrica desde sua gênese, historicamente paternalista.

Esse cenário não mais se verifica na atualidade, pois, nos dizeres de Younes[9], tem-se uma "massificação das relações sociais". Sua obra emerge reflexões ao mencionar "uma nova realidade afetiva": a figura de médicos credenciados e pacientes, agora vistos como segurados, o que impulsiona a assimetria da relação cuja tendência é modificar-se cada vez mais em virtude dos inúmeros avanços na ciência.

Ressalta-se que as inovações na ciência trouxeram incontáveis benefícios, contudo, também favoreceram o cometimento de atrocidades incondizentes com a dignidade da pessoa humana.

Dessa forma, tornou-se evidente a necessidade de pilares que norteassem as relações advindas da prática médica, o que foi possível através dos princípios bioéticos basilares dessa relação.

1.1. Princípios bioéticos basilares

A ética médica é indissociável da relação médico-paciente, pois o mínimo que se espera são relações pautadas em comportamentos socialmente aceitáveis. Conforme Younes[10], "é a base geradora de confiança no exercício da medicina. Sem ela não é possível estabelecer uma satisfatória relação médico-paciente". Ilustre autor

9 Idem, p.3.

10 Idem, p.32.

ressalta que a ética não se alicerça apenas em normativas, nem em compêndios de procedimentos, mas se reflete "na vivência de cada profissional que exerce a sua atividade permeada de um comportamento humanista e solidário".

Ocorre que o comportamento humano foi altamente reprovável em determinadas épocas da história. De acordo com Leite[11], as ascensões tecnológicas e científicas desde meados do século XX foram tão céleres que "vivenciamos dilemas de natureza ética, moral, religiosa, econômica, cultural e jurídica". Atrocidades foram cometidas, o que despertou, conforme leitura de Leite[12], a necessidade de se resguardar com maior preocupação a vida humana, bem como olhares mais cautelosos em face das ações "daqueles que lidam, direta ou indiretamente, com referido valor", o que faz surgir a bioética, expressão que, nos dizeres do autor, foi introduzida na literatura pelo "oncologista norte-americano Van Rensselaer Potter, em artigo intitulado *Bioethics, the science of survival*, publicado em 1970", o qual, posteriormente, teve a publicação da obra que consagrou o referido autor: "*Bioethics: bridge to the future*". Vejamos:

> Nos Estados Unidos da América, berço da bioética principialista, alguns casos específicos despertaram a opinião pública, o que suscitou uma reação do Governo ante os seguintes acontecimentos, são eles: a) em 1963, no Hospital Israelita de doenças crônicas de Nova York, foram injetadas células cancerosas vivas em pacientes idosos; b) entre 1950 e 1970, no Hospital de Willowbrook, Nova York, injetaram hepatite viral em crianças portadoras da Síndrome de Down; c) desde os anos 40, no Estado do Alabama, no caso Estudo Tuskegee, 400 negros sifilíticos foram deixados sem tratamento para pesquisar o curso natural da doença, embora a penicilina já tivesse sido descoberta.[13]

Esses fatos culminaram em ações governamentais norte-americanas com o intuito de proteger os seres humanos no âmbito dessas

11 Leite (2018, p. 37), LEITE, George Salomão. *A morte e o direito*. Há um direito de morrer dos pacientes terminais? Florianópolis: Tirant Lo Blanc, 2018.

12 Idem, p. 38.

13 Idem, p. 39.

pesquisas. Conforme Leite[14], criou-se, via Congresso Nacional, uma "Comissão Nacional para a Proteção dos Seres Humanos da Pesquisa Biomédica e Comportamental" para constatar a aplicabilidade de princípios éticos que deveriam conduzir as pesquisas que incluem os seres humanos, cujo desfecho foi o Relatório de Belmont, em 1978, que instituiu três princípios basilares fundamentais, nos quais as pesquisas envolvendo seres humanos devem se pautar no respeito pelas pessoas, na beneficência e na justiça.

Nos dizeres de Leite[15] em relação ao princípio do respeito pelas pessoas, verifica-se dois desdobramentos éticos a serem observados, ou seja, a autonomia dos indivíduos, "dotados de autodeterminação", e num segundo prisma, "as pessoas cuja autonomia estejam atenuadas devem ser submetidas à proteção".

A pessoa dentro dessa ótica é, portanto, considerada autônoma desde que capaz de decidir e se comportar conforme essa decisão e, ao ingressar numa pesquisa, o fará de forma voluntária, ciente das informações que a contornam.

Em relação ao princípio da beneficência, ele deve ser compreendido no sentido de dever que se desdobra em duas regras, conforme leciona Leite[16]: "não causar dano" e "maximizar os benefícios possíveis e minimizar os possíveis prejuízos".

Por sua vez, conforme autor e contexto supracitado, o princípio da justiça pode ser analisado sob a ótica da imparcialidade e, ao se verificar riscos e benefícios, indagar: "Quem deve receber os benefícios da pesquisa e carregar seus riscos?". Contudo, ele adverte que, a depender da sua finalidade, alguns critérios, como faixa etária, cor, raça, etc., podem justificar o viés do "tratamento desigual"; sua análise incide principalmente em ações que envolvem alocação de recursos com base em aspectos que ponderam riscos e benefícios.

Oportuno destacar, segundo Leite[17], "a clássica obra *Principles of Biomedical Ethis*, de autoria de Tom L. Beauchamp e James F. Childress" como obra inaugural do "paradigma bioético principiológico". A teoria ética voltava seus olhares para as práticas médicas como um todo.

---

14 Idem, p.39-40.

15 Idem, p. 41.

16 Idem, p.42.

17 Idem, p. 42.

Dessa forma, além dos princípios já elencados acima, consagrados no *Relatório de Belmont,* acrescentou-se o princípio da não-maleficência e, conforme Vasconcelos[18], teve-se a "modificação do princípio do "Respeito às Pessoas" para "Respeito à Autonomia"".

Lepargneur apud Leite[19], por sua vez, considera o "abster-se de prejudicar o próximo", no caso da não-maleficência, um acréscimo dispensável, uma vez que estaria implícito no princípio da beneficência. Importa ressaltar a relevância do princípio da autonomia na relação médico-paciente, cujos desdobramentos destacam a importância do paciente enquanto sujeito ativo da relação.

Conforme Vasconcelos[20], trata-se de princípio, que enfatiza atributos "essenciais à sua existência", a liberdade do paciente para tomada de decisão sem qualquer ingerência externa, bem como não sofrer "limitações pessoais em sua compreensão".

Desse modo, em apertada síntese, evidencia-se princípios primordiais na relação médico-paciente, abalada com a quebra de confiança, devido às atrocidades ao se instrumentalizar o indivíduo em pesquisas repelidas veementemente pela humanidade que fizeram ecoar vozes questionadoras em busca de dignidade e de proteção para uma relação simétrica.

1.2. Assimetria x Simetria na relação médico-paciente

A relação médico-paciente é milenar, tão peculiar quanto complexa, não é possível esgotar o tema em um único artigo, mas busca-se contextualizá-lo e deixar evidente a assimetria que o envolve desde sua origem.

Conforme Vasconcelos[21], a medicina em épocas remotas revela-se como uma arte, que, através de abordagens míticas e religiosas, almejava restabelecer a saúde dos indivíduos, mas também "como reflexo de um conhecimento empírico que posteriormente se desenvolveu, tecnologizando e cientificizando os modos de cuidado e tratamento ao alcance de uma 'ciência médica'".

18 VASCONCELOS, Camila. *Direito médico e bioética*: história e judicialização da relação médico-paciente. Rio de Janeiro: Lumen Juris, 2020.

19 Leite, 2018, p.42.

20 Vasconcelos, 2020, p.40.

21 Idem, p. 3.

Os aspectos culturais foram preponderantes para a assimetria da relação; Vasconcelos[22] ressalta as distintas formas de organização do poder e a diversidade da prática médica ao longo das civilizações conforme a conjuntura de cada época. Uma relação que, na antiguidade, revelava tratamentos e diagnósticos influenciados pela religião, onde os médicos podiam "interagir com os deuses à procura da restauração da saúde dos pacientes" e, com estes, dialogar para diagnosticar e curar suas enfermidades. A obra ainda destaca características da relação entre os egípcios, que prezavam pela pessoalidade durante toda dinâmica do tratamento, mas adverte, pois, que tal pessoalidade não desvirtua a natureza da relação assimétrica.

Vasconcelos[23] categoricamente afirma que essa busca de via dupla pela reabilitação da saúde entre médico e paciente, verificada tanto na Mesopotâmia quanto no Egito, "tratava-se de uma parceria assimétrica, tendo em vista o estatuto de superioridade do médico devido à sua capacidade de "relação" com entes superiores, inacessível e misterioso ao paciente". Ilustre autora, ela traz uma importante informação sobre a medicina grega que, ainda imbuída de misticismo e religiosidade, aponta para um "diferencial significativo: uma abordagem racionalista da doença", o que incentivou a busca por interpretações lógicas na correlação entre "fatos naturais e adoecimento", afastando-se do diálogo baseado em credos.

Conforme contexto da obra acima exposta, essas transformações evidenciam uma medicina que vai se desvencilhando dos conhecimentos rudimentares para, cada vez mais, se aprofundar no caráter científico, atribuindo às doenças, causas naturais.

Segundo Vasconcelos[24], em função dessa lógica que se estabelece entre os aspectos naturais e o corpo, a história confere a Hipócrates "a valorização da clínica executada com perícia, experiência, e da aproximação ao paciente, ambas com o intuito de realização de um exame minucioso acerca dos fatos naturais sobre a moléstia acometida".

Contudo, mesmo nesse universo de maior aproximação, o médico continuava como detentor do saber técnico e com poder decisório sobre a escolha da terapêutica. Ao paciente, conforme cita obra de Dadalto[25],

---

22 Idem, p. 3-5.

23 Idem, p. 5-6.

24 Idem, p. 7.

25 DADALTO, Luciana. *Testamento Vital*. 5.ed. Indaiatuba: Editora Foco, 2020.

competia "confiar no profissional e se submeter às suas indicações, em um modelo conhecido como paternalismo médico".

Conforme leciona Vasconcelos[26], o médico retinha o aspecto de homem culto, dotado de virtudes e atributos que, concomitantemente, ratificavam sua credibilidade e o distanciava das pessoas.

Diante da impossibilidade de se esgotar o tema, importa frisar que a relação vai adotando um caráter dialógico, desvinculando-se do caráter paternalista em uma construção paulatina e não instantânea. O paciente deixa de ser mero coadjuvante e tem respeitada a sua autonomia que, nos dizeres de ilustre jurista Dantas[27], "no tocante ao tratamento médico, tem sua expressão máxima no direito à recusa de tratamento", ele também discorre sobre imperar a vontade do paciente "sobre a opção terapêutica escolhida pelo médico, ainda que ignorando argumentos técnicos e científicos, desde que esta seja uma decisão consciente, tomada por pessoa competente, e após apropriada informação". Dantas[28] cita importantes marcos que reforçam a autonomia do paciente e ratifica a mudança paulatina da relação médico-paciente, como a Resolução do Conselho Federal de Medicina nº 1.995/2012, o Código Civil e as disposições previstas em seu artigo 15, Estatuto do Idoso, em seu artigo 17, dentre outras. Essas literaturas, em seus contextos, asseveram de forma indubitável a mudança de perspectiva no âmbito da relação médico-paciente e a dignidade do indivíduo que, nos dizeres de Leite[29], no campo da bioética é vista como "valor fundamental".

O perfil lógico autoritário sucumbe ao dialógico, que valoriza a comunicação. O paciente, outrora, apenas cumpridor dos saberes médicos, agora ciente dos seus direitos, dá voz a sua dignidade e autonomia ao consentir e requerer informações precisas. Segundo Dantas[30]: "Transparência na quantidade, na qualidade da informação transmitida pelo médico ao seu paciente, de modo a não apenas cumprir um dever mecânico, mas, sim, permitir a exata compreensão, necessária ao ato de assentir".

Assim, conclui-se que a realidade fática não comporta mais uma relação assimétrica e clama pela necessidade de se buscar meios eficazes

---

26 Vasconcelos, 2020, p. 9.

27 DANTAS, Eduardo. *Direito Médico*. 4.ed. Salvador: Editora Juspodivm, 2019.

28 Idem, p.117-119.

29 Leite, 2020, p. 49.

30 Dantas, 2019, p.133.

de equilíbrio, com o intuito de se alcançar uma relação cada vez mais pautada na equidade, compreensão e respeito mútuos, evitando conflitos desnecessários.

2. Comportamento organizacional

2.1. Noções introdutórias sobre gestão comportamental e competência cultural nos cuidados com a saúde

As relações existentes num ambiente de trabalho, principalmente na seara da saúde, precisam ser harmônicas para que os indivíduos exerçam suas habilidades técnicas com afinco, atentos à qualidade e segurança. Conforme Robbins[31], falar sobre comportamento organizacional seria o mesmo que falar sobre habilidades e abordar aspectos humanos que impactam na organização, uma área que estuda três "determinantes do comportamento nas organizações: indivíduos, grupos e estrutura".

Segundo contexto da obra de Perkins e Arvinen-Muondo[32], a designação mais simples para o termo "gestão" é executar algo por meio de outra pessoa e estruturar a capacidade de trabalho para atingir objetivos, intrínseco a ideia de processos. Executa-se um ofício e influencia-se os demais profissionais, como se observa na área da saúde. Salienta ser algo dinâmico, cuja prática resulta em comportamentos que levam a resultados, e estes podem ser modificados, pois, ao compreender certos comportamentos, podemos agir para modificá-los ou adaptá-los.

De acordo com Robbins[33], não há consenso sobre a importância relativa dos elementos que compõem o estudo do comportamento organizacional, mas há, ao se afirmar que engloba elementos básicos como: motivação, atitudes, comunicação interpessoal, percepção, conflitos, estresse no trabalho, dentre outros.

Na saúde há pessoas com múltiplas atitudes que influenciam a performance, o que requer do gestor visão sistêmica, competência cultural

31 ROBBINS, Stephen. P. *Comportamento organizacional*. São Paulo: Pearson Prentice Hall, 2005.

32 PERKINS, Stephen; ARVINEN-MUONDO, Raisa. Organizational behaviour: people, process, work and human resource management. [S. l.]: kogan page, 2012. E-book (360 p.). Disponível em: https://proxy.lirn.net/MUSTUniv?_rwpLaunch=true&groupID=2 Acesso em: 8 nov. 2022.

33 Robbins, 2005, p.7.

e ciência das inúmeras diversidades a fim de que sejam trabalhadas e potencialmente exploradas a favor do ambiente de trabalho e em prol da qualidade e segurança dos serviços.

Perkins e Arvinen-Muondo[34] abordam as dificuldades para se definir cultura organizacional. Se partirmos da ideia do ser, há raízes que foram desenvolvidas ao longo dos anos e fazem parte da vivência cultural, não se modifica. Por outro lado, quando se parte da ideia de que cultura é algo que as instituições possuem, entende-se por algo manipulável. Eles afirmam, ainda, que a melhor definição é a descrita por Edgar Schein e a sintetizam: "algo que foi desenvolvido como uma reação ao ambiente externo e, crucialmente, tornou-se algo que agora é compartilhado como um conjunto apropriado de normas. Em outras palavras, 'a maneira como fazemos as coisas por aqui'", definição não unânime, contudo, importa salientar que há comportamentos que "são socializados e aprendidos em oposição a herdados e, com o tempo, tornam-se pressupostos profundamente arraigados".

As instituições de saúde são complexas e devem zelar pela qualidade dos serviços ofertados. Se partirmos, por exemplo, de um hospital, trata-se de um ambiente onde inexiste risco zero e onde se deve padronizar processos para a segurança do paciente e dos profissionais que ali atuam. Por outro lado, se partirmos de um simples consultório, a forma como o paciente é atendido também impacta em todo o desfecho da relação médico-paciente, o capital humano continua sendo o fator primordial, o gatilho de todos os demais processos. Oportuna a transcrição abaixo:

> O reconhecimento das características culturais dos grupos sociais e de suas diferentes necessidades e concepções do processo saúde-doença é, segundo Starfield, um importante atributo derivado da atenção primária: a competência cultural11. Por meio desse atributo é possível desenvolver laços fortes com as pessoas e famílias alvo dos cuidados em saúde, obtendo-se maior satisfação, diagnósticos mais precisos e maior adesão ao tratamento.[35]

34 Perkins e Arvinen-Muondo, 2012, n.p.

35 GOUVEIA, Eneline A. H; Silva, Rodrigo de Oliveira; Pessoa, Bruno Henrique Soares. Competência Cultural: uma resposta necessária para superar as barreiras de acesso à saúde para populações minorizadas. *Revista Brasileira de Educação Médica* [online]. 2019, v. 43, n. 1 [Acessado 6 Novembro 2022], p. 82-90. Disponível em: <https://doi.org/10.1590/1981-5271v43suplemento1-20190066>.

Os autores salientam a posição de destaque do Brasil em termos de desigualdade social, que reverbera no acesso à saúde, reflete na relação médico-paciente e que jamais poderá ser ignorada. Conforme Gouveia et al.[36], embora no Brasil temos o Sistema Único de Saúde (SUS) com previsão constitucional de acesso universal e gratuito, as diferenças são fatores limitantes ao acesso, como se observa no caso de "populações minoritárias – seja por etnia, identidade de gênero, orientação sexual ou condição socioeconômica"; há verdadeiros obstáculos que corroboram para os piores índices em saúde.

Evidencia-se o preconceito que existe no que se refere ao tratamento dado às pessoas negras que, nos dizeres de Gouveia et al.[37], "têm a pior autoavaliação de saúde" e tendem a sofrer mais com o desequilíbrio "nas relações de poder na dinâmica médico-paciente, muitas vezes por preconceito e falta de treinamento desses profissionais para atuar com pessoas de diferentes cenários culturais".

Dessa forma e a partir desses autores, vislumbra -se a competência cultural na relação médico-paciente, em que o primeiro deve conhecer as particularidades do seu paciente e, no aspecto comunicacional, excluir qualquer margem de preconceito, o que possibilita maior afeição. Diante de uma eventual quebra de confiança, a forma como a relação foi construída pondera as reflexões antes de qualquer iniciativa de judicialização.

A competência cultural, nos dizeres de Gouveia et al.[38], é uma expressão americana que se utiliza na seara da saúde e pode ser compreendida como "a capacidade de realizar um cuidado efetivo, compreensivo e respeitoso, de maneira compatível com as crenças e práticas culturais de saúde do usuário, e no idioma de sua preferência", numa relação definida como 'intercultural'".

O profissional da saúde deve, de maneira eficaz, contextualizar o processo comunicacional dentro da realidade e perspectiva daquele que preza pelos seus cuidados, é necessária desse profissional a "competência cultural".

Em virtude de todo o exposto, conclui-se, pela importância de se compreender o comportamento organizacional, toda a dinâmica que o envolve, bem como a competência cultural para fins de se buscar rela-

36 Idem, p.83.

37 Idem, p.83.

38 Idem, p.85.

ções mais igualitárias, como também forma de alcançar a empatia entre os agentes e se evitar dissabores futuros.

2.2. A gestão da diversidade e seus reflexos no ambiente de saúde

A gestão da diversidade é tema que deve ser abordado pelas organizações que almejam prevalecer e se destacar no mercado, independentemente de qual seja o segmento que estejam inseridas. Não se trata apenas de diversidade de gênero, mas a diversidade no sentido amplo, pois há diferenças de crenças, de nacionalidade, de aptidões físicas e profissionais, dentre outras. Os indivíduos precisam ser treinados e educados para enxergar e respeitar as diferenças; comportamentos devem ser moldados conforme o fim que se almeja, não rotulados.

A diversidade e suas implicações devem ser trabalhadas na formação dos profissionais que atuam na saúde. Machin et al.[39] salientam os progressos em relação ao ensino superior no que se refere ao acesso "e na inclusão da questão da diversidade"; contudo, ainda há empecilhos "no processo de formação, valorização e respeito à diversidade para garantir que a universidade não seja espaço de reprodução de preconceitos, mas sim mais equitativa". Observa-se práticas preconceituosas, concebidas de forma histórica e cultural, que deixam o cenário da graduação, perduram no profissional e inviabilizam a formação de uma relação médico-paciente simétrica; constata-se falhas no sistema de ensino.

> Umas das razões para tal situação é que o próprio ambiente de ensino perpetua, muitas vezes, as iniquidades educacionais. Em relação às estruturas de ensino-aprendizagem, compreendemos que a abordagem das diversidades demanda aprimoramento, considerando as interseccionalidades como instrumento epistemológico e político importante. É necessário que as formações em medicina e psicologia se constituam na prática como formações voltadas para o social, por meio da construção social do ser médico e do ser psicólogo como uma matriz de experiências, em que a(s) diversidade(s)

39 MACHIN, Rosana et al. Diversidade e diferença: desafios para a formação dos profissionais de saúde. *Ciência & Saúde Coletiva* [online]. 2022, v. 27, n. 10 [Acessado 6 Novembro 2022], pp. 3797-3806. Disponível em: <https://doi.org/10.1590/1413-812320222710.07332022>.

não seja(m) apenas discurso, mas eixo da formação desses profissionais.[40]

Verifica-se ser imprescindível que o currículo acadêmico aborde a diversidade de forma a influenciar a prática dos médicos, e que essa "construção social", como salienta os autores, seja extensível aos demais profissionais da saúde.

Segundo Gouveia et al.[41], a cultura pode ser compreendida como um processo que influencia condutas e a própria maneira de interpretá-los. Evidenciam a importância do médico enquanto comunicador que, além de buscar compreender a doença e o paciente, também deve considerar que "seu conjunto de premissas e valores fundamentais influencia seu comportamento e sua interpretação do que é dito pelo outro", portanto, o diálogo mútuo e honroso também depende do respeito às diferenças.

Nos dizeres de Freitas e Zambon[42], falar em diversidade é enxergar as pessoas com suas individualidades, "e não só o direito a igualdade, mas sobretudo, o direito à diferença".

Conforme leitura de Freitas e Zambon[43], as organizações em consonância com a realidade global têm ciência de que uma equipe composta por pessoas com diversidades culturais é extremamente benéfica, pois torna possível compreender, sob vários ângulos, as demandas dos seus pacientes, investidores, etc. Isso as tornam altamente competitivas, principalmente diante de instituições que ainda não se dispuseram a compreender a diversidade como um fator positivo a ser trabalhado.

As inovações tecnológicas, por exemplo, permitem conectar pessoas em longínquas regiões do país, sendo possível identificar a realidade de cada região e soluções diversas para a mesma problemática, algo extremamente positivo para a área da saúde, com médicos que atuam em regiões de extrema carência de recursos econômico-sociais, humanos.

40 Idem, p. 3804.

41 Gouveia et al., 2019, p.83-84.

42 FREITAS, Eder; Marcelo Socorro, ZAMBON. Desafios da Gestão no uso de novas tecnologias pelas organizações frente a diversidade cultural brasileira. *Teoria & Prática: Revista De Humanidades, Ciências Sociais E Cultura*, Vol. 2, nº 2, Dec. 2020, p. 14-28, http://isca.edu.br/revista/index.php/revista/article/view/44.

43 Idem, p.16.

Nos dizeres de Fresneda (2014, p.82), citado por Freitas e Zambon[44], a globalização junto com a tecnologia permitiu mudanças na forma de gerenciar as pessoas, sendo possível, por exemplo, um gerenciamento remoto com auxílio dos dispositivos móveis, equipamentos e programas (*softwares*) mais desenvolvidos.

Na área da saúde, essas questões importam principalmente quando são da comunicação, sendo necessário compreender dialetos, especialmente em áreas de fronteiras, para não ocorrer falhas que comprometam os cuidados com a saúde.

Dessa forma, em apertada síntese verifica-se que, se bem gerenciada, a diversidade pode impactar de forma positiva no ambiente de trabalho e beneficiar a relação médico-paciente evitando, assim, discrepâncias de entendimentos.

2.3. Percepção e motivação: a necessidade de se compreender o indivíduo e o impacto do seu comportamento no contexto da saúde

A saúde denota ambiente, que exige absoluta cautela dos que, nele, exercem o seu labor com jornadas de trabalho exaustivas; onde erros, por menores que possam parecer, podem levar a consequências fatais. Os pacientes no contexto da saúde já se encontram vulneráveis e a própria circunstância exige dos profissionais perfil empático e habilidades para transmitir informações.

Assim, observa-se um ambiente que exige muito do psicológico e do emocional dos funcionários e pacientes e que é propício para situações estressantes. Esses são aspectos que se agravam, ainda mais, num contexto de saúde pública, pois, a depender das circunstâncias, há escassez de recursos humanos, materiais e financeiros que dificultam o trabalho, sendo decisivo o papel do líder para o desfecho de inúmeras situações.

Conforme Caravantes[45], "personalidade, percepção e concepção humanas, motivação nas organizações, stress e seu controle" influenciam condutas. Num mesmo ambiente e submetidos as mesmas condições, pacientes e profissionais da saúde podem assumir posturas distintas em função da perspectiva de cada um.

---

44 Idem, p.23-24.

45 CARAVANTES, Cláudia Born. *Compreendendo o indivíduo e seu comportamento.* [e-book] Flórida: Must University, 2021.

Segundo Baron e Greenberg (1970), apud Caravantes[46], a interpretação que temos do mundo ao nosso redor não advém de uma construção simplória, mas "construímos ativamente uma imagem ou representação dela por meio de um processo ativo e complexo". Afirmam, portanto, que as "diferenças individuais" são relevantes "no estudo do comportamento organizacional", pois exercem influência direta "sobre o comportamento", informações cruciais para a visão sistêmica de um gestor que busca excelência.

No âmbito da saúde, quanto maior a qualidade dos serviços, maior a segurança e menores as chances de potenciais eventos adversos; as atitudes dos colaboradores fazem total diferença.

> [...] Quando falamos da atitude de alguém, estamos nos referindo às emoções e comportamentos da pessoa. A atitude de uma pessoa em relação à medicina preventiva abrange seu ponto de vista sobre o tópico (por exemplo, pensamento) e como ela se sente sobre esse tópico (por exemplo, emoção), bem como as ações (por exemplo, comportamentos) que ela adota como resultado da atitude de prevenir a saúdeproblemas. Este é o modelo de atitudes de três componentes [...]. Uma atitude inclui três componentes: um afeto (um sentimento), uma cognição (um pensamento ou crença) e um comportamento (uma ação).[47]

Conforme Borkowski[48], é possível mudar as atitudes dos indivíduos através de uma abordagem cognitiva e emocional. Em breve síntese, busca-se "desafiar o comportamento de alguém fornecendo novas informações". Exemplifica com a inércia em relação à atividade física, sob o argumento da falta de tempo. O agente motivador irá dizer como conseguiu tempo disponível e abordar a melhora em sua saúde, uma verdadeira técnica de convencimento.

46 Idem, p.3.

47 BORKOWSKI, Nancy. Organization behavior in health care. 3. ed. [S. l.]: Jones & Bartlett Learning, 2015. E-book. Disponível em: https://proxy.lirn.net/MUSTUniv?_rwpLaunch=true&groupID=2 Acesso em: 8 nov. 2022.

48 Idem, n.p.

Partindo dessa premissa, a mesma técnica cognitiva pode ser aplicada num ambiente hospitalar, por exemplo, através de pesquisas que demonstram o quanto os eventos adversos podem impactar no custo da instituição e, dessa forma, conscientizar os profissionais sobre a importância dos processos preventivos e, com isso, mudar suas atitudes e percepções. Oportuna a transcrição abaixo:

> A percepção é o processo pelo qual os organismos interpretam e organizam a sensação para produzir uma experiência significativa do mundo (Lindsay & Norman, 1977) [...]. A pessoa interpreta os estímulos em algo significativo para ela com base em experiências anteriores. No entanto, o que um indivíduo interpreta ou percebe pode ser substancialmente diferente da realidade.[49]

Segundo autores, a mudança de atitude é algo que se busca paulatinamente e requer "esforço e determinação", não é algo simples, mas um processo possível.

Assael (1995), apud Borkowski[50], leciona que a "receptividade aos estímulos é altamente seletiva e pode ser limitada pelas crenças existentes, atitude, motivação e personalidade de uma pessoa". O profissional de saúde que atua como gestor, em muitos casos, o próprio médico, deve ter consciência de sua importância dentro desse processo de conhecimento que exige competências multidisciplinares para solucionar conflitos: habilidades comunicativas, motivacionais e dinâmicas capazes de influenciar positivamente seus liderados.

Conforme Borkowski[51], "a motivação é o processo psicológico através do qual necessidades ou desejos insatisfeitos levam a impulsos que visam objetivos ou incentivos". Busca-se, com atitudes, alcançar o que se almeja; a não concretização desse desejo poderá ocasionar conflitos internos que, dada a circunstância, irá refletir no ambiente externo. Se os colaboradores têm espaço para o diálogo, o ambiente se torna mais saudável e menos estressante, mesmo diante de adversidades, pois eles sentem-se acolhidos, e isso impacta no tratamento para com o próximo.

49 Idem, n.p.

50 Idem, n.p.

51 Idem, n.p.

Conforme Perkins e Arvinen-Muondo[52], as diversidades devem ser analisadas pelo gestor para propiciar uma relação saudável entre seus colaboradores e equipes, essa dinâmica motivacional "ajuda a gerar a máxima produtividade". Porém, um ambiente desmotivador pode levá-los a cometer falhas nos procedimentos, "desestabilizar a área de trabalho e os colegas ao seu redor", o que pode acarretar contendas. Observar diferenças e empregá-las de maneira apropriada faz com que "os talentos inerentes às pessoas" sejam melhor direcionados.

Dessa forma, em linhas gerais, gestores atuam como agentes motivacionais, papel essencial no ambiente de trabalho, podendo influenciar na qualidade e desempenho dos funcionários.

Segundo Chaves[53], os líderes são reconhecidos por seus resultados, porém, muitos os alcançam com base na intolerância e autoritarismo. Aspecto extremamente nocivo ao ambiente da saúde, o autoritarismo poderá acarretar um ciclo defensivo vicioso de insatisfação e discórdia que, por sua vez, poderão culminar com a ineficiência da assistência médica, refletir na segurança e na qualidade dos serviços, aumentando a incidência de erros.

Infelizmente, ainda existem organizações com liderança autoritária, mas essas não evoluem; o quadro de funcionários sofre constante rotatividade que prejudica as atividades da empresa, e os que permanecem, além de suas atividades diárias, devem suprir postos de trabalhos não preenchidos. Cenários como esse, bem como ambientes de saúde onde profissionais enfrentam rotinas de tensão diária submetendo-se às situações que exigem habilidades específicas para lidar com pacientes e familiares, além de disposição física, preparo psicológico e emocional, requer líderes que motivam. Segundo Chaves[54], "não há como liderar sem aprender a trabalhar em equipe", sem ter empatia e disposição para mudanças.

Na relação médico-paciente, podemos identificar o médico como um líder e, como tal, importa ter consciência do quanto ele é capaz de motivar ou desmotivar as pessoas, quer enquanto gestor de seus colaboradores, quer enquanto sujeito ativo e detentor da técnica médica em relação aos seus pacientes, uma vez que suas atitudes podem gerar ou

52 Perkins e Arvinen-Muondo, 2012, n.p.

53 CHAVES, Neuza Maria Dias. *Esculpindo líderes de equipe*.4. ed. Nova Lima: Falconi Editora, 2013.

54 Idem, p. 15.

apaziguar conflitos e sua postura e comunicação podem acolher seus pacientes ou, simplesmente, distanciá-los.

Oportuna a transcrição da obra de Chaves[55] que assim enfatiza: "Gerenciamento é ciência, e liderança é arte. As organizações saudáveis precisam dessa união para bater suas metas sem sangrar a vida das pessoas".

Relações assimétricas identificam líderes que monopolizam informações, centralizam em sua própria figura os processos decisórios, sem a participação do paciente. Esse tipo de comportamento não é oportuno para instituições de cuidados da saúde; ao invés de motivados, os funcionários se sentem acuados, e o impacto negativo reflete no exercício de suas funções.

Nos dizeres de Specchia et al.[56], na saúde é imprescindível que os líderes priorizem um ambiente acolhedor que incentiva a força de trabalho. "Estilos de liderança positivos e solidários podem melhorar a satisfação no trabalho [...], o compromisso organizacional" e diminuir "a exaustão emocional".

A motivação no trabalho pode estar diretamente vinculada a atuação de gestores. Quanto mais comunicativos e empáticos, mais afinidade e confiança adquirem da equipe de trabalho, despertando disposição para que haja menos dispersão, mais atenção e segurança nos procedimentos.

Dessa forma, torna-se límpida a importância da motivação para se alcançar um ambiente onde os colaboradores possam exercer suas habilidades profissionais com empatia, cooperando para aumento da segurança, redução de falhas e, consequentemente, diminuição de conflitos.

3. Gestão comunicacional na relação médico-paciente na prevenção de litígios

3.1. A comunicação como ferramenta eficiente na gestão de conflitos

A comunicação pode ser compreendida como aspecto basilar na prevenção de conflitos, pois, se efetivada, tem o condão de pacificar ambientes; mas o aspecto antagônico também é verídico, porque o desencontro de informações, além de gerar situações de difícil solução, pode ocasionar danos irreparáveis num ambiente como o da saúde.

---

55 Idem, p. 16.

56 SPECCHIA, Maria Lucia et al. "Leadership Styles and Nurses' Job Satisfaction. Results of a Systematic Review." *International journal of environmental research and public health* vol. 18,4 1552. 6 Feb. 2021, doi:10.3390/ijerph18041552.

Thomas (1976), apud Borkowski[57], afirma que o conflito é intrínseco às relações humanas e pode ocorrer nos mais diversos ambientes, sendo, portanto, inevitável. Salienta que inúmeras são as definições de conflito, busca-se compreendê-lo como consequência do sentimento negativo que um indivíduo possa causar no outro, conceito que se estende também aos grupos.

Importa afirmar que o ambiente da saúde é tido como um dos mais tensos. Se considerarmos sob a ótica do paciente, encontra-se num ambiente de "não pertencimento" o que, por si só, gera sentimentos conflituosos no âmbito cognitivo.

> Nenhuma organização está isenta de conflitos; no entanto, o ambiente de cuidados de saúde tem sido referido como um dos ambientes mais conflituosos devido a fatores como alto estresse, altas emoções, recursos escassos, competição, downsizing, fusões, regulamentações excessivas, diversidade e questões culturais e demandas de várias partes interessadas. Esses fatores aumentam o conflito nas organizações (Gardner, 1992 ; Johnson, 1994). Por exemplo, a pesquisa mostrou que os gestores, tanto da área da saúde quanto da não , passam em média 30% do tempo lidando com conflitos, e isso é frequentemente citado como um dos aspectos menos agradáveis de seus papéis de liderança (McElhaney, 1996 ; Robbins, 1990 ; Shelton & Darling, 2004 ; Thomas & Schmidt, 1976).[58]

Essa tensão própria do ambiente pode estimular conflitos. A análise pós-conflito pode repercutir em mudanças benéficas, com adoção de medidas capazes de eliminar falhas; porém, o ideal é se antecipar a eles com medidas preventivas. Segundo Borkowski[59], quando o conflito leva a adoção de medidas preventivas que irão possibilitar um ambiente mais seguro e que incentiva o "trabalho de alta qualidade e satisfação pessoal (ou seja, resultados funcionais)", tem-se como positivo. Contudo,

57 Borkowski, 2015, n.p.

58 Idem, n. p.

59 Idem, n. p.

o que se vislumbra na prática é a prevalência de conflitos negativos, e não se deve subestimar o poder devastador de um conflito negativo.

> Se forem graves, não construtivos os conflitos podem resultar em ressentimento, tensão e ansiedade dos funcionários, o que pode levar a um trabalho de baixa qualidade, estresse pessoal e possível sabotagem. Por exemplo, estima-se que mais de 65% dos problemas de desempenho resultam de relacionamentos tensos e que o conflito é responsável por até 50% das saídas involuntárias de funcionários (Dana, 2000 ; Watson & Hoffman, 1996). O conflito negativo pode criar uma cultura organizacional de competição versus cooperação, eliminando assim a sustentabilidade das relações de apoio e confiança, que são necessárias para organizações bem-sucedidas (Baron & Richardson, 1990). Por exemplo, Forte (1997) aponta que em ambientes clínicos, o conflito entre os profissionais de saúde pode ser contraproducente em relação aos pacientes, o que pode resultar em aumento das taxas de mortalidade e morbidade por erros médicos.[60]

Muitos conflitos se originam a partir de deficiências comunicativas. A comunicação efetiva na seara da saúde não se concretiza no momento em que o médico aborda seu paciente, pois, dentro de um processo dialógico, várias são as etapas até que se alcance os interlocutores. Daí a importância de todos os profissionais entenderem o quanto seu papel é importante no desfecho das relações.

Existem barreiras que norteiam o processo comunicacional, principalmente na relação médico-paciente, por todo histórico paternalista explanado anteriormente. É inegável que o profissional da saúde detém a técnica na prestação dos cuidados em saúde, mas o paciente deve ser ouvido e a ele devem ser prestadas as informações pertinentes ao seu caso.

Nos dizeres de Albuquerque[61], quando há um dano relacionado aos cuidados em saúde, deve-se considerar que a percepção do paciente não

60 Idem, n. p.

61 ALBUQUERQUE, Aline. Disclosure de incidentes de segurança do paciente sob a ótica do Direito do Paciente. *Cadernos Ibero-Americanos de Direito Sanitário, [S. l.]*, v. 11, n. 3, p. 70–90, 2022. DOI: 10.17566/ciads.v11i3.925. Disponível em: https://

é a mesma do profissional, o que deve ser considerado no momento de repassar a informação para este e seus familiares, pois a comunicação deverá "ser cercada de cautela e de preparo, para que a sua situação não se agrave e não haja uma ruptura drástica na relação de confiança construída com os profissionais de saúde e a instituição". Os diversos atores do cenário da saúde devem agir conjuntamente para que a comunicação seja eficiente. O médico não é o único a desenvolver habilidades comunicativas, os enfermeiros e demais profissionais da saúde que também mantém contato com o paciente precisam compreender suas necessidades e informá-lo de maneira adequada; a relação deve ser a mais confiável possível.

Em virtude de todo o exposto, verifica-se que a comunicação é essencial nas relações, o processo comunicacional requer habilidades comunicativas e, para ser eficiente, depende da colaboração de todos os profissionais envolvidos.

3.2. A importância da competência comunicativa na gestão do comportamento preventivo

Em análise anterior, verificou-se ser, a comunicação, um processo complexo que não se reduz ao aspecto verbal, pois existem outras maneiras de se comunicar. Conforme Borkowski[62], não basta transmitir as informações, é imprescindível "fazer-se compreender pelos outros".

O ato de se fazer compreender requer habilidades que guardam estreita ligação com a capacidade de compreender as barreiras culturais a fim de rompê-las, pois a interpretação que é dada às informações é influenciada pelas nossas experiências. Embora num ambiente de saúde haja constante comunicação entre os indivíduos, não significa que esteja sendo eficiente. Se o paciente, por exemplo, escuta os dizeres do médico, mas não consegue compreendê-lo, a comunicação não foi eficiente, não atingiu sua eficácia.

Nos dizeres de Borkowski[63], a comunicação só é efetiva "quando a mensagem recebida é a mesma que a pretendida".

---

www.cadernos.prodisa.fiocruz.br/index.php/cadernos/article/view/925. Acesso em: 9 maio. 2023.

62 Borkowski, 2015, n.p.

63 Idem, n. p.

Dentro das organizações de saúde, as habilidades comunicativas devem ser treinadas; essa competência comunicacional está relacionada também à competência cultural e linguística. Nos dizeres de Avona[64], o profissional, ao transmitir as informações, deve observar o nível de alfabetização, as deficiências e o idioma do receptor para que sejam facilmente compreendidas.

Conforme exposto por Ledlow e Coppola[65], os gestores de saúde necessitam de "habilidades de comunicação excepcionais. Eles devem aprender as técnicas para esclarecer o que outra pessoa está dizendo e para serem claros em sua própria comunicação", enfatizam que, no âmbito do processo comunicacional, o "*feedback*" é aspecto imperioso que demonstra sua eficácia. Citam como exemplo de *feedback* negativo, a frustração do paciente diante do médico que não esclarece o porquê de se realizar determinado exame, e como positivo a admiração por aquele que esclarece. A inércia do profissional em não corresponder às expectativas do paciente e suas indagações prejudica a qualidade dos cuidados e enfraquece a relação. Os autores afirmam que as instituições de saúde alcançam maiores resultados em ambientes que favorecem a comunicação isenta de medo e ansiedade e que estimulam as equipes de colaboradores.

Ocorre que, no ambiente de saúde, os direitos dos pacientes ainda ecoam com singela expressão. Albuquerque[66] afirma que, embora seja direito dos pacientes receberem informação clara "e empática sobre o que aconteceu com eles, pesquisas apontam que apenas 30% dos eventos adversos são revelados para os pacientes". Salienta que "as medidas adotadas para prevenir eventos adversos ainda são incipientes", uma vez que buscam solucionar problemas pontuais, esquecendo-se de que as organizações de cuidados em saúde devem ser visualizadas como um todo complexo e, portanto, merecem um olhar sistêmico.

No contexto dos direitos dos pacientes, busca-se o cuidado centrado no ser humano, com qualidade e segurança, bem como transparência em todas as suas etapas. Infelizmente, não há no Brasil uma cultura preventiva. As abordagens defensivas fazem parte da cultura do país, tanto

---

64 AVONA, Márcia Eloísa. *Características e teorias comportamentais de liderança.* [e-book] Flórida: Must University, 2018.

65 LEDLOW, Gerald R.; COPPOLA, M.Nicholas. Leadership for health professionals: theory, skills and applications. 2. ed. [S. l.]: Jones & Bartlett Learning, 2013. E-book (471 p.). ISBN 9781284026887. Disponível em: https://proxy.lirn.net/MUSTUniv?_rwpLaunch=true&groupID=2 Acesso em: 8 nov. 2022.

66 Albuquerque, 2022, p.71.

no âmbito das ciências médicas, quanto no âmbito das ciências jurídicas. A ênfase não é na mediação dos conflitos, menos ainda na relação médico-paciente simétrica.

Conforme Albuquerque[67]: "Segundo a Organização Mundial da Saúde (OMS), a ocorrência de eventos adversos devido a cuidados em saúde inseguros é provavelmente uma das 10 principais causas de morte e incapacidade no mundo". Estatística assustadora, principalmente ao mencionar a relação com cuidados "inseguros".

A comunicação é tão relevante que Avona[68], tendo como base a obra de Borkowski (2015), retrata o cenário de instituições norte-americanas. Tem-se que: "pesquisas realizadas em hospitais norte-americanos sobre o impacto da comunicação nos resultados indicaram gastos de mais de US$ 12 bilhões por ano, em virtude da ineficiência da comunicação entre os prestadores de cuidados".

Conforme Chaves[69], a transparência pode ser considerada um aspecto motivacional, gestores precisam dar espaço para o diálogo; menciona-se uma técnica denominada Janela de Johari, que propicia uma abordagem psicológica eficaz para avaliar as próprias atitudes e a busca por soluções a partir da consciência de como os outros nos veem. A partir das janelas, há uma comunicação entre o líder e sua equipe, onde se dá e recebe informações sobre si e sobre os demais colaboradores.

Segundo Chaves[70], uma equipe eficiente é resultado de uma boa liderança, cujos membros devem ter liberdade para se expressarem, pautados no respeito e confiança. Na rotina diária é que se deve trabalhar o aspecto da confiabilidade.

Dessa forma, evidencia-se a importância da competência comunicativa cujo "*feedback*" pode pontuar divergências diárias que, preventivamente solucionadas, submergem conflitos.

Considerações finais

Este trabalho teve como objetivo evidenciar a importância da gestão comportamental na relação médico-paciente como alicerce preventivo de litígios.

67 Idem, p.72.

68 Avona, 2018, n. p.

69 Chaves, 2013, p. 19-21.

70 Idem, p. 27.

A partir da análise da gênese dessa relação, observou-se o caráter paternalista, bem como transformações técnicas e científicas, e atrocidades em pesquisas com seres humanos que culminaram na criação de princípios bioéticos, ressaltando sua dignidade e fazendo ecoar os direitos dos pacientes, tornando-os mais questionadores.

Foi possível constatar que o cenário atual conclama por igualdade, respeito e o compromisso no ambiente da saúde de todos os colaboradores, cuja motivação é essencial para moldar atitudes em prol da segurança e qualidade dos procedimentos.

Contudo, são necessários gestores com habilidades culturais para identificar diversidades e trabalhá-las em prol de um ambiente salutar, priorizando processos preventivos e comunicação eficaz.

Dessa forma, conclui-se que a relação médico-paciente inclui interações entre pessoas diversas, cujas atitudes podem ser moldadas, evitando, assim, ambientes nocivos. No entanto, é indeclinável implementar a gestão comportamental como alicerce preventivo de litígios.

Referências

ALBUQUERQUE, Aline. Disclosure de incidentes de segurança do paciente sob a ótica do Direito do Paciente. *Cadernos Ibero-Americanos de Direito Sanitário, [S. l.]*, v. 11, n. 3, p. 70–90, 2022. DOI: 10.17566/ciads.v11i3.925. Disponível em: https://www.cadernos.prodisa.fiocruz.br/index.php/cadernos/article/view/925. Acesso em: 9 maio. 2023.

AVONA, Márcia Eloísa. *Características e teorias comportamentais de liderança.* [e-book] Flórida: Must University, 2018.

BORKOWSKI, Nancy. Organization behavior in health care. 3. ed. [S. l.]: Jones & Bartlett Learning, 2015. E-book. Disponível em: https://proxy.lirn.net/MUSTUniv?_rwpLaunch=true&groupID=2 Acesso em: 8 nov. 2022.

CARAVANTES, Cláudia Born. *Compreendendo o indivíduo e seu comportamento.* [e-book] Flórida: Must University, 2021.

CHAVES, Neuza Maria Dias. *Esculpindo líderes de equipe.*4. ed. Nova Lima: Falconi Editora, 2013.

DADALTO, Luciana. *Testamento Vital.* 5.ed. Indaiatuba: Editora Foco, 2020.

DANTAS, Eduardo. *Direito Médico.* 4.ed. Salvador: Editora Juspodivm, 2019.

FREITAS, Eder; Marcelo Socorro, ZAMBON. Desafios da Gestão no uso de novas tecnologias pelas organizações frente a diversidade cultural brasileira. *Teoria & Prática: Revista De Humanidades, Ciências Sociais E Cultura,*

Vol. 2, nº 2, Dec. 2020, p. 14-28, http://isca.edu.br/revista/index.php/revista/article/view/44.

GOUVEIA, Eneline A. H; Silva, Rodrigo de Oliveira; Pessoa, Bruno Henrique Soares. Competência Cultural: uma resposta necessária para superar as barreiras de acesso à saúde para populações minorizadas. *Revista Brasileira de Educação Médica* [online]. 2019, v. 43, n. 1 [Acessado 6 Novembro 2022], pp. 82-90. Disponível em: <https://doi.org/10.1590/1981-5271v43suplemento1-20190066>.

GUSMAO, Sebastião. História da medicina: evolução e importância. *JBNC - Jornal Brasileiro de Neurocirurgia*, Belo Horizionte, ano 2004, v. 15, n. 1, p. 1-6, 4 jan. 2018. Disponível em: https://doi.org/10.22290/jbnc.v15i1.467. Acesso em: 7 nov. 2022.

LEDLOW, Gerald R.; COPPOLA, M.Nicholas. Leadership for health professionals: theory, skills and applications. 2. ed. [S. l.]: Jones & Bartlett Learning, 2013. E-book (471 p.). ISBN 9781284026887. Disponível em: https://proxy.lirn.net/MUSTUniv?_rwpLaunch=true&groupID=2 Acesso em: 8 nov. 2022.

LEITE, George Salomão. *A morte e o direito*. Há um direito de morrer dos pacientes terminais? Florianópolis: Tirant Lo Blanc, 2018.

MACHIN, Rosana et al. Diversidade e diferença: desafios para a formação dos profissionais de saúde. *Ciência & Saúde Coletiva* [online]. 2022, v. 27, n. 10 [Acessado 6 Novembro 2022], pp. 3797-3806. Disponível em: <https://doi.org/10.1590/1413-812320222710.07332022>.

PERKINS, Stephen; ARVINEN-MUONDO, Raisa. Organizational behaviour: people, process, work and human resource management. [S. l.]: kogan page, 2012. E-book (360 p.). Disponível em: https://proxy.lirn.net/MUSTUniv?_rwpLaunch=true&groupID=2 Acesso em: 8 nov. 2022.

ROBBINS, Stephen. P. *Comportamento organizacional*. São Paulo: Pearson Prentice Hall, 2005.

RODRIGUES, Edwal Aparecido Campos et al. *Infecções hospitalares*: prevenção e controle. São Paulo: Sarvier, 1997.

SPECCHIA, Maria Lucia et al. "Leadership Styles and Nurses' Job Satisfaction. Results of a Systematic Review." *International journal of environmental research and public health* vol. 18,4 1552. 6 Feb. 2021, doi:10.3390/ijerph18041552.

VASCONCELOS, Camila. *Direito médico e bioética*: história e judicialização da relação médico-paciente. Rio de Janeiro: Lumen Juris, 2020.

YOUNES, Paulo. *Direito penal médico*: ensaios sobre a culpa. Birigui: Boreal Editora, 2016.

NEUROCIÊNCIA APLICADA À EXPERIÊNCIA DO PACIENTE: UMA INTRODUÇÃO AO *NEUROMARKETING*

Ana Carolina Moresco[1]
Yuri Moresco[2]

SUMÁRIO: Introdução. **1.** O que é o *neuromarketing*? **2.** Quando surgiu o *neuromarketing*? **3.** O que é a neurociência do consumidor (paciente)? **4.** Quais as ferramentas utilizadas para medir as respostas do cérebro? **5.** Como saber se as estratégias estão corretas? **6.** Os sentidos fazem parte das escolhas **7.** *Neuromarketing* e o consultório médico. **8.** Qual o futuro e os riscos do *neuromarketing*? Considerações finais. Referências.

Introdução

Marketing pode ser definido como um conjunto de práticas administrativas voltadas ao desenvolvimento e à implementação de modelos estratégicos de oferta de produtos, de serviços e de valores alinhados às demandas de indivíduos e de grupos de interesse.

O *marketing* estuda a gestão das relações de troca, enquanto a gestão da marca trata da relação entre o produto de uma empresa e a percepção emocional do cliente em termos de expectativas e satisfação.

O mundo do *marketing* está em constante evolução, e a última tendência para captar a atenção dos apaixonados por experiência do cliente é o *neuromarketing.*[3]

---

1 Empresária, fundadora da R+ Gestão Médica; engenheira civil; especialista em Marketing e Finanças e tem MBA em Gestão Empresarial. Endereço eletrônico: carolina@rmaisgestaomedica.com.br.

2 Empresário; cirurgião plástico; chefe da Cirurgia Plástica do Hospital Oncopediátrico Erastinho; preceptor da Residência de Cirurgia Plástica do Hospital de Clínicas da Universidade Federal do Paraná (UFPR); membro da Sociedade Brasileira de Cirurgia Plástica (SBCP) e da International Society of Aesthetic Plastic Surgery (ISAPS). Endereço eletrônico: dryuri@clinicamoresco.com.br.

3 OPRIS, Ian. IONESCU, Sorin Cristian. LEBEDEV, Mikhail A. Et. Al. Editorial: *Application of Neural Technology to Neuro-Management and Neuro-Marketing.* Front Neurosci. 2020 Feb 14;14:53. doi: 10.3389/fnins.2020.00053. PMID: 32116504; PMCID: PMC7034133.

Ainda que muito se fale em *neuromarketing*, a verdadeira penetração das neurociências no âmbito das pesquisas de *marketing* é baixa no Brasil e no mundo, em direta oposição ao seu propagado potencial. Diversos fatores concorrem para isso: o mercado de *neuromarketing* possui muito mais gente que procura tirar alguma vantagem falando sobre *neuromarketing* do que gente que sabe programar e conduzir experimentos nessa área; diversas noções equivocadas – e outras parcialmente corretas, mas notoriamente irrefletidas – são disseminadas, enfraquecendo a imagem de seriedade da técnica.[4]

O *neuromarketing* é a utilização da neurociência para compreender a resposta emocional e cognitiva do consumidor/paciente às mensagens de marketing, permitindo aos profissionais dessa área criar campanhas mais eficazes e poderosas. Pode-se distinguir, na atualidade, dois focos ideais para a aplicação de estratégias de *neuromarketing* na avaliação de ofertas de produtos e avaliação de marcas – por vezes, chamada de *neurobranding*.

Enquanto o primeiro foco tende a estar intrinsecamente atrelado à premissa de refinamento na apresentação da oferta com base na análise de marcadores neurobiológicos, o segundo é mais utilizado para se prospectar a receptividade de um produto/médico, independentemente da existência de planos para sua alteração.

Neste capítulo, serão apresentados o conceito de *neuromarketing* e neurociência do consumidor, explicada a relação entre os dois e discutidos os benefícios da utilização do *neuromarketing*.

1. O que é o *neuromarketing*?

Um número significativo de profissionais da saúde desconhece o *marketing* e suas possibilidades de aplicação e, mesmo aqueles que o conhecem, não o aplicam no mundo comercial e médico; o *neuromarketing* avança a passos largos.

Os avanços da psicologia e da neurociência no campo cognitivo e a compreensão do funcionamento do cérebro humano permitiram que outras disciplinas e áreas do conhecimento formulassem novas teorias.

4 DIAS, Alvaro Machado. *Das 'Neurociências Aplicadas ao Marketing' ao 'Neuromarketing Integrativo'*. Ciênc. cogn., Rio de Janeiro , v. 17, n. 1, p. 178-189, abr. 2012.

O *neuromarketing* busca, com pesquisas, uma maior precisão sobre os desejos, gostos, motivações e necessidades dos consumidores, a fim de traçar um planejamento estratégico mais adequado em relação a produtos e serviços, seu posicionamento, preço, comunicação e canais.[5]

O *neuromarketing* é um campo relativamente novo do *marketing* que combina neurociência e *marketing* para compreender melhor o comportamento do consumidor. É uma abordagem baseada em dados que utiliza técnicas neurocientíficas, como explorar a ativação dos cinco sentidos para compreender como os cérebros dos consumidores respondem. Ao estudar a resposta do cérebro às mensagens de *marketing*, os neurocientistas de consumo podem identificar os estímulos emocionais que motivam as pessoas a agir e a tomar decisões. Esses dados podem, então, ser utilizados para criar estratégias de *marketing* mais eficazes, visar o público certo com a mensagem certa e aumentar as vendas.[6,7,8]

O *neuromarketing* baseia-se na ideia de que os seres humanos são movidos pela emoção, não pela lógica. Procura compreender como os cérebros processam e respondem às mensagens de *marketing,* e como são tomadas as decisões. Ao compreender as respostas emocionais e cognitivas dos pacientes às mensagens de *marketing*, os médicos podem criar mensagens mais poderosas, persuasivas e eficazes.

Bault e Rusconi indicam que, nos últimos anos, o conhecimento sobre a neurobiologia de escolha aumentou significativamente. Pesquisas na área de tomada de decisão identificaram mecanismos cerebrais importantes que constroem uma representação do valor subjetivo de uma

---

5 SUAREZ LUGO, Nery. *Neuromarketing a debate.* Rev Cubana Salud Pública, Ciudad de La Habana , v. 46, n. 3, e1645, sept. 2020

6 Idem, n.p.

7 LEE Nick, BRODERICK, Amanda J. CHAMBERLAIN, Laura. *What is "neuromarketing"? A discussion and agenda for future research.* Int J Psychophysiol. 2007 Feb;63(2):199-204. doi: 10.1016/j.ijpsycho.2006.03.007. PMID: 16769143.

8 VENCES, Natalia Abuín. DÍAZ-CAMPO, Jesus. ROSALES, Daniel Francisco Garcia. *Neuromarketing as an Emotional Connection Tool Between Organizations and Audiences in Social Networks. A Theoretical Review.* Front Psychol. 2020 Jul 21;11:1787. doi: 10.3389/fpsyg.2020.01787. PMID: 32849055; PMCID: PMC7396554.

opção a partir da experiência anterior, recuperada e comparada com outras opções disponíveis para escolha.[9]

Os autores basearam seus estudos nos resultados de pesquisas anteriores que indicavam que a publicidade emocional gerava níveis mais altos de reconhecimento e memória do que puramente cognitivo. Esses estudos mostraram que as comunicações de *marketing* baseadas em ação/emoção, que pedem às pessoas para agir, compartilhar, prometer ou desafiar, tendem a ser mais eficazes do que aquelas baseadas na racionalidade.

2. Quando surgiu o *neuromarketing*?

Como campo de pesquisa, o *neuromarketing* surgiu da aplicação de métodos e técnicas da neurociência para fins de *marketing*, ou seja, o comportamento do consumidor como resposta a um determinado estímulo. Nesse contexto, o *neuromarketing* é um domínio interdisciplinar no qual teorias e métodos da neurociência e do *marketing*, bem como de disciplinas relacionadas, como economia e psicologia, são combinados para entender as escolhas e o comportamento do consumidor.[10]

A criação do conceito de *neuromarketing* é creditada à Jerry Zaltman que, no final da década de noventa, visualizou o caráter estratégico da utilização de neuroimagem funcional para o refinamento da oferta de produtos, e foi introduzido no mercado em junho de 2002 por uma empresa de publicidade de Atlanta, *BrightHouse*, anunciando a criação de uma divisão de negócios usando ressonância magnética funcional para pesquisa de *marketing*.[11,12]

Os primeiros comentaristas assumiram que o termo *neuromarketing* indicava o uso de imagens cerebrais, mas muitas empresas parecem não usar imagens e dependem, em vez disso, de uma variedade de tecnologias (ferramentas).

---

9 Ide, n.p.

10 CARDOSO, Lucília. CHEN, Meng-Mei. ARAÚJO Arthur, ALMEIDA Giovana Goretti Feijó De. Et. Al. Accessing *Neuromarketing Scientific Performance: Research Gaps and Emerging Topics.* Behav Sci (Basel). 2022 Feb 21;12(2):55. doi: 10.3390/bs12020055. PMID: 35200306; PMCID: PMC8868783.

11 Dias, 2012, p. 178-189.

12 FISHER, Carl Erick. CHIN, Lisa. KLITZMAN, Robert. *Defining neuromarketing: practices and professional challenges.* Harv Rev Psychiatry. 2010 Jul-Aug;18(4):230-7. doi: 10.3109/10673229.2010.496623. PMID: 20597593; PMCID: PMC3152487.

Vimos uma variedade de reivindicações sugerindo reducionismo – que o *Oxford English Dictionary* define como a prática de descrever ou explicar um fenômeno complexo em termos de conceitos relativamente simples ou fundamentais. Nesse caso, o reducionismo era aparente em declarações como "tipos e níveis de emoções" ou "que parte do cérebro está dizendo" aos consumidores para tomar decisões.

De maneira mais ampla, a popularização do *neuromarketing* entre os profissionais, efetivamente capazes de um posicionamento na interface entre as demandas do mercado, e o rigor neurocientífico necessário para o uso apropriado das tecnologias em foco deu-se com base em duas premissas: de que a atenção, a motivação, o interesse, a valência (positiva/negativa), a saliência (alta/baixa) e a compreensão poderiam ser mais eficientemente inferidas da prospecção e interpretação de seus correlatos neurais, do que do material alinhavado pelas pesquisas de *marketing* convencionais; e de que processos emocionais, decisivos para as tomadas de decisão financeiras, tenderiam a ser obliterados pela percepção consciente dos agentes decisórios, enviesando suas percepções e registros manifestos sem obliterar a ativação de correlatos neurais que, desta maneira, poderiam ser explorados para se chegar a conclusões acerca da eficácia de ofertas, efetivamente mais válidas do que aquelas atingíveis através de pesquisas tradicionais.[13,14]

3. O que é a neurociência do consumidor (paciente)?

A neurociência do consumidor (paciente) é um campo da psicologia que procura compreender como as pessoas tomam decisões, se comportam e respondem às mensagens transmitidas.

A neurociência do consumidor também pode ser utilizada para compreender como as pessoas percebem as marcas, produtos e serviços. Pode ser usada para identificar as associações que as pessoas têm com as marcas e as ligações emocionais que elas formam com elas.

As decisões são amplamente baseadas nas informações que os consumidores recebem das empresas-alvo, partindo da suposição de que os indivíduos tendem a enquadrar várias formas de informação de uma maneira que resulte no maior valor percebido. A hipótese do enquadra-

13 Dias, 2020, p. 178-189.

14 Fischer, 2010, n.p.

mento hedônico sugere que, em algumas situações, o maior valor percebido pode ser alcançado pela integração da informação, enquanto em outras situações a segregação de múltiplas formas de informação pode maximizar o valor percebido.[15]

Estudos psicológicos e comportamentais demonstraram que a ordem das informações pode afetar as decisões individuais. Mais precisamente, quando solicitado a avaliar uma série curta com informações mistas, o tomador de decisão dará mais peso às informações mais recentes. Assim, a ponderação diferencial da informação resultará em um "efeito de recência".

Os resultados são consistentes com o modelo de ajuste de crença, no qual a decisão de um indivíduo é mais influenciada por informações recentes quando recebidas em uma série curta de informações mistas. Os resultados neurométricos fornecem informações sobre a emoção e as tendências durante o processo de julgamento.[16],[17]

4. Quais as ferramentas utilizadas para medir as respostas do cérebro?

O cérebro humano é a estrutura mais complexa do nosso corpo. As sinapses mudam com a experiência e o aprendizado, o que dá um quadro diferente para o especialista em *marketing* ao estudar sujeitos com diferentes idades ou níveis de escolaridade.[18]

Depois de anos de testes usando diferentes técnicas, os estudiosos do *neuromarketing* descobriram que existem três cérebros para ajudar nas decisões, mas apenas um decisor. No livro "*Neuro Marketing. Le nerf de la vente*", Patrick Renvoisé e Christophe Morin mencionam quais são esses três cérebros e como os consumidores tomam decisões:[19]

---

15 YANG, Wenting. MA, Jianhong. CHEN, Hezhi. Et. al. *Good News or Bad News, Which Do You Want First? The Importance of the Sequence and Organization of Information for Financial Decision-Making: A Neuro-Electrical Imaging Study.* Front Hum Neurosci. 2018 Jul 27;12:294. doi: 10.3389/fnhum.2018.00294. PMID: 30100869; PMCID: PMC6072881.

16 Idem, n.p.

17 Suarez, op. cit., v. 46, n. 3.

18 ORZAN G. ZARA, IA. PURCAREA, VL. *Neuromarketing techniques in pharmaceutical drugs advertising. A discussion and agenda for future research.* J Med Life. 2012 Dec 15;5(4):428-32. Epub 2012 Dec 25. PMID: 23346245; PMCID: PMC3539849.

19 Idem, n.p.

- O cérebro pensante (neocórtex) é a parte do cérebro desenvolvida apenas em humanos. É o cérebro racional responsável pelo pensamento lógico e representa a mente consciente;
- O cérebro emocional (sistema límbico) medeia e controla as emoções e sentimentos. É o cérebro intuitivo e representa a mente subconsciente;
- O cérebro antigo (cérebro reptiliano) controla as funções básicas, como batimentos cardíacos, respirações, controle da adrenalina, quando preciso. É o cérebro mais primitivo, mas com papel crucial na tomada de decisões.

Ao assistir a um anúncio de TV ou ver um produto na vitrine de uma loja, todos os três cérebros participam do processo de compra. Com base nas informações recebidas do cérebro pensante e do cérebro emocional, o cérebro reptiliano toma a decisão final: comprar ou não aquele produto. Faz parte da mente subconsciente.

Os seres humanos são programados para sobrevivência e reprodução (cérebro reptiliano), para energia e sentimentos (sistema límbico) e para controle e pensamento reflexivo (neocórtex).

O conceito de "três cérebros" tem grandes implicações. A primeira implicação é que as emoções dominam na decisão.[20]

As seguintes técnicas estão sendo usadas para estudos de *neuromarketing*:

- Ressonância magnética funcional (FMRI): é um procedimento médico para medir a atividade do cérebro, detectando o nível de oxigênio no fluxo sanguíneo. Quando uma área do cérebro está mais ativa, ela requer mais oxigênio;
- Eletroencefalografia (EEG): mede e registra a atividade elétrica do cérebro;
- *Steady State Topography* (SST): mede e registra a atividade do cérebro. Sua alta resolução temporal possibilita o uso do SST em testes de *neuromarketing* em anúncios de TV;
- Magnetoencefalografia (MEG): oferece informações sobre a atividade cerebral usando um campo magnético. É uma medida direta

20 Idem, n.p.

da atividade do cérebro, ao contrário de medidas funcionais, como FMRI. Possui alta resolução temporal e espacial;

- Frequência respiratória: significa o número de respirações normalmente tomadas durante um minuto;

- Frequência cardíaca: significa o número de batimentos cardíacos normalmente tomados durante um minuto;

- Pupilômetro: de acordo com a Esomar[21], é "um dispositivo usado para medir a dilatação da pupila de um participante em resposta a um estímulo visual";

- Resposta galvânica da pele ou condutância da pele: mede as mudanças nas propriedades elétricas da pele, dependendo do nível de umidade;

- Método de rastreamento ocular: rastreia para onde os olhos estão olhando;

- Análise da voz: registra as respostas de estresse psicofisiológicas que estão presentes na voz humana;

- Psicologia das cores: pode ser utilizada para compreender o comportamento humano em relação às cores. Dessa forma, analisa e define quais os efeitos que cada cor gera nas pessoas, como mudanças nas emoções, nos sentimentos, a criação de desejos e impulso de compra;

- Inquéritos e questionários: podem ser utilizados para medir as atitudes e as opiniões das pessoas sobre mensagens de *marketing*.[22]

5. Como saber se as estratégias estão corretas?

O *neuromarketing* pode ser utilizado para medir a eficácia das campanhas de *marketing*. A seguir, algumas das métricas mais comuns utilizadas para medir os resultados:

- Taxa de conversão: a taxa de conversão é a percentagem de pessoas que tomam uma ação depois de verem uma mensagem de marketing;

- Retorno do investimento (ROI): mede a quantidade de dinheiro que uma empresa ganha com uma campanha de *marketing* em comparação com a quantidade de dinheiro que gasta com a campanha;

21 ESOMAR. Disponível em: https://www.esomar.org. Acesso em: 13 set. 2024.

22 Orzan et. al., 2012, n.p.

- Consciência da marca: mede a familiaridade das pessoas com os produtos e serviços de uma empresa;
- Noivado emocional: o envolvimento emocional mede o que as pessoas sentem sobre os produtos e serviços de uma empresa;
- Fidelidade do cliente: mede a probabilidade de as pessoas voltarem a comprar de uma empresa;
- *Ticket*: a precificação, o quanto as pessoas estão se dispondo a pagar, mostra o quanto há de valorização na experiência oferecida.

A preferência por um determinado médico, no contexto da concorrência de médicos, é um sinal de fidelidade do paciente que, por sua vez, quando se pensa em produtos, é enviesada para uma preferência por marcas locais em detrimento das estrangeiras. Essa tendência é conhecida como "etnocentrismo do consumidor".

Trazendo esse pensamento para o meio médico, no passado era muito comum que existisse o "médico da família", o "médico da cidade", porém, hoje, pode-se ver uma tendência pela busca sempre dos especialistas nas áreas, fazendo com que os pacientes procurem os médicos dos grandes centros e/ou com os melhores currículos.[23]

Além disso, em um contexto organizacional, as relações dependem da confiança mútua entre as partes. Sem confiança, o comportamento oportunista domina as interações, negando a possibilidade de relacionamentos de longo prazo entre as partes e novamente levando a uma situação abaixo do ideal para todos.[24]

Estudos relatam evidências sobre o enquadramento do preço na tomada de decisão de compra. A emoção demonstrou ser onipresente no *marketing* e influenciou o processo de compra. O estudo de Ma, Zhang et al.[25] examinou se a excitação emocional influenciaria as percepções de preço dos consumidores e a sua vontade de comprar. Os resultados indicaram que a percepção de preço dos sujeitos foi profundamente impactada pelas emoções induzidas por experiências contínuas de ganhar/perder.

23 Opris, 2020, p. 14.

24 Lee, 2007, p. 199.

25 Ma, Qingguo. ZHANG, Linanzi. WANG, Manlin. *"You Win, You Buy" – How Continuous Win Effect Influence Consumers' Price Perception: An ERP Study.* Front Neurosci. 2018 Oct 5;12:691.

O preço desempenhou um papel importante na maioria das compras. O comportamento de compra foi fortemente determinado pelas expectativas de preço dos consumidores e verificou-se até que ponto os preços reais violaram essas expectativas. A relação de *trade-off* entre qualidade e preço constituiu uma conceituação de valor por dinheiro.[26]

De acordo com Gerstner (1985), o consumidor pode entender as informações de qualidade relacionadas à demanda ou informações de qualidade relacionadas à oferta de produtos por meio do preço.[27]

Sendo a troca um conceito tão central no *marketing*, as negociações são de importância crítica. Por exemplo, os consumidores estão habituados a situações em que devem negociar preços ou outros benefícios com operadores de *marketing* - especialmente para itens como carros, casas, cirurgias, procedimentos e afins. A negociação, porém, é uma experiência desagradável para muitos consumidores, tanto que algumas organizações se diferenciam afirmando explicitamente atuarem "sem negociação" (Trocchia, 2004).

Por outro lado, a pesquisa de neuroimagem já começou a investigar o comportamento de negociação. Especificamente, as evidências sugerem que a emoção, assim como a cognição racional, tem uma grande influência no comportamento de negociação, especialmente quando as ofertas são consideradas injustas (Sanfey et al., 2003). Em um contexto de *marketing*, pesquisas como essa parecem ajudar a entender quando e como os consumidores tendem a deixar que suas emoções se sobreponham à racionalidade na negociação de preços ou outros acordos.[28]

Os estudos sobre emoção foram realizados principalmente em três aspectos: valência emocional (desagradável para agradável), excitação emocional (baixo para alto) e paradigmas para evocar o processo emocional.

A percepção de preço dos sujeitos foi profundamente impactada pelas emoções. As emoções induzidas pela vitória, que incluem vitória única e vitória contínua, foram mais positivas do que aquelas evocadas pela derrota, incluindo situações de perda única e perda contínua.

Verificou-se que a emoção desempenhou um papel importante no comportamento do consumidor e no *marketing*.[29]

---

26 OPRIS, 2020, p.14.

27 Idem, n.p.

28 Lee, 2007, p. 199.

29 Ma et. al, 2018, n.p.

Os consumidores tomam decisões em seu próprio ritmo. Suas escolhas são significativamente influenciadas por preferências pessoais, contexto situacional da decisão, como presença de pressão de tempo e tamanho do conjunto de oportunidades, bem como o ambiente do ponto de compra.

É importante ressaltar que os consumidores geralmente não estão cientes das etapas de simplificação dos processos de decisão, eliminando (ignorando) algumas informações e prestando atenção (dando mais tempo) a certas opções consideradas.[30]

6. Os sentidos fazem parte das escolhas

Como o consumidor toma suas decisões? 75% pela visão, 20% pela audição e 5% pelo olfato, tato e paladar.

O *neuromarketing* usa ferramentas neurocientíficas para medir empiricamente preferências inconscientes e processos cognitivos, como tomada de decisão, bem como para avaliar preferências de valor e estímulos de *marketing*, por exemplo: campanhas publicitárias, imagens de marca e estratégias de preços.

Os estudos de *Lin et al.* têm foco na relação entre cheiros e emoções. Em seus estudos, fica comprovado que as imagens olfativas podem modificar a avaliação das propagandas, pois a sensação olfativa, sem um cheiro real, influencia as atitudes e a cognição do consumidor. Os autores também comprovaram a influência da sensibilidade olfativa dos indivíduos nos resultados, uma vez que as imagens olfativas criam uma resposta cognitiva positiva em indivíduos com baixa sensibilidade olfativa e negativa naqueles com alta sensibilidade olfativa. Neste último estudo, os autores fornecem suporte para a existência de emoções negativas automáticas em indivíduos com alta sensibilidade olfativa.[31]

A cromoterapia, também chamada de colorologia ou terapia das cores, é um antigo método de medicina alternativa que utiliza a energia

---

30 WOLF, Alexandra. UEDA, Kazuo. *Contribution of Eye-Tracking to Study Cognitive Impairments Among Clinical Populations.* Front Psychol. 2021 Jun 7;12:590986. doi: 10.3389/fpsyg.2021.590986. PMID: 34163391; PMCID: PMC8215550.

31 ROBAINA-CALDERÍN, Lorena. MARTÍN-SANTANA, Josefa. *A review of research on neuromarketing using content analysis: key approaches and new avenues.* Cogn Neurodyn. 2021 Dec;15(6):923-938. doi: 10.1007/s11571-021-09693-y. Epub 2021 Jun 21. PMID: 34790262; PMCID: PMC8572241.

das radiações eletromagnéticas no espectro visível (ou seja, luz colorida) para produzir mudanças no corpo humano.

Vários estudos investigaram a influência da cor da luz na fisiologia humana através de marcadores bioquímicos, como nível de cortisol ou melatonina, e biossinais, como eletrocardiográfico (ECG) ou eletroencefalográfico (EEG).

Nesse sentido, poucas cores foram investigadas e o azul está na maioria dos estudos. Longas exposições (várias horas) à luz azul provocam supressão da melatonina e mudam o sistema circadiano com redução da sonolência e aumento do estado de alerta. A luz pode modular a atividade subcortical relacionada ao estado de alerta, estimulando, assim, a atividade cortical não envolvida nos processos cognitivos visuais.[32]

Por outro lado, algumas cores têm sido relacionadas às emoções. Por exemplo, diferentes tonalidades foram ligadas a diferentes níveis de prazer e excitação. Foi demonstrado que a iluminação afeta o humor dos idosos. Um estudo sobre a influência da cor das paredes em ambientes de aprendizagem provou que cores claras causavam mais relaxamento do que cores vivas e que a frequência cardíaca diminuía com cores de comprimento de onda curto (por exemplo, violeta, azul e verde) em comparação com os mais longos (por exemplo, amarelo e vermelho). Além disso, alguns autores trataram com sucesso pessoas com distúrbios de comportamento influenciando seus estados emocionais (por exemplo, causando calma mental) por iluminação colorida. Por exemplo, a luz rosa foi utilizada com sucesso para reduzir a agressividade de delinquentes na prisão. Além disso, outro método baseado em iluminação colorida com luz azul foi usado para distúrbios de comportamento disruptivo.[33]

7. *Neuromarketing* e o consultório médico

Neuromarketing é a área de estudo que combina neurociência e *marketing* para compreender melhor o comportamento do consumidor. No caso dos médicos, para compreender o comportamento do paciente.

---

32 MINGUILLON, Jesus. LOPEZ-GORDO, Miguel Angel. RENEDO-CRIADO, Diego A. Et.al. *Blue lighting accelerates post-stress relaxation: Results of a preliminary study.* PLoS One. 2017 Oct 19;12(10):e0186399. doi: 10.1371/journal.pone.0186399. PMID: 29049332; PMCID: PMC5648169.

33 Idem, n.p.

Você já se perguntou o que leva uma pessoa a escolher os seus serviços? Ou, até mesmo, por que ela está preferindo o seu concorrente? **Consegue identificar suas deficiências** ou aproveitar positivamente suas competências?

O *neuromarketing* baseia-se na ideia de que os seres humanos são movidos pela emoção e não pela razão. Ao compreender o seu paciente, é possível criar estratégias para que a emoção seja ativada através dos 5 sentidos e que o paciente crie desejo, fidelidade e confiança no médico e na clínica, agregando valor e encantando seus pacientes de forma exclusiva.

Mas como ativar os 5 sentidos? Melhorando a forma como o seu paciente é recebido no primeiro contato, estudando *marketing* olfativo para que o cheiro do ambiente transmita a mensagem que você quer passar, revisando sua comunicação visual e reforçando a experiência do paciente através do paladar.

Comece do mais simples, a comunicação com seu paciente:

- Torne sua fala fácil de ser entendida. O cérebro reptiliano é simples e não ligado a coisas abstratas. Traga conteúdo específico, sempre lembrando de utilizar de exemplos ao longo do caminho;

- Trate os momentos com o sentimento e a emoção que merece. Faça uso de humor, temor ou diversão;

- Sua identidade visual importa. Ao encontrar belas imagens relacionadas aos conteúdos e a você, seu paciente permanecerá ou voltará;

- Pense no seu paciente. Lembre a emoção que ele transmite, o problema e o peso que ele carrega, e se comunique diretamente com ele, tenha empatia;

- Gere valor ao seu conteúdo, à sua fala. Inicie e termine com um "efeito wow".

Estudando *neuromarketing*, sua clínica ou consultório será mais produtivo e lucrativo.

8. Qual o futuro e os riscos do *neuromarketing*?

Quais são, então, os padrões que estão ligados às motivações humanas, sentimentos e ações humanas? Há uma resposta simples: é a personalidade de um indivíduo. A personalidade define como o interlocutor está aberto a novas experiências.

Por meio de alguns estudos foi possível constatar que é possível falar melhor com um introvertido do que com um extrovertido, com alguém que é mais consciente e compreensivo do que um mais intolerante. O que é emocionante não são essas coisas em si, mas como elas interagem entre si em relação a diferentes estímulos.

Instrumento de dominância cerebral, perfis de comunicação e alguns outros instrumentos são ótimos para fazer distinções. Foram rastreados cinco grandes fatores: receptividade, consciência, extroversão, amabilidade e neuroticismo; e essas descobertas são aproveitadas de uma forma que as tornam utilizáveis pelos profissionais de *marketing.*

Constatou-se que há indivíduos que são mais orientados para a ação e são do tipo que querem entender exatamente qual é o processo para lançar algo. Ainda há aqueles indivíduos mais orientados para a visão, que querem receber algo um pouco mais abstrato para que possam se imaginar como usuários; e aqueles que são um pouco mais orientados para as pessoas, que terão uma pontuação mais alta em amabilidade, assim, deve-se visar a harmonia de um grupo e isso será percebido por outras pessoas dentro das comunidades que são importantes para todos. Por fim, há os "pensadores", orientados a dados.[34]

Assim, prever o comportamento das pessoas excluindo a experiência consciente do indivíduo pode levar a conclusões errôneas. Um mesmo estímulo pode ser interpretado de forma muito diferente pelos sujeitos por meio de uma resposta cerebral, pois podem ter significados diferentes de acordo com as experiências de cada um. Algo que pode ser agradável para uma pessoa pode ser o contrário para outra que teve uma experiência desfavorável, mesmo em momentos anteriores de sua vida.

Destarte, abrir a "caixa preta" do cérebro humano, determinar a frequência e o tempo da atividade cerebral, investigar o cérebro e não a pessoa, não pode oferecer com total certeza uma avaliação rigorosa do pensamento, crença e sentimento para vinculá-los a decisões e comportamentos.[35]

No entanto, há um otimismo quanto ao potencial dessa tecnologia, afirmando que o *neuromarketing* "em breve poderá revelar informações ocultas sobre as preferências do consumidor".

---

34 BANJA J. Ethical *Perspectives on Neuromarketing: An Interview With Will Allred.* AJOB Neurosci. 2019 Apr-Jun;10(2):71-74. doi: 10.1080/21507740.2019.1618619. PMID: 31225786.

35 Suarez., Ibid. v. 46, n. 3

Psiquiatras acadêmicos e na prática clínica devem estar alertas para as implicações das novas neurotecnologias, incluindo o *neuromarketing*, pois essas aplicações trazem consequências importantes tanto para a confiança do público na medicina acadêmica, quanto para a compreensão crescente do público sobre as inter-relações mente/cérebro.

Considerações finais

O *neuromarketing* tem demonstrado que os conteúdos publicitários que apelam diretamente às emoções obtêm melhores níveis de eficácia do que aqueles que procuram transmitir uma mensagem puramente racional, independentemente do meio.

Quanto mais for possível estudar sobre a experiência humana, melhor será a consulta e a relação com pacientes.

Ser médico vai muito além de entender medicina!

Referências

BANJA J. Ethical *Perspectives on Neuromarketing: An Interview With Will Allred.* AJOB Neurosci. 2019 Apr-Jun;10(2):71-74. doi: 10.1080/21507740.2019.1618619. PMID: 31225786.

CARDOSO, Lucília. CHEN, Meng-Mei. ARAÚJO Arthur, ALMEIDA Giovana Goretti Feijó De. Et. Al. Accessing *Neuromarketing Scientific Performance: Research Gaps and Emerging Topics.* Behav Sci (Basel). 2022 Feb 21;12(2):55. doi: 10.3390/bs12020055. PMID: 35200306; PMCID: PMC8868783.

DIAS, Alvaro Machado. *Das 'Neurociências Aplicadas ao Marketing' ao 'Neuromarketing Integrativo'.* Ciênc. cogn, Rio de Janeiro , v. 17, n. 1, p. 178-189, abr. 2012.

FISHER, Carl Erick. CHIN, Lisa. KLITZMAN, Robert. *Defining neuromarketing: practices and professional challenges.* Harv Rev Psychiatry. 2010 Jul-Aug;18(4):230-7. doi: 10.3109/10673229.2010.496623. PMID: 20597593; PMCID: PMC3152487.

ESOMAR. Disponível em: https://www.esomar.org. Acesso em: 13 set. 2024.

LEE Nick, BRODERICK, Amanda J. CHAMBERLAIN Laura. *What is "neuromarketing"? A discussion and agenda for future research.* Int J Psychophysiol. 2007 Feb;63(2):199-204. doi: 10.1016/j.ijpsycho.2006.03.007. PMID: 16769143.

MA, Qingguo. ZHANG, Linanzi. WANG, Manlin. *"You Win, You Buy" – How Continuous Win Effect Influence Consumers' Price Perception: An ERP Study.* Front Neurosci. 2018 Oct 5;12:691. doi: 10.3389/fnins.2018.00691. Erratum in: Front Neurosci. 2019 Mar 05;13:167. PMID: 30344472; PMCID: PMC6182089.

MINGUILLON, Jesus. LOPEZ-GORDO, Miguel Angel. RENEDO-CRIADO, Diego A. Et.al. *Blue lighting accelerates post-stress relaxation: Results of a preliminary study.* PLoS One. 2017 Oct 19;12(10):e0186399. doi: 10.1371/journal.pone.0186399. PMID: 29049332; PMCID: PMC5648169.

OPRIS, Ian. IONESCU, Sorin Cristian. LEBEDEV, Mikhail A. Et. Al. Editorial: *Application of Neural Technology to Neuro-Management and Neuro-Marketing.* Front Neurosci. 2020 Feb 14;14:53. doi: 10.3389/fnins.2020.00053. PMID: 32116504; PMCID: PMC7034133.

ORZAN G. ZARA, IA. PURCAREA, VL. *Neuromarketing techniques in pharmaceutical drugs advertising. A discussion and agenda for future research.* J Med Life. 2012 Dec 15;5(4):428-32. Epub 2012 Dec 25. PMID: 23346245; PMCID: PMC3539849.

ROBAINA-CALDERÍN, Lorena. MARTÍN-SANTANA, Josefa. *A review of research on neuromarketing using content analysis: key approaches and new avenues.* Cogn Neurodyn. 2021 Dec;15(6):923-938. doi: 10.1007/s11571-021-09693-y. Epub 2021 Jun 21. PMID: 34790262; PMCID: PMC8572241.

SUAREZ LUGO, Nery. *Neuromarketing a debate.* Rev Cubana Salud Pública, Ciudad de La Habana , v. 46, n. 3, e 1645, sept. 2020 .

VENCES, Natalia Abuín. Díaz-Campo, Jesus. ROSALES, Daniel Francisco Garcia. *Neuromarketing as an Emotional Connection Tool Between Organizations and Audiences in Social Networks. A Theoretical Review.* Front Psychol. 2020 Jul 21;11:1787. doi: 10.3389/fpsyg.2020.01787. PMID: 32849055; PMCID: PMC7396554.

WOLF, Alexandra. UEDA, Kazuo. *Contribution of Eye-Tracking to Study Cognitive Impairments Among Clinical Populations.* Front Psychol. 2021 Jun 7;12:590986. doi: 10.3389/fpsyg.2021.590986. PMID: 34163391; PMCID: PMC8215550.

YANG, Wenting. MA, Jianhong. CHEN, Hezhi. Et. al. *Good News or Bad News, Which Do You Want First? The Importance of the Sequence and Organization of Information for Financial Decision-Making: A Neuro-Electrical Imaging Study.* Front Hum Neurosci. 2018 Jul 27;12:294. doi: 10.3389/fnhum.2018.00294. PMID: 30100869; PMCID: PMC6072881.

A CULPA DO PACIENTE NO PROCESSO POR ERRO MÉDICO E A CONSEQUENTE FRAGILIZAÇÃO DA RELAÇÃO MÉDICO-PACIENTE

Ariele Gomes Mendonça[1]
Melina Pelissari[2]
Milena Mendonça Lopes[3]

Introdução

O presente artigo visa aferir a possibilidade da existência de culpa, por parte dos pacientes, nas demandas judiciais envolvendo erro médico e o correspondente impacto gerado na relação médico-paciente.

Para tanto, faz-se necessário dissertar sobre a base dessa relação, a fim de entender a evolução histórica, bem como compreender os princípios bioéticos que a norteiam.

---

1 Advogada inscrita na Ordem dos Advogados do Brasil de Minas Gerais (OAB/MG) 201.194; pós-graduada em Direito Médico, Odontológico e da Saúde pela Escola de Direito Paulista de Direito; membra da Comissão de Direito Médico da Ordem dos Advogados de Minas Gerais e mestranda em Direito Médico-Sanitário pela Universidade de Santo Amaro (UNISA-SP). Endereço eletrônico: juridico@mendoncaadvocaciamedica.com.br.

2 Advogada inscrita na Ordem dos Advogados do Brasil de São Paulo (OAB/SP) 248.264; pós-graduada pela Faculdade Verbo Educacional; vice-presidente da Comissão de Direito Médico da Associação Brasileira de Advogados (ABA) de Sorocaba-SP; especialista em Direito Médico pelo Instituto de Ensino Samantha Takahashi. Endereço eletrônico: direitodasaudemelina@gmail.com.

3 Advogada inscrita na Ordem dos Advogados do Brasil do Rio de Janeiro (OAB/RJ) 243.262; pós-graduada em Direito Médico pelo Instituto de Ensino Renato Saraiva; extensão em Direito Médico pela Universidade de Coimbra e pelo Instituto de Ensino Samantha Takahashi; extensão em Contratos pela Fundação Getulio Vargas (FGV) e atual vice-presidente da Comissão de Direito Médico e da Saúde da Associação Brasileira de Advogados do Rio de Janeiro (ABA-RJ). Endereço eletrônico: contato@milenalopesadv.com.br.

A seguir, será abordada a responsabilidade jurídico-patrimonial médica, bem como cada um dos elementos necessários para a configuração de eventual reparação civil.

Superados cada um destes tópicos, serão analisadas as situações excludentes da responsabilidade profissional e, ainda, as razões e os impactos da crescente judicialização contra médicos.

Por fim, será discutida a importância da relação médico-paciente como forma de prevenção jurídica ou, em outras palavras, como forma de prevenção de litígios.

1. Bioética – Aspectos gerais e contextualização histórica da relação médico-paciente

1.1. Princípios da bioética

A Bioética - também chamada "ética da vida" - pode ser conceituada a partir da ideia de ciência "que tem como objetivo indicar os limites e as finalidades da intervenção do homem sobre a vida, identificar os valores de referência racionalmente proponíveis e denunciar os riscos das possíveis aplicações"[4].

A referida área de estudo surgiu por volta do ano de 1950 devido ao grande desenvolvimento das ciências biológicas, com intuito de promover o bem-estar do ser humano e combater os horrores cometidos nos campos de concentração nazistas, em que seres humanos eram tratados como verdadeiras "cobaias" vivas. Tais fatos foram evidenciados no Tribunal Militar Internacional de Nuremberg, que julgou essas atrocidades:

> Em 1947 uma corte formada por juízes dos Estados Unidos reuniu-se para julgar os crimes cometidos pelos médicos nazistas em campos de concentração. Este julgamento resultou na elaboração de um conjunto de preceitos éticos para a pesquisa clínica, conhecida como Código de Nuremberg (Nuremberg Code, 1949). Infelizmente, durante os primeiros vinte anos de existência do documento, as diretrizes éticas de

4 LEONE, Silvino; PRIVITERA, Salvatore; CUNHA, José Teixeira (coord.). Dicionário de Bioética. Aparecida: EPS; Santuário, 2001.

> Nuremberg não atingiram o alvo desejado, ou seja, não foram capazes de sensibilizar os médicos para o respeito necessário no uso de seres humanos em pesquisas clínicas.[5]

Mais adiante, já em 1978, o filósofo americano Tom Beauchamp e o teólogo James Childress elaboraram o relatório de Belmont, baseado em princípios e diretrizes éticas que protegeriam o ser humano envolvido em pesquisas científicas, tendo como objetivo apontar os escândalos causados pelas experiências médicas desde o início da Segunda Guerra Mundial. O relatório foi fundamentado em quatro princípios, os quais podem ser considerados como um norte para a atividade médica desde então.

O primeiro deles é o princípio da autonomia, o qual baseia-se no respeito ao desejo e ao consentimento do paciente, entendendo que esta figura da relação possui o direito de decidir, de forma livre e sem influências externas, os atos relativos à sua saúde. Senão, veja-se:

> Ainda que seja um conceito filosófico controverso, é tratado pelo método em termos de escolhas autônomas ou intencionais de agentes capazes de entender o que estão fazendo, e que estejam livres de influências indevidas em suas decisões. Exige que os outros não intervenham quando alguém fizer uma escolha autônoma, mesmo que a considerem "imprudente ou tola.[6]

O segundo princípio norteador é o da não-maleficência, o qual propõe a obrigação do médico de não infligir dano intencional ao seu paciente. Este princípio deriva da máxima da ética médica *"Primum non nocere"*.[7]

Por sua vez, o terceiro princípio, denominado como beneficência, refere-se a obrigação médica de agir em benefício do paciente, o que se extrai da seguinte citação:

---

5 DINIZ, D.; CORRÊA, M. Declaração de Helsinki: relativismo e vulnerabilidade. Caderno de Saúde Pública, Rio de Janeiro, v. 17, n. 3, 2001.

6 CONSELHO REGIONAL DE MEDICINA DO ESTADO DE SÃO PAULO. O "Principialismo". São Paulo: CREMESP, [s.d.]. Disponível em: http://www.bioetica.org.br/?siteAcao=BioeticaParaIniciantes&id=25. Acesso em 7 out. 2022.

7 GOLDIM, José Roberto. Princípio da Não-Maleficência. Rio Grande do Sul: UFRS, 1997. Disponível em: http://www.bioetica.ufrgs.br/naomalef.htm. Acesso em: 03 out. 2022.

> Enquanto o segundo princípio de Beauchamp e Childress é largamente negativo, na medida em que veda várias ações, o da Beneficência é positivo: requer que profissionais tenham a obrigação moral de agir em benefício e no interesse dos atendidos. Ao contrário do que parece, eventuais conflitos não acontecem entre Beneficência e a Autonomia, mas sim, Autonomia e o Paternalismo – ações "paternalistas" são aquelas nas quais as decisões são tomadas pelos profissionais sem consultar as preferencias individuais dos assistidos, assumindo o que supõe "ser o melhor para eles.[8]

Por fim, foi trazido no relatório de Belmont o princípio da justiça, o qual está intimamente ligado com a equidade e distribuição de recursos, o que pode ser observado a seguir:

> O quarto princípio de Beauchamp e Childress é da Justiça, aplicado como sendo a expressão da justiça distributiva. Entende-se justiça distributiva a distribuição justa, equitativa e apropriada na sociedade, de acordo com normas que estruturam os termos da cooperação social. De acordo com tal perspectiva, uma situação de justiça estará presente sempre que uma pessoa receber benefícios ou encargos devidos às suas propriedades ou circunstâncias particulares.
>
> Em Saúde, o princípio da Justiça estabelece como condição fundamental a equidade, obrigação ética de tratar cada indivíduo conforme o que é moralmente correto e adequado. O médico deve atuar com imparcialidade, evitando ao máximo que aspectos sociais, culturais, religiosos, financeiros ou outros interfiram na relação médico-paciente. Os recursos devem ser equilibradamente distribuídos, com o objetivo de alcançar, com melhor eficácia, o maior número de pessoas.[9]

Importante salientar que os princípios *supra* indicados não seguem qualquer estrutura hierárquica. Na existência de eventual conflito entre eles, não é possível falar em ab-rogação, mas na ponderação casuística

---

8 CONSELHO REGIONAL DE MEDICINA DO ESTADO DE SÃO PAULO, s.d.

9 Idem, n.p.

de um sobre o outro. Independentemente da mitigação *in concretum*, os princípios continuam vigentes e representam verdadeiros nortes na solução dos diversos dilemas dentro da Bioética.

1.2. Relação médico-paciente e a figura paternalista

Sob o viés histórico, percebe-se que, durante muito tempo, na sociedade predominou o paternalismo hipocrático no exercício da medicina, em que, respaldado em seu conhecimento, o médico fazia valer a sua vontade em detrimento da autonomia do paciente, sob o pretexto de fazer-lhe o bem.

Para o autor argentino Kraut, em sua obra "*Los derechos de los pacientes*", o termo "paternalismo", a princípio, não teria um significado pejorativo.[10] Corresponderia, pois, ao simples cuidado no melhor sentido da relação familiar. Já em 1971, Joel Feinberg propôs uma classificação inédita ao tema.

> Existem diversas formas de paternalismo que são caracterizadas de acordo com diferentes autores. Joel Feinberg define o tipo de paternalismo segundo a capacidade das pessoas de fazerem suas escolhas: paternalismo fraco é aquele que restringe a autonomia em favor da beneficência, em indivíduos com restrição de capacidade temporária ou definitiva – no dizer de Goldim, sujeitos considerados incapazes sob ponto de vista jurídico ou incompetentes sob ponto de vista moral; e paternalismo forte aquele exercido em indivíduos plenamente capazes. Profissionais médicos agem como paternalistas quando tomam decisões para os pacientes sem consultar suas preferências, muitas vezes supondo o que é melhor para eles.[11]

O "paternalismo fraco" consistiria em hipóteses de pacientes com restrições de capacidade, sejam definitivas ou temporárias. O médico, com efeito, deixaria de informar algo ao enfermo, a fim de lhe evitar

10 KRAUT JA. Los derechos de los pacientes. Buenos Aires: Abeledo-Perrot; 1997.

11 BEIER, Mônica. Algumas considerações sobre o Paternalismo Hipocrático. Revista Médica de Minas Gerais, v. 2, ano 2, 16 jun. 2010. Disponível em: http://rmmg.org/artigo/detalhes/320. Acesso em: 12 set. 2022.

danos maiores; por exemplo, imagine uma paciente portadora de câncer com problemas psiquiátricos e episódios de tentativas de suicídio: o fato de o médico informá-la sobre seu quadro clínico poderia agravar seu estado psicológico e ocasionar um novo episódio de tentativa de suicídio. Nesse caso, a postura paternalista do médico restaria justificada.

Por outro lado, o "paternalismo forte" consistiria em envolver pessoas plenamente capazes. Nesse caso, eventual conduta omissiva ou dissimulada do médico não encontra respaldo na visão liberal, haja vista que o paciente capaz precisa ter sua autonomia respeitada.

Considerando tais conceitos e toda evolução histórica, percebe-se que, à medida que os avanços da Medicina ocorrem, maior torna-se o perigo da cultura paternalista.

Sendo assim, com os perigos dessa cultura evidenciados após a divulgação de escândalos causados pelas experiências médicas realizadas durante a Segunda Guerra Mundial, fez-se urgente e necessária a transformação da relação médico-paciente, a fim de que houvesse verdadeira proteção à vida e à dignidade humana.

Tal transformação, segundo Genival Veloso de França[12], presumidamente iniciou-se a partir da metade do século passado, momento em que a profissão médica começou a perder os vínculos com a ética clássica e seu paternalismo, até então empregados, o que ocorreu pelas razões aqui já explicadas.

A lógica do principialismo evidenciada no item anterior foi e ainda é fundamental na referida transformação, nesta transição de imposição médica extrema para uma relação dialética e horizontal.

No entanto, apesar de tais mudanças, os desafios enfrentados na relação médico-paciente não se extinguiram, pelo contrário, pode-se considerar que foi dado lugar para novos desafios, a exemplo da crescente judicialização contra médicos.

2. Da responsabilidade civil do médico

Hodiernamente, como mencionado, é perceptível o crescimento de conflitos e insatisfações do paciente em relação ao atendimento

12 FRANÇA, Genival Veloso. Direito Médico. 16. ed. Rio de Janeiro: Forense, 2020.

médico, apontado, até mesmo, em portais eletrônicos de abrangência internacional[13].

Tais conflitos e insatisfações, por vezes, acabam gerando o dever jurídico sucessivo de reparar o dano. Por essa razão, fazem-se necessárias maiores discussões acerca da responsabilidade civil do médico, a fim de verificar quais elementos devem estar presentes para que haja, de fato, uma responsabilização, e em quais circunstâncias ocorreria o afastamento do dever de indenizar.

2.1. Responsabilidade civil objetiva x Responsabilidade civil subjetiva

Antes de adentrar em maiores especificidades do tema central do presente artigo, é imprescindível diferenciar a responsabilidade civil objetiva da responsabilidade civil subjetiva.

Sendo assim, frisa-se que, conforme dissertam Pablo Stolze Gagliano e Rodolfo Pamplona Filho[14], a responsabilidade subjetiva decorreria de dano causado em função de ato direcionado por dolo ou por culpa.

Seguindo este raciocínio, é possível concluir que a responsabilidade subjetiva prescinde do elemento culpa. Por isso, para que o ofendido faça *jus* ao pleito indenizatório, devem restar provadas as condutas culposas ou dolosas do ofensor que gerem eventual dano ao ofendido.

Com efeito, salienta-se que, no Direito brasileiro, é notória a norma jurídica referente à responsabilidade subjetiva, artigo 186 do Código Civil, a qual prescreve, *in litteris*, a obrigação de "aquele que, por ação ou omissão voluntária, negligência ou imprudência, violar direito e causar dano a outrem, ainda que exclusivamente moral, comete ato ilícito"[15]. Ademais, prevê o artigo 927 do mesmo código que

13 Com 3 ações de erro médico por hora, Brasil vê crescer polêmico mercado de seguros. Portal G1, 19 set. 2018. Disponível em: https://g1.globo.com/economia/noticias/2018/09/19/com-3-acoes-de-erro-medico-por-hora-brasil-ve-crescer-polemico-mercado-de-seguros.ghtml. Acesso em: 03 ago.2022.

14 STOLZE, Pablo; PAMPLONA FILHO, Rodolfo. Novo Curso de Direito Civil: Responsabilidade Civil. São Paulo: Editora Saraiva, 2016. v. 3.

15 BRASIL. Lei n° 10.406 de 10 de janeiro de 2002. Institui o Código Civil. Diário Oficial da União: seção 1, Brasília, DF, ano 139, n. 8, 11 jan. 2002. Disponível em: https://www.planalto.gov.br/ccivil_03/leis/2002/l10406comp ilada.htm. Acesso em: 22 ago. 2022.

"aquele que por ato ilícito (arts. 186 e 187), causar dano a outrem, fica obrigado a repará-lo"[16].

Por outro lado, existem hipóteses em que os elementos subjetivos da conduta serão considerados irrelevantes para a apuração do dever de indenizar. Nessas hipóteses, caberia a tese da responsabilidade civil objetiva.

Nesse sentido e em outras palavras, seria possível inferir que, para que haja responsabilização civil objetiva, bastaria a presença de conduta, nexo causal e dano, não levando em consideração a culpa ou dolo no ato do agente ofensor.

Por derradeiro, superadas tais definições, evidencia-se a ideia de que, para a devida caracterização de responsabilidade civil médica, fazem-se necessários a presença de conduta voluntária, o dano injusto e o nexo causal; em outras palavras, ainda segundo o referido autor, a responsabilidade do médico é subjetiva, calcada em dolo ou em culpa *stricto sensu* – imperícia, negligência ou imprudência[17].

Tendo isso em mente, faz-se necessário esmiuçar, de forma analítica, cada um dos elementos da responsabilidade civil.

2.2. Elementos da responsabilidade civil

2.2.1. Conduta humana

Conforme lecionam Pablo Stolze Gagliano e Rodolfo Pamplona Filho, a conduta humana é o elemento primário da responsabilidade civil, a qual se caracteriza por ação ou omissão contrária a ordem jurídica, ação esta que acaba gerando um dano ou prejuízo ao ofendido[18].

Ademais, ainda segundo os supracitados autores, faz-se mister destacar que a voluntariedade é característica fundamental da conduta. A responsabilização civil, por sua vez, resultaria da liberdade e da consciência de escolha do agente imputável, o qual gozaria de discernimento necessário para agir[19].

---

16 Idem, n.p.

17 KFOURI NETO, Miguel. Responsabilidade Civil do Médico. 11. ed. São Paulo: Revista dos Tribunais, 2021.

18 Stolze; Pamplona Filho, 2016, n.p.

19 Idem, n.p.

Superadas as questões quanto à conduta, faz-se necessário tecer comentários sobre o dano.

2.2.2. Dano

De forma sucinta, o dano corresponde à lesão patrimonial ou à lesão extrapatrimonial sofridas pelo(a) ofendido(a), constituindo-se, assim, como um elemento essencial e indispensável na dinâmica da responsabilidade civil.

Destarte, é imperioso frisar que o dano deve recair sobre um fato preciso e representar uma lesão jurídica ou financeira e, outrossim, sem a sua prova efetiva, ninguém pode ser responsabilizado civilmente[20].

2.2.3. Nexo de causalidade

O nexo de causalidade também é um dos elementos indispensáveis para a análise da responsabilidade civil. Trata-se, com efeito, do elo que une a conduta comissiva ou omissiva do agente ofensor ao dano causado ao ofendido[21].

Dessa forma, não basta que o agente tenha praticado uma conduta antijurídica e que a vítima sofra um dano: é fundamental que reste demonstrado que há uma relação de causalidade entre a conduta humana antijurídica e o dano sofrido[22].

Sendo assim, resta evidente que, para haver o nexo de causalidade, faz-se necessária a incidência de um dano em decorrência da conduta ilícita do agente, isto é, a existência de um liame, de uma relação de causa e efeito[23].

2.2.4. Culpa ou dolo do agente

Ao dissertar sobre o elemento subjetivo, é preciso ter em mente que a expressão "culpa" possui um sentido muito amplo visto que vai

20 TAKAHASHI, Samantha. Responsabilidade Civil do Médico [PowerPoint de apoio à aula Responsabilidade Civil, lecionada no curso online Treinamento Avançado em Direito Médico]. 2020.

21 Stolze; Pamplona Filho, 2016, n.p.

22 STOCO, Rui. Responsabilidade civil. 4. ed. São Paulo: Revista dos Tribunais; 2014.

23 Kfouri Neto, 2021, n.p.

desde culpa *stricto sensu* – imperícia, negligência ou imprudência – ao dolo[24].

Nessa toada, a culpa *stricto sensu* ocorre quando há dano causado devido a uma conduta sem o intuito de lesar. O dolo, por sua vez, evidencia exatamente o oposto, ou seja, a presença de uma ação direcionada a aviltar os direitos de outrem.

Ainda nesse sentido, é fundamental esmiuçar as variações de culpa no sentido estrito. A imprudência, pois, seria caracterizada pelo agir sem cautela de forma precipitada, ou seja, é uma conduta comissiva caracterizada pela insensatez[25].

A negligência, por sua vez, "caracteriza-se pela inação, indolência, inércia, passividade"[26], portanto, uma conduta omissiva, representada pela inobservância dos deveres de cuidado exigidos em determinada circunstância.

Por fim, ainda sobre culpa em sentido *stricto*, é elementar definir a imprudência, a qual seria a deficiência de conhecimento técnico ou despreparo prático ao se realizar, dentro da temática aqui proposta, um ato médico.

2.3. Excludentes de ilicitude: culpa exclusiva do paciente

Até aqui, foi possível observar os elementos e características gerais da responsabilidade civil, bem como os fundamentos necessários para a configuração desta.

Diante ao exposto, faz-se necessário explicitar que nem todo conflito deve, necessariamente, desaguar em dever de indenizar.

Neste sentido, a melhoria das condições de saúde e dos níveis de vida não são responsabilidades apenas do médico; seria, pois, um resultado da participação da sociedade como um todo[27].

Há, com efeito, várias perspectivas quanto ao tema visto que, descentralizar a responsabilidade do médico acerca da saúde do paciente,

24 França, 2020, n.p.

25 Idem, n.p.

26 Idem, p. 278.

27 Idem, n.p.

desaguaria no entendimento de que a saúde de cada um é influenciada por diversos elementos.

Um desses fatores seria o próprio Poder Público responsável pela implementação de medidas de saúde pública, as quais, muitas vezes, por suas precariedades, limitam as possibilidades do médico de influenciar e agir positivamente na vida de seus pacientes[28].

Um segundo fator que pode ser percebido é a própria equipe hospitalar, isto é, médicos, enfermeiros, técnicos e fisioterapeutas que realizam atendimentos multidisciplinares e que, em seu conjunto, impactarão a saúde daquele que os procuram.

Dessa forma, fica ainda mais evidente que diversos são os fatores que podem influenciar a saúde de um indivíduo, não podendo esquecer de que o próprio agir do paciente afetará de forma positiva, ou não, em sua recuperação durante ou após eventual enfermidade.

Tendo isso em mente e realizando uma breve pesquisa de decisões judiciais referentes a processos de responsabilidade civil em face dos médicos, pode-se perceber que muitas insatisfações de pacientes pleiteadas na justiça restam improcedentes, visto que, como dito, muitas vezes o resultado danoso judicializado advém de culpa exclusiva do próprio paciente conforme pode ser constatado no julgado a seguir destacado:

> APELAÇÃO CÍVEL. AÇÃO DE INDENIZAÇÃO POR DANOS MORAIS E MATERIAIS. TEMPESTIVIDADE DA CONTESTAÇÃO. PRAZO EM DOBRO. LITISCONSORTES COM ADVOGADOS DIFERENTES. ERRO MÉDICO NÃO CONFIGURADO. CULPA EXCLUSIVA DA VÍTIMA. 1. À época da apresentação da contestação (novembro de 2012), a jurisprudência tanto desta Corte, quanto do Superior Tribunal de Justiça afirmavam que deveria se contar em dobro o prazo em caso de litisconsortes com advogados diferentes, ainda que de um mesmo escritório, não sendo possível agora, aplicar retroativamente o novo entendimento jurisprudencial e legal (art. 229 do CPC/15), sob pena de violar o princípio do contraditório. 2. Não havendo negligência ou equívocos médicos identificados, somado ao fato de que o próprio apelante teria retirado, por conta própria, a sonda de demora que usava, evadindo-se do hospital, e

28 Idem, n.p.

> que isso poderia causar a lesão que gerou o dano alegado, não está configurado o dever de indenizar. APELO DESPROVIDO.[29]

Considerando que o julgado *supra* mencionado seria apenas uma representação de incontáveis outros de mesmo teor, percebe-se que a culpa exclusiva do paciente é um dos fatores que excluem a responsabilização do médico. Com efeito, este é um ponto que deve ser ponderado ao se discutir a crescente judicialização nesta seara, para que não recaia apenas sob os profissionais da saúde a responsabilidade dos conflitos existentes.

Dessa forma, ao se excluir o nexo causal entre a conduta do médico e o dano do paciente, afasta-se eventual responsabilização civil, *in litteris*:

> Comprovada a responsabilidade do paciente ou de terceiros, fica o médico demandado isento de reparação dos danos materiais e existenciais. E, se o médico se julgar ofendido pelos danos patrimoniais ou extrapatrimoniais causados pela falsa imputação, acreditamos que tem ele o direito de pleitear uma indenização contra o paciente.[30]

Tendo tal reflexão em mente, pode-se concluir que quando o paciente ingressa com uma ação objetivando reparação por um dano causado por ele mesmo, ele está, inevitavelmente, criando uma distanciação do médico, causando neste, o receio de ser injustamente condenado e desencadeando, assim, a fragilização da relação médico-paciente.

3. Relação médico-paciente

Como foi possível perceber, a relação médico-paciente passou por inúmeras fases, sendo conquistada, aos poucos, uma relação horizontal pautada na transparência e empatia, bem como na autonomia do paciente.

---

29 GOIÁS. Tribunal de Justiça (4. Câmara Cível). Apelação: 01066143620128090049. Relator: Carlos Hipolito Escher. Data de Julgamento: 25 jun. 2018. Disponível em: https://tjgo.jusbrasil.com.br/jurisprudencia/932070387/apelacao-cpc1066143620128090049. Acesso em: 27 jul. 2022.

30 França, 2020, p. 325.

No entanto, apesar dessa pretensa "harmonia" conquistada, alguns são os fatores que enfraquecem esta dinâmica, e eles não se resumem apenas a negligência, imperícia ou imprudência do médico. Além disso, é notório que, hoje, o paciente possui acesso à informação de forma esparsa, situação que representa um avanço social, mas que carrega também alguns reflexos negativos, os quais precisam ser melhor compreendidos.

Ora, o acesso facilitado à informação através da rede mundial de computadores, principalmente quanto à qualidade, representa, sem dúvidas, uma conquista para a sociedade como um todo. Todavia, assim como em toda mudança, há, em contraponto, efeitos não tão benéficos. Na seara médica não foi diferente, percebe-se a crescente automedicação realizada pelos próprios pacientes, baseados em fundamentos precários, sem evidências científicas[31].

Além disso, é comum ainda que o paciente já adentre ao consultório médico convicto quanto ao seu "pré-diagnóstico", realizando questionamentos incisivos e infundados no tocante à conduta médica adotada.

Dessa forma, evidencia-se a fragilização da relação médico-paciente, muitas vezes iniciada com desconfiança, não gerando resultados satisfatórios para ambas as partes a longo prazo.

3.1. A fragilização da relação médico-paciente diante da iminência de processos judiciais

Em 2019, o Conselho Nacional de Justiça publicou um relatório analítico propositivo, elaborado pelo Instituto de Ensino e Pesquisa (Insper), o qual demonstra o crescimento de 130% de processos judiciais relativos à saúde. Isso, com efeito, inclui processos de responsabilidade civil em face dos médicos por suposta alegação de erro médico[32].

Nesta toada, o aumento indicado serve de substrato a muitas reflexões. É necessário, pois, ter em mente que, como já demonstrado, nem tudo deve ser considerado erro médico. Muitas vezes, a judicialização

31 PESSOA, Débora Luana Ribeiro; CARTÁGENES, Maria Do Socorro de Sousa. Informações disponíveis na internet sobre automedicação. Enciclopédia biosfera, v. 6, p. 1-8, 2010.

32 BRASIL. Conselho Nacional de Justiça. Judicialização na Saúde do Brasil: Perfil das demandas, causas e propostas de solução. São Paulo: Insper, 2019. Disponível em: https://www.cnj.jus.br/wpcontent/uploads/2019/03/66361404dd5ceaf8c5f7049223bdc709.pdf. Acesso em 06 out. 2022.

ocorre por meras insatisfações, por simples intercorrências causadas por fatores externos, seja por culpa de terceiros não envolvidos na relação, por má estrutura do local em que o paciente está sob cuidados ou por fatores biológicos deste, até mesmo pela própria negligência do paciente em cumprir com as prescrições médicas.

Com o aumento dessa realidade, a relação médico-paciente inquestionavelmente se desnaturalizou, tornando o profissional mais inseguro e com receio de agir com o temor de que possa ser prejudicado ou aviltar os direitos do paciente.

Através de uma breve pesquisa, foi possível perceber que vários processos são movidos por mera insatisfação e, em alguns casos, processos são iniciados sem sequer haver um dano causado pelo médico ao paciente, senão veja-se:

> APELAÇÃO – RESPONSABILIDADE CIVIL. Erro médico. Não ocorrência Cirurgia herniorrafia incisional. Gestação não verificada à época da cirurgia realizada. Ultrassom realizado após distensão abdominal que constatou a gestação já de 39 semanas. Cesárea de emergência realizada. Ausência de danos causados pela cirurgia eletiva ao feto e à autora. Conduta inadequada do médico e nosocômio não demonstrados. Improcedência mantida. Recurso desprovido.[33]

No caso acima exposto, a paciente alega que houve erro médico afirmando que o atendimento prestado pelo profissional foi pautado por negligência e por imprudência em virtude da ausência de diagnóstico da gestação, ou seja, a paciente não sabia que estava grávida e entendia que o médico deveria ter solicitado algum exame para confirmar a gravidez.

Analisando os autos, nota-se que a paciente realizou cirurgia de "herniorrafia incisional" com a devida liberação no mesmo dia. Consta, outrossim, a alegação da autora de que seria dever do médico informar a ela o diagnóstico de gravidez, mesmo sem queixas neste sentido.

---

33 SÃO PAULO. Tribunal de Justiça (6. Câmara Cível). Apelação: 1025382-64.2017.8.26.0007 Relator: Costa Netto. Data de julgamento: 31 ago. 2022. Disponível em: https://esaj.tjsp.jus.br/cjsg/getArquivo.do?cdAcordao=16009499&cdForo=0.

Outro ponto relevante para análise é o fato de a paciente não possuir quaisquer sequelas do procedimento que foi realizado pelo médico. Por óbvio, o resultado do processo foi improcedente em relação à autora. Além disso, é imprescindível ressaltar que o prontuário completo da paciente foi fundamental para a improcedência do pedido. Caso o médico não tivesse o zelo e responsabilidade de preencher o prontuário da forma correta, o resultado poderia ter sido diverso.

Assim como a demanda aqui trazida, existem inúmeras outras neste sentido, em que não existe dano ao paciente e que, mesmo com a zelosa atuação ética do médico, ainda assim, ele estaria sujeito a sofrer algum processo judicial.

Posto isso, nota-se que com o aumento de processos judiciais infundados em face do médico, evidencia-se a vulnerabilidade desse profissional. Ora, a natureza do ofício do esculápio é tradicionalmente de risco.

Consequentemente, há uma grande insegurança na atuação profissional dos médicos, fato que os leva a buscar, por exemplo, proteção mediante seguros de responsabilidade civil e, por conseguinte, a se distanciarem de seus pacientes. O resultado se perfaz em atendimentos frios e burocráticos, em contramão a toda evolução histórica, seja normativa, seja técnica.

3.2. A importância da relação médico-paciente como forma de prevenção jurídica

Devido à insegurança profissional na dinâmica entre os dois atores da relação, a melhor forma de se prevenir as demandas judiciais consistiria em atendimentos personalizados e empáticos.

A preocupação em larga escala com a experiência do paciente dentro do local em que ele será atendido pode ser uma das soluções para melhorar os índices de processos em face ao médico.

Várias são as medidas que podem ser tomadas pelo profissional da saúde a fim de gerar maior acolhimento ao paciente, mais conforto e, enfim, aumento de satisfação ao final de um atendimento.

Dentre várias atitudes, elenca-se a necessidade de os médicos estabelecerem protocolos de atendimento bem definidos, realizarem as anamneses completas, asseio, exames físicos e, caso necessário, exames complementares, os quais devem ser devidamente registrados em prontuário juntamente as queixas do paciente.

Além disso, faz-se mister o esclarecimento do paciente em relação a todas as suas dúvidas, infundadas ou não. Nesse sentido, o profissional causará no paciente a sensação de acolhimento, mesmo que não haja satisfação total.

Com efeito, outro ponto a ser perquirido trata-se do momento em que o paciente se demonstrar insatisfeito com o atendimento. Ora, nesse momento, sugere-se ao médico agir com empatia, a qual humaniza, aperfeiçoa, apura e profissionaliza a relação.

Por fim, entende-se como fundamental o cuidado do vínculo médico-paciente, para que se mitigue a insatisfação que, por vezes, desaguam em querelas judiciais desnecessárias.

Considerações finais

Diante de todo o exposto, foi possível vislumbrar tamanha polêmica e controvérsia do tema apresentado, contudo, após uma breve análise do contexto histórico, concluiu-se que a fragilização da relação médico-paciente se apresentou de diferentes formas e por diferentes razões ao longo dos anos.

Tendo isso em mente, considera-se que o expressivo crescimento de ações judiciais contra médicos, que muitas vezes não cometeram erro algum, é uma das razões desta fragilização.

Por isso, cientes sobre a incidência de culpa do paciente no processo por erro médico, o mais sensato e prudente a se fazer é buscar nutrir uma relação empática, harmonizada, de acolhimento e, principalmente, de esclarecimento com esta parte da relação, a fim de evitar o desenfreado ajuizamento de novas ações com pedidos descabidos.

Tal conclusão advém do entendimento de que saúde não é mero negócio, bem como a dinâmica profissional envolta nessa esfera não pode ser reduzida à mera tecnicidade robotizada ou à atribuição monocular de culpa: faz-se mister humanizar a relação médico-paciente, bem como garantir sua simetria a fim de evitar crescimento de ações judiciais contra médicos, principalmente, quando estes sequer cometeram um erro.

Conforme todo o exposto, infere-se ser necessárias mais reflexões sobre o tema, a fim de frear ou, ao menos, diminuir os fatores causadores da fragilização na relação médico-paciente, buscando, assim, alcançar a verdadeira harmonia na relação pretendida há anos.

Referências

BEIER, Mônica. Algumas considerações sobre o Paternalismo Hipocrático. *Revista Médica de Minas Gerais,* v. 2, ano 2, 16 jun. 2010. Disponível em: http://rmmg.org/artigo/detalhes/320. Acesso em: 12 set. 2022.

BRASIL. Conselho Nacional de Justiça. *Judicialização na Saúde do Brasil:* Perfil das demandas, causas e propostas de solução. São Paulo: Insper, 2019. Disponível em: https://www.cnj.jus.br/wp-content/uploads/2019/03/66361404dd5ceaf8c5f7049223bdc709.pdf. Acesso em 06 out. 2022.

BRASIL. Lei n° 10.406 de 10 de janeiro de 2002. Institui o Código Civil. *Diário Oficial da União*: seção 1, Brasília, DF, ano 139, n. 8, 11 jan. 2002. Disponível em: https://www.planalto.gov.br/cci vil_03/leis/2002/l10406comp ila-da.htm. Acesso em: 22 ago. 2022.

Com 3 ações de erro médico por hora, Brasil vê crescer polêmico mercado de seguros. *Portal G1,* 19 set. 2018. Disponível em: https://g1.globo.com/economia/noticias/2018/09/19/com-3-acoes-de-erro-medico-por-hora-brasil-ve-crescer-polemico-mercado-de-seguros.ghtml. Acesso em: 03 ago.2022.

CONSELHO REGIONAL DE MEDICINA DO ESTADO DE SÃO PAULO. *O "Principialismo"*. São Paulo: CREMESP, [*s.d.*]. Disponível em: http://www.bioetica.org.br/?siteAcao=BioeticaParaIniciantes&id=25. Acesso em 7 out. 2022

DARIO, Paulo. A relação médico-doente. Breve revisão da antiguidade à atualidade. Rev Med, v. 98, n. 3, p. 216-221, maio-jun. 2019. Disponível em: https://www.revistas.usp.br/revistadc/article/view/154792&cd=3&hl=pt-BR&ct=clnk&gl=br. Acesso em: 8 out. 2022.

DINIZ, D.; CORRÊA, M. Declaração de Helsinki: relativismo e vulnerabilidade. *Caderno de Saúde Pública,* Rio de Janeiro, v. 17, n. 3, 2001.

FRANÇA, Genival Veloso. *Direito Médico.* 16. ed. Rio de Janeiro: Forense, 2020.

GOIÁS. Tribunal de Justiça (4. Câmara Cível). *Apelação: 01066143620128090049.* Relator: Carlos Hipolito Escher. Data de Julgamento: 25 jun. 2018. Disponível em:https://tj-go.jusbrasil.com.br/jurisprudencia/932070387/apelacao-cpc10661436 20128090049. Acesso em: 27 jul. 2022.

GOLDIM, José Roberto. *Princípio da Não-Maleficência.* Rio Grande do Sul: UFRS, 1997. Disponível em: http://www.bioetica.ufrgs.br/naomalef.htm. Acesso em: 03 out. 2022.

GONÇALVES, Carlos. R. *Responsabilidade Civil.* 19. ed. São Paulo: Editora Saraiva, 2021.

KFOURI NETO, Miguel. *Responsabilidade Civil do Médico.* 11. ed. São Paulo: Revista dos Tribunais, 2021.

KRAUT JA. *Los derechos de los pacientes.* Buenos Aires: Abeledo-Perrot; 1997.

LEONE, Silvino; PRIVITERA, Salvatore; CUNHA, José Teixeira (coord.). Dicionário de Bioética. Aparecida: EPS; Santuário, 2001.

MORETTI, Felipe; OLIVEIRA, Vanessa Elias de; SILVA, Edna Mariko Koga da. Acesso a informações de saúde na internet: uma questão de saúde pública?. *Revista da Associação Médica Brasileira,* v. 58, ano 6, p. 650-658, nov.-dez. 2012 Disponível em: http://www.sciencedirect.com/science/article/pii/S01044 23012702671. Acesso em: 18 ago. 2022.

PASSINI, Leo; BARCHIFONTAINE, Christian de Paul de. *Problemas atuais de Bioética.* 8. ed. revista e ampliada. São Paulo: Centro Universitário São Camilo: Loyola, 2007.

PESSOA, Débora Luana Ribeiro; CARTÁGENES, Maria Do Socorro de Sousa. Informações disponíveis na internet sobre automedicação. *Enciclopédia biosfera,* v. 6, p. 1-8, 2010.

SÃO PAULO. Tribunal de Justiça (6. Câmara Cível). *Apelação: 1025382-64.2017.8.26.0007* Relator: Costa Netto. Data de julgamento: 31 ago. 2022. Disponível em: https://esaj.tjsp.jus.br/cjsg/getArquivo.do?cdAcordao=16009499&cdForo=0.

STOCO, Rui. *Responsabilidade civil.* 4. ed. São Paulo: Revista dos Tribunais; 2014.

STOLZE, Pablo; PAMPLONA FILHO, Rodolfo. *Novo Curso de Direito Civil*: Responsabilidade Civil. São Paulo: Editora Saraiva, 2016. v. 3.

TAKAHASHI, Samantha. *Responsabilidade Civil do Médico* [PowerPoint de apoio à aula Responsabilidade Civil, lecionada no curso online Treinamento Avançado em Direito Médico]. 2020.

OS IMPACTOS DAS DECISÕES JUDICIAIS NA RELAÇÃO MÉDICO-PACIENTE

Carolina Mynssen[1]

SUMÁRIO: Introdução. **1.** Os impactos das decisões atuais dos tribunais na relação médico-paciente. Considerações Finais. Referências.

Introdução

A evolução dos padrões da relação médico-paciente em todo o mundo sofreu e sofre constantes mudanças ao longo do tempo, principalmente com a chegada e evolução da bioética. A legislação e as decisões judiciais também fazem parte dessas mudanças e possuem papel relevante na construção dessa realidade.

Fato é que a relação médico-paciente vem sendo severamente impactada pelas decisões emanadas pelos tribunais por meio de jurisprudências e decisões que afetam diretamente essa relação, bem como pelo arcabouço legislativo que também passa por constante atualização.

Os tribunais brasileiros aplicam majoritariamente o entendimento de que a relação médico-paciente deve ser regida pelo Código de Defesa do Consumidor (CDC), lei consumerista brasileira[2] que visa regular as relações e proteger o consumidor de ações comerciais e abusivas de fornecedores e prestadores de serviços. É importante fazer a ressalva sobre

---

1 Advogada civilista e familiarista; professora; pós-graduada em Direito do Consumidor; pós-graduada em Direito de Família e Sucessões pela Universidade Candido Mendes; pós-graduanda em Gestão em Saúde pelo Albert Einstein; especialista em Direito Médico e Responsabilidade Civil; mestranda em Saúde e Meio Ambiente; membra efetiva do IAB; secretária-geral da Comissão de Direito Médico, Saúde e Bioética; presidente da Comissão Nacional de Direito Médico da Associação Brasileira dos Advogados (ABA); membra da Comissão Regional Sudeste da Associação Brasileira de Advogados (ABA); membra representante do Estado do Rio de Janeiro da Comissão Nacional de Direito da Saúde da Associação Brasileira dos Advogados e membra da Comissão da Mulher da Associação Brasileira de Advogados (ABA) do município do Rio de Janeiro. Endereço eletrônico: carolina@martinsmynssen.com.br.

2 BRASIL. Lei nº 8.078, de 11 de setembro de 1990. Dispõe sobre a proteção do consumidor e dá outras providências. Diário Oficial da União, Brasília, DF, 12 set. 1990. Seção 1, p. 1.

fato de que as diretrizes trazidas pelo CDC são normas de ordem pública e de interesse social, dessa forma, alcançam a sociedade como um todo. As normas da referida lei possuem como objetivo central a defesa do cidadão que consome ou faz uso de algum produto ou serviço proveniente de uma relação de consumo.

Existe uma grande parte da doutrina, principalmente a de juristas que atuam na defesa médica, que não entende que a relação médico-paciente é uma relação de consumo e, muito menos, que é aplicável ao Código, seja porque existe legislação específica – por ser uma relação contratual *sui-generis*-, ou porque a aplicação do referido Código acaba por colocar o próprio médico em situação vulnerável de várias formas.

Hoje em dia, além da absoluta necessidade de apresentação de documentação completa, como contrato de prestação de serviço, termo de consentimento, dentre outros documentos bem redigidos, de simples compreensão e personalizados, o profissional da saúde precisa estar atento a diversas necessidades, até mesmo burocráticas, ao lidar com o paciente – como data da assinatura, data de emissão do documento, comprovação de entrega e outros.

É importante chamar a atenção para o fato de que, hoje, muitos médicos ainda desconhecem a importância da obtenção desses documentos para o exercício seguro e tranquilo da medicina.

Essa contratualização e necessidade de documentação excessiva se dá, em grande parte, em razão do entendimento dos tribunais no sentido de que é fundamental verificar o cumprimento do dever médico de informação ao paciente por meio da apresentação formal do Termo de Consentimento Livre e Esclarecido.

É absolutamente necessário que o documento seja redigido contendo informações relevantes sobre possíveis procedimentos complementares, cuidados pré, per e pós-tratamento, e complicações do procedimento com a utilização de uma linguagem simples e acessível.

Por certo, é importante destacar que também é extremamente importante que as informações contenham as limitações quanto aos resultados do procedimento a ser realizado.

Os médicos devem tratar o termo de consentimento como ferramenta essencial no protocolo de atendimento ao paciente. É um documento médico cuja relevância não se aplica apenas do ponto de vista do paciente, como normalmente lhe é atribuído, mas também do ponto de vista da defesa médica.

Considerando a aplicação da Lei 8.078/1990[3], todo o arcabouço documental já deve ser preconizado para proteger o médico em caso de judicialização, o que, por sua vez já transforma a relação médico-paciente em relação consumidor-prestador de serviços.

De fato, na prática, a contratualização afeta a relação, pois é necessário que o médico entenda seu paciente como cliente, caminhando no sentido inverso a humanização da medicina, que tanto é almejada.

Apesar de, na aplicação do Código de Defesa do Consumidor, algumas particularidades envolvendo a relação médico-paciente serem consideradas pelos tribunais, ainda assim, há maior vulnerabilidade do profissional de saúde.

1. Os impactos das decisões judiciais na relação médico-paciente

Além da Lei 8.078/1990[4], desde 2018, com o julgamento do Recurso Especial 1.540.580 do Superior Tribunal de Justiça (STJ) no qual um cirurgião foi condenado apesar de haver nos autos do processo um laudo pericial concluindo e constatando que não houve má prática ou erro médico, aumentou ainda mais a vulnerabilidade dos profissionais de saúde.

No referido julgamento, o médico foi condenado porque não constava comprovado nos autos que o profissional informou ao paciente todas as possíveis consequências do procedimento. No caso citado, o médico não gravou as consultas e não conseguiu demonstrar que prestou todas as informações ao paciente através de documentos, assim, sem a prova material da informação, foi condenado pela ausência do cumprimento do dever de informar ao paciente e, por consequência, prejudicar a autonomia e autodeterminação do paciente.

> "RECURSO ESPECIAL 1.540.580/2015 - STJ . Violação ao artigo 535 do CPC (Direito Processual Civil). Nenhuma Ocorrência. Responsabilidade Civil Médica por Omissão de Informação. Necessidade de especialização de informação e consentimento específico. Ofensa ao direito de autodeterminação. Valorização do Sujeito de Direito. Danos não patrimoniais configurados. Não Implementação do Contrato. Boa-fé

3 Idem, n.p.

4 Idem, n.p.

objetiva. O ônus da prova do médico. 1. Não há violação do artigo 535, II, do CPC (lei processual civil), ao serem rejeitados os embargos de declaração, a matéria sob exame foi devidamente confrontada pelo Tribunal de origem, que proferiu decisão fundamentada, ainda que em sentido contrário à pretensão de recorrente. 2. A relação entre médico e paciente é uma prestação especial de serviços, cujo objeto abrange deveres anexos extremamente relevantes, além da intervenção técnica voltada para o tratamento da doença, entre os quais o dever de informação. 3. O dever de informação é a obrigação do médico de esclarecer o paciente sobre os riscos do tratamento, suas vantagens e desvantagens, as possíveis técnicas a serem empregadas, bem como a divulgação quanto ao prognóstico e às condições clínicas e cirúrgicas, exceto quando tais informações podem afetá-lo psicologicamente, momento em que a comunicação será feita ao seu representante legal. 4. O princípio da autonomia da vontade, ou autodeterminação, assente na constituição e previsto em vários documentos internacionais, está na origem do dever de informar e do conexo direito ao consentimento livre e informado do doente e preconiza a sua valorização do sujeito de direito por trás do paciente, enfatizando sua capacidade de se autogovernar, de fazer escolhas e de agir de acordo com suas próprias deliberações. 5. Haverá efetivo cumprimento do dever de informação quando os esclarecimentos forem especificamente relacionados ao caso do paciente, não sendo suficiente a informação genérica. Da mesma forma, para validar as informações fornecidas, o consentimento do paciente não pode ser genérico (consentimento geral), precisando ser claramente individualizado. 6. O dever de informar é um dever de conduta decorrente da boa-fé objetiva e seu simples descumprimento caracteriza inadimplemento contratual, fonte de responsabilidade civil per se. A indenização, nesses casos, é devida pela privação sofrida pelo paciente em sua autodeterminação, por ter sido privado da oportunidade de ponderar os riscos e vantagens de determinado tratamento, o que, ao final, lhe causou prejuízos que poderiam não ter sido causado, se o procedimento não foi realizado, por opção do paciente. 7. O ónus da prova quanto ao cumprimento do dever de informar e obter o consentimento informado do doente cabe ao médico ou ao hospital, pau-

> tando-se pelo princípio da colaboração processual, devendo cada parte contribuir com a prova que mais facilmente lhe for possível. requeridos. 8. A responsabilidade subjetiva do médico (Código de Defesa do Consumidor – CDC, art. 14, § 4º) não exclui a possibilidade de inversão do ônus da prova, se atendidos os requisitos do art. 6º, VIII, do CDC (Código de Defesa do Consumidor), e o profissional deve demonstrar que agiu respeitando as orientações técnicas aplicáveis. Precedente. 9. Na ausência de legislação específica para regulamentar o dever de informar, o Código de Defesa do Consumidor é o diploma que cumpre essa função, tornando bastante rígidos os deveres de informar com clareza, lealdade e precisão (art. 6º, III, art. 8º, e art. 9). 10. Recurso especial provido, para reconhecer o dano imaterial causado pelo descumprimento do dever de informar." (STJ – REsp: 1540580 DF 2015/0155174-9, Ministro LÁZARO GUIMARÃES (TRF 5ª REGIÃO), Data do Julgamento: 02/08/2018, T4, Data da Publicação: DJe 04/09/2018).[5]

A partir dessa decisão e do entendimento aplicado e firmado pelos tribunais, a contratualização e a exigência da documentação específica médica tornaram-se absolutamente necessárias na relação médico-paciente.

Atualmente, a necessidade de um bom Termo de Consentimento Livre e Esclarecido por escrito, assinado e datado pelo paciente, é imprescindível para que o médico possa utilizá-lo como prova do cumprimento do dever de informação e que foram resguardados os direitos do paciente autodeterminação e a própria autonomia, em caso de judicialização.

Outro posicionamento jurisprudencial dos tribunais brasileiros que também inovou de forma prejudicial e em total prejuízo aos médicos e à própria atividade médica se deu em ações que envolvem a relação médico-paciente em procedimentos, tratamentos ou cirurgias denominadas de cunho meramente estéticos.

Os tribunais estabeleceram o entendimento no sentido de que os cirurgiões plásticos, ao realizarem cirurgias "estéticas", têm o dever de

5 BRASIL. Superior Tribunal de Justiça. Inteiro teor de jurisprudência, número 621592003. Disponível em: https://www.jusbrasil.com.br/jurisprudencia/stj/621592003/inteiro-teor-621592011. Acesso em: 13 set. 2024.

resultado e passaram a julgar o ato médico/cirúrgico como uma obrigação de resultado.

> Agravo de Instrumento em RECURSO ESPECIAL - STJ - número Resp 328110: "Segundo vasta jurisprudência, a cirurgia plástica estética é obrigação de resultado, pois o objetivo do paciente é justamente melhorar sua aparência, comprometendo-se o cirurgião a lhe proporcionar o resultado almejado."
>
> RECURSO ESPECIAL - STJ - número Resp 985888: "Em procedimento cirúrgico para fins estéticos, embora a obrigação seja pelo resultado, não há responsabilidade objetiva pelo insucesso da cirurgia, mas mera presunção de culpa médica, o que implica a inversão do ônus da prova, com a o profissional a elidir (eliminar) a fim de eximir-se da responsabilidade contratual pelos danos causados ao paciente, em razão do ato cirúrgico".
>
> RECURSO ESPECIAL. 236.708 - STJ - MG (1999/0099099-4): "Resumo: Civil. Processo Civil. Recurso Especial. Responsabilidade Civil. Nulidade de sentenças proferidas em conexão com recursos de declaração não configurada. Cirurgia Plástica Estética. Obrigação de Resultado. Dano Comprovado. Presunção de culpa do médico não removida. Precedentes. [...] A obrigação assumida pelo médico é normalmente uma obrigação de meio, pois o objeto do contrato firmado com o paciente não é a cura assegurada, mas o compromisso do profissional com a prestação de cuidados precisos e em consonância com a ciência médica da área, procurar a cura.
>
> Apesar da doutrina abalizada em sentido contrário, este Superior Tribunal de Justiça tem entendido que a situação é diferente, porém, quando o médico se compromete com o paciente a alcançar determinado resultado, o que ocorre no caso de cirurgia plástica meramente estética. Nesse caso, segundo o entendimento deste Superior Tribunal de Justiça, o que temos é uma obrigação de resultado e não de meio.
>
> No caso das obrigações de meios, cabe à vítima, mais do que demonstrar o dano, provar que este se deu por culpa do médico. Quanto às obrigações de resultado, como a que deu

> origem à controvérsia, basta que a vítima demonstre, como o fez, o dano (que o médico não alcançou o resultado prometido e contratado) para que a culpa seja presumido, havendo, portanto, a inversão do ônus da prova.
>
> Isso não priva o médico da possibilidade de demonstrar, por meio de prova admissível, que o fato danoso foi causado, por exemplo, por força maior, caso fortuito ou mesmo culpa exclusiva da "vítima" (paciente)."[6]

Obviamente, essas decisões, com o passar do tempo, passaram a atingir outras áreas da medicina, e não apenas a cirurgia plástica, de forma extremamente perigosa, que demonstram total inadequação a realidade da medicina com entendimentos também no sentido de que os atos médicos têm o dever de resultado.

O impacto dos entendimentos nesse sentido torna a medicina cada vez mais contratual, burocrática e menos humanizada, ao contrário do que se busca atualmente, pois colocam o médico em total posição de vulnerabilidade na relação contratual, obrigando-o, cada vez mais, a documentar e contratualizar a relação médico-paciente de forma a praticamente obrigar o professional de saúde considerar seu paciente como um cliente.

A relação médico-paciente no cenário brasileiro tem se deteriorado gradativamente e cada vez mais, visto que os entendimentos e decisões do judiciário, a insegurança dos profissionais de saúde, o contencioso estrutural e cultural, além da cultura beligerante e litigante da sociedade brasileira, as demandas fúteis e infundadas, o acesso ao judiciário através da justiça gratuita, o entendimento de que há o dever de resultado para determinados atos médicos com suposta obrigação de resultado, os reais custos do litígio e a oneração do judiciário têm causado uma real insustentabilidade para a tão almejada humanização na relação médico-paciente. E todos esses fatores têm contribuído para a deterioração gradativa da relação médico-paciente a cada dia.

---

6 BRASIL. Superior Tribunal de Justiça. Decisão no processo nº 199900990994, de 18 de maio de 2009. Disponível em: https://www.stj.jus.br/websecstj/cgi/revista/REJ.cgi/ATC?seq=4707898&tipo=5&nreg=199900990994&SeqCgrmaSessao=&CodOrgaoJgdr=&dt=20090518&formato=PDF&salvar=false. Acesso em: 13 set. 2024.

Considerações finais

É possível afirmar que, hoje, no Brasil, a responsabilidade civil, decorrente da falta da comprovação ou descumprimento da especificidade do dever de informar sobre qualquer tratamento ou procedimento ou cirurgia, prejudica o consentimento informado, pois denota a falta de manifestação do direito fundamental de autodeterminação e viola o direito a autonomia do paciente.

É importante ressaltar que, até a elaboração do presente capítulo, não existe lei no ordenamento jurídico brasileiro que obriga o médico a colher expressamente o consentimento por escrito do paciente em documento assinado, com apenas uma exceção, a conhecida Lei de Planejamento familiar[7], no artigo 10, §1º:

> Art. 10. Somente é permitida a esterilização voluntária nas seguintes situações:
>
> § 1º É condição para que se realize a esterilização o registro de expressa manifestação da vontade em documento escrito e firmado, após a informação a respeito dos riscos da cirurgia, possíveis efeitos colaterais, dificuldades de sua reversão e opções de contracepção reversíveis existentes.

Por sua vez, o Conselho Federal de Medicina (CFM) impõe, por meio do Código de Ética Médica[8], que "é vedado ao médico deixar de obter o consentimento do paciente ou de seu representante legal após esclarecê-lo sobre o procedimento a ser realizado, salvo em casos de risco iminente de morte", ou seja, embora não haja lei ordinária no ordenamento jurídico brasileiro que determine que o médico é sempre obrigado a comprovar, através de um Termo de Consentimento Livre, Informado e Esclarecido por escrito, assinado e datado pelo paciente, que cumpriu o dever informacional antes de iniciar qualquer tratamento, procedimento médico ou cirurgia, o Código de Ética Médica prevê essa obrigatoriedade.

---

7 Constituição Federal da República Federativa do Brasil 1988. www.planalto.gov.br/Acesso em: 15.jan. 2023.

8 Codigo de Ética Médica; Resolução CFM n° 2.217, de 27 de setembro de 2018, modificada pelas Resoluções CFM nº 2.222/2018 e 2.226/2019. Disponível em: https://portal.cfm.org.br/ Acesso em:15.jan.2023

Essa escassez de legislação ordinária específica no Brasil, regulamentando especificamente a comprovação e a formalidade da prova do dever de informação na relação médico-paciente, juntamente com a desconsideração da aplicação, a esta relação, do Código Civil e da própria Constituição, que os tribunais brasileiros aplicam o Código de Defesa do Consumidor, considerando, exatamente sob a ótica da relação contratual, a vida e a saúde como meros bens de consumo.

Dessa forma, conforme previsto no artigo 6º, III, do Código de Defesa do Consumidor[9], a relação médico-paciente é considerada uma relação de consumo e, portanto, o dever de informar torna-se um direito fundamental, um dever instrumental, de conduta e de proteção do consumidor.

Além disso, considerando a legislação consumerista, especificamente o artigo 14 do Código de Defesa do Consumidor[10], os danos causados pelo serviço defeituoso devem ser indenizados. Assim, a ausência do Termo de Consentimento Livre, Esclarecido e Informado é considerada um vício, tendo em vista que, de acordo com a norma citada:

> "o prestador de serviços é responsável, independentemente da existência de culpa, pela reparação dos danos causados aos consumidores por defeitos relacionados com a prestação dos serviços, bem como por informações insuficientes ou inadequadas sobre a sua fruição e riscos".

É possível concluir que a evolução da relação médico-paciente, atualmente, no Brasil, considerando os entendimentos dos tribunais e da legislação vigente, importa na realidade de que um dano indenizável supostamente praticado por um médico deixou de ser apenas um dano físico ou agravamento das condições de saúde do paciente, pois, atualmente, considerando algumas exceções, pode não ter havido falha técnica por parte do médico, mas pela falta informacional haverá condenação.

Ainda considerando os desdobramentos das decisões discutidas no presente capítulo, é possível afirmar que o entendimento hoje se dá no sentido de que o dano poderia ter sido evitado se a informação sobre o risco de sua ocorrência houvesse sido fornecida ao paciente, pois, nesses

9 Brasi, 1990, n.p.

10 Idem, n.p.

casos, o paciente poderia ter optado por não assumir o risco de se submeter ao tratamento.

Dessa forma, considerando que a informação completa permitiria ao paciente exercer efetivamente o seu direito à autonomia e à autodeterminação e que o profissional médico que não cumpre este dever de informar, ou melhor, não comprova materialmente que cumpriu e deu esta oportunidade ao paciente de forma especificada, por escrito, descrevendo os possíveis riscos, danos, cuidados pré, per e pós-tratamento, bem como os benefícios do tratamento, significa que o médico agiu de forma negligente e impediu o paciente de exercer seu direito à autonomia.

Assim, atualmente, no Brasil, a conduta, descrita negligente, de não informar ou não comprovar que informou materialmente, impõe ao médico o dever de indenizar. Portanto, é possível afirmar que, no Brasil, a contratualização e mercantilização da relação médico-paciente é uma realidade preocupante e crescente, e que está transformando, a cada dia, as relações dos profissionais de saúde e dos pacientes – que antes não eram contaminadas pelo comércio em sua concepção e natureza – em relações que se tornam essencialmente comerciais, contratuais e burocráticas.

Referências

BOBBIO, Norberto. Teoria da Norma Jurídica, 1ª edição, Edipro, 2001.

BRASIL. Lei nº 8.078, de 11 de setembro de 1990. Dispõe sobre a proteção do consumidor e dá outras providências. Diário Oficial da União, Brasília, DF, 12 set. 1990. Seção 1, p. 1.

BRASIL. Superior Tribunal de Justiça. Decisão no processo nº 199900990994, de 18 de maio de 2009. Disponível em: https://www.stj.jus.br/websecstj/cgi/revista/REJ.cgi/ATC?seq=4707898&tipo=5&nreg=199900990994&SeqCgrmaSessao=&CodOrgaoJgdr=&dt=20090518&formato=PDF&salvar=false. Acesso em: 13 set. 2024.

BRASIL. Superior Tribunal de Justiça. Inteiro teor de jurisprudência, número 621592003. Disponível em: https://www.jusbrasil.com.br/jurisprudencia/stj/621592003/inteiro-teor-621592011. Acesso em: 13 set. 2024.

Constituição Federal da República Federativa do Brasil 1988. www.planalto.gov.br/ Acesso em: 15.jan. 2023.

Codigo de Ética Médica; Resolução CFM n° 2.217, de 27 de setembro de 2018, modificada pelas Resoluções CFM nº 2.222/2018 e 2.226/2019. https://portal.cfm.org.br/ Acesso em:15.jan.2023.

Código Civil Brasileiro, Lei nº 10.406, de 10 de janeiro de 2002. www.planalto.gov.br/ Acesso em: 15.jan. 2023.

Código de Processo Civil Brasileiro, Lei nº 13.105, de 16 de março de 2015. www.planalto.gov.br/ Acesso em: 15.jan. 2023.

CRETELLA JR., José. Comentários ao Código do Consumidor. Rio de Janeiro: Editora Revista dos Tribunais, 1995.

DANTAS, Eduardo Vasconcelos dos Santos. Direito Médico; Rio de Janeiro: GZ Ed.,2009.

DANTAS, Eduardo Vasconcelos dos Santos. Comentários ao Código de Ética Médica; Rio de Janeiro: GZ Ed.,2022.

DINAMARCO, Cândido Rangel. A instrumentalidade do processo. 6ª edição. Ed.São Paulo: Malheiros, 1998.

REALE, Miguel. Lições Preliminares de Direito, 27ª edição, Saraiva, 2002.

RACHLINSKI, Jeffrey J. Gains, Losses, and the Psychology of Litigation. Southern Californa Law Review, v. 70, n. 1, p. 74, 1996.

SHAVELL, Steven. The Fundamental Divergence Between the Private and the Social Motive to Use the Legal System. The Journal of Legal Studies, 1997.

SOCIEDADE BRASILEIRA DE CIRURGIA PLÁSTICA. Disponível em: http://www2.cirurgiaplastica.org.br/. Acesso em: 13 set. 2024.

WOLKART, Erik Navarro. Análise Econômica do Processo Civil [Livro Eletrônico]: como a economia, o direito e a psicologia podem vencer a tragédia da justiça. 2. ed. São Paulo: Thomson Reuters Brasil, 2020.

O DEVER INFORMACIONAL DO PROFISSIONAL ESPECIALISTA EM OBSTETRÍCIA NA PREVENÇÃO DE CASOS DE VIOLÊNCIA OBSTÉTRICA

Cláudia Melado de Souza[1]
Manuela Negri Severo[2]

Introdução

Meninas, Marias, Mulheres, de todas as faces, culturas e cores, a humanidade precisa de ventres e braços pra vencer temores (ESVAEL, 2002)[3]. O brilho da mensagem intrínseca na canção, que enaltece a expressividade do ser mulher em favor da humanidade, se contrapõe à dor, vergonha e humilhação de inúmeras delas vítimas da violência obstétrica.

O evento ganha cada vez mais espaço no cenário brasileiro, fazendo-se necessário ser confrontado não somente no campo das ciências médicas, mas também na ciência jurídica. É o que dá ensejo ao presente estudo: uma análise doutrinária e jurisprudencial acerca da violência obstétrica sob a ótica das normas principiológicas e regras positivadas sobre o tema.

Ele se justifica na medida em que a violência obstétrica causa profundo impacto na carreira profissional do médico obstetra e traumas na

---

1 Advogada; especialista em Direito Médico e da Saúde; membra da Comissão de Direito Médico da Associação Brasileira de Advogados (ABA) da Região Sudeste e tem MBA em Auditoria e Gestão de Saúde. Endereço eletrônico: claudiameladoadvocacia@hotmail.com.

2 Advogada; especialista em Direito Médico e da Saúde; mediadora extrajudicial; membra da Comissão de Direito Médico da Ordem dos Advogados do Brasil do Espírito Santo (OAB/ES) e especialista em Direito Empresarial e Processo Civil. Endereço eletrônico: manuela@manuelanegri.com.br

3 ESVAEL, Xico. Meninas, Marias, Mulheres. In: ESVAEL, Xico. Mistérios no Olhar, 2002.

gestante e sua família, alcançando a própria sociedade. Há, na ginecologia e na obstetrícia, a construção de uma relação entre médico e paciente mais íntima e profunda, na qual, como bem destaca *Eduardo Dantas* e *Marianna Chaves*[4]:

> (...) além da pura e simples prestação de serviços técnicos, o profissional dessa especialidade possui uma função social de zelar pelo bem-estar físico e psicológico das mulheres a seu cuidado, que irá se refletir em suas famílias e, consequentemente, na sociedade.

Em torno desse contexto, objetiva-se responder a seguinte problemática: O exercício do dever de informação pelo cirurgião obstetra é ferramenta hábil à prevenção dos casos de violência obstétrica? E, com a ponderação, espera-se contribuir para a reflexão de profissionais da saúde e do Direito, assim como à sociedade de maneira ampla, sobre o crescimento do fenômeno da violência obstétrica e seus impactos no desenvolvimento da sociedade.

1. Notas introdutórias sobre violência obstétrica

1.1. Conceito

A violência obstétrica se mostra como um fenômeno cercado de inúmeras questões abertas, inclusive no que se refere à conceituação do termo. Por isso, tão importante quanto definir a expressão, é compreender a trajetória do fenômeno.

A historicidade da violência obstétrica revela aspectos do desenvolvimento da sociedade como o sistema patriarcal, evidenciado pela dominação, institucional ou pessoal, masculina. No sistema patriarcal, as mulheres são violentadas de variadas formas tão somente em razão da identidade de gênero e pela condição feminina (...)[5]. Fruto do patriarca-

4 DANTAS, Eduardo; CHAVES, Marianna. Ética e Responsabilidade Social na Medicina: Uma análise a partir da violência obstétrica. 5ª. Edição. Salvador: Editora Jus Podivm, 2021.

5 MARQUES, S. B. Violência obstétrica no Brasil: um conceito em construção para a garantia do direito integral à saúde das mulheres. Cadernos Ibero-Americanos de Direito Sanitário, v. 9, p. 97–119, 2020. Disponível em: <https://www.cadernos.prodisa.fiocruz.br>. Acesso em: 18 out. 2022.

lismo é a depreciação do direito da mulher sobre o próprio corpo, a maneira com a qual, ela, ou aqueles ao redor dela, enxergam a sua posição na sociedade e a sua dignidade.

A perspectiva histórica sobre o termo ainda reverbera questões referentes ao corpo feminino, sexualidade, saúde reprodutiva e a intervenção na história de frentes de mobilização em desfavor da violência contra a mulher de maneira geral. É o que retrata o artigo *"Parirás com Dor": a violência obstétrica revisitada*, de onde se extrai que: "Tal tipologia e nomeação da violência obstétrica remete-nos às histórias acumuladas – de reivindicações e conquistas – de mulheres em prol dos direitos sexuais e reprodutivos, (...)".[6]

Especialmente no que se refere à Medicina e à ciência, para fins de compreensão do desenvolvimento histórico da violência obstétrica, importa trazer à memória os séculos XIX e XX, quando houve maior cientificização do parto enquanto fenômeno. No final do século XIX o parto deixa de ser visto como um evento fisiológico e feminino para ser encarado como evento médico e masculino. O protagonismo feminino revelado no parto assistido por parteiras e em ambiente doméstico cede espaço a ideia de ser o parto um evento sujeito à condução médica e no qual a noção de risco e patologia são naturalmente considerados como regra, e não exceção.[7] Nesse sentir:

> Os estudos sobre essa mudança e institucionalização do parto afirmam que, até o século XIX, esses eram realizados, quase que exclusivamente, em domicílios, assistidos por parteiras leigas e, posteriormente, em poucos casos, por parteiras diplomadas. O médico era solicitado apenas quando as parteiras não conseguiam realizar o parto por algum tipo de intercorrência e a cesariana era realizada somente na mulher morta para tentar salvar a criança (MOTT, 2002; MARTINS, 2004).[8]

---

6 FERREIRA, Maíra Soares; GONÇALVES, Eliane. "Parirás com dor": a violência obstétrica revisitada. Sociedade e Cultura, Goiânia, v. 23, e60230, 2020. Disponível em:<https://www.revistas.ufg.br>. Acesso em: 19 out. 2022.

7 ZANARDO, Gabriela Lemos de Pinho et al. Violência Obstétrica no Brasil: Uma Revisão Narrativa. Psicologia & Sociedade [online]. 2017, v. 29, e155043. Disponível em: <https://www.scielo.br/>. Acesso em: 19 out. 2022.

8 SOUZA, Larissa Velasquez de. Não tem jeito. Vocês vão precisar ouvir. Violência obstétrica no Brasil: construção do termo, seu enfrentamento e mudanças na as-

No século XX se observou a aceleração do processo de hospitalização dos partos; a inserção de tecnologias e medicamentos em prol da gestante e do nascituro e o crescimento do movimento pela Medicina Baseada em Evidências. É nesse cenário de interferência no feminino, lutas por melhores condições para a mulher e o progresso científico que a concepção do termo violência obstétrica passa a se desenvolver para expressar condutas assumidas por médicos e outros profissionais da saúde de interferência desproporcional na autonomia da gestante, e também no parto enquanto evento fisiológico e feminino, como tratado em parte do século XIX.

Apesar dos progressos havidos desde então, conceituar violência obstétrica extrapola a simplicidade da tarefa. Nada obstante o crescimento do fenômeno e o enfrentamento cotidiano dele por profissionais da saúde e pelo Poder Judiciário, fato é que ainda não há na literatura, acerca do tema, uma definição única sobre o conceito da violência obstétrica, tampouco lei federal regulando a temática. À vista disso, para fins didáticos, este estudo adota, como ponto de partida, o conceito abaixo:

> (...) a violência obstétrica é considerada uma violação dos direitos das mulheres grávidas em processo de parto, que inclui perda da autonomia e decisão sobre seus corpos. Nesse sentido, significa a apropriação dos processos reprodutivos das mulheres pelos profissionais da saúde, através de uma atenção mecanizada, tecnicista, impessoal e massificada do parto (Diniz, 2009; D'Oliveira et al., 2002; Faneite, Feo, & Toro, 2012; García, Diaz, & Acosta, 2013; Terán, Castellanos, Gonzalez, & Ramos, 2013).[9]

A abordagem do conceito ainda deve considerar o posicionamento da Organização Mundial da Saúde (OMS), seja pelo lugar e importância global que possui, seja porque o entendimento que a agência manifesta é usualmente adotado pela doutrina e jurisprudência. Na declaração sobre *Prevenção e eliminação de abusos, desrespeito e maus-tratos du-*

sistência obstétrica (1970-2015). 2022. 244f. Tese (Doutorado em História das Ciências e da Saúde) – Casa de Oswaldo Cruz, Fundação Oswaldo Cruz, Rio de Janeiro, 2022.)

9 Zanardo, 2017, p.5.

rante o parto em instituições de saúde[10], a violência obstétrica se refere à *"abusos, maus-tratos, negligência e desrespeito durante o parto"*, equivalendo-se à violação dos direitos fundamentais das mulheres. Sobre a expressão *"violência"*, a OMS (2022)[11], no *Relatório Mundial sobre Violência e Saúde,* assim a define:

> O uso intencional da força física ou do poder, real ou em ameaça, contra si próprio, contra outra pessoa, ou contra um grupo ou uma comunidade, que resulte ou tenha grande possibilidade de resultar em lesão, morte, dano psicológico, deficiência de desenvolvimento ou privação.

Observa-se que, enquanto a definição apresentada como ponto de partida do conceito violência obstétrica a define a partir da "apropriação dos processos reprodutivos das mulheres" por uma "atenção mecanizada, tecnicista, impessoal e massificada do parto", a violência obstétrica pela OMS tem como pressuposto indispensável a intencionalidade da prática pelo agente (*"uso intencional da força"*). A ressalva é importante porque elucida a existência das divergências quanto ao que seja violência obstétrica e, por conseguinte, ilustra a dificuldade inicialmente mencionada de construção de um único conceito para designá-la.

O Conselho Federal de Medicina (CFM), por meio do Parecer nº 32/2018 (CFM, 2018)[12], também se posiciona de forma particular sobre o assunto, fazendo ressalva a respeito do uso do termo 'violência' e chamando atenção à necessidade de uma nova terminologia sobre a violência obstétrica. O CFM destaca que a expressão, no significado que comumente é empregada, não só concentra os atos violentos nas mãos médicas, mas também se posiciona como agressão às especialidades de obstetrícia e ginecologia.

Um dos motivos é porque o termo 'violência obstétrica', no uso comum, é empregado para caracterizar a violência no momento do parto,

---

10 ORGANIZAÇÃO MUNDIAL DA SAÚDE - OMS. Prevenção e eliminação de abusos, desrespeito e maus-tratos durante o parto em instituições de saúde. Genebra: OMS, 2014. Disponível em: <https://apps.who.int/>. Acesso em: 04 out. 2022.

11 Idem, n.p.

12 CONSELHO FEDERAL DE MEDICINA (Brasil). Resolução nº 2.217, de 01 de novembro de 2018 (Código de Ética Médica). Disponível em: < https://portal.cfm.org.br/>. Acesso em 20 out 2022.

e nele há não somente a participação do profissional de obstetrícia, mas também outros profissionais, de saúde ou não (o porteiro da UBS, por exemplo) e, em último ângulo, entidades públicas e privadas por eles representadas. A segunda razão pela qual entende-se ser necessária a adoção de um novo termo é porque deve-se ter como premissa que o atendimento médico ocorre em benefício dos pacientes, e que a prática médica na assistência obstétrica é atitude focada na saúde, no interesse e necessidade da paciente.

1.2. Categorias

Nas premissas formuladas até o momento, três são as formas pacificamente aceitas de categorização da violência obstétrica, a saber: física, verbal ou moral e psicológica. Tal qual sugere o nome, a violência física é aquela cujos atos praticados provoquem danos à gestante de ordem física. Nessa perspectiva, dentre as práticas mais conhecidas, podem ser citadas: a realização sem critério da episiotomia; a manobra de *Kristeller*; "uma técnica uma técnica idealizada por Samuel Kristeller em 1867 consistente na compressão do fundo uterino durante o segundo período do trabalho de parto objetivando a sua abreviação, foi considerada inapropriada." (RODRIGUES et al, 2022, p.04)[13]., a raspagem de pelos pubianos sem anuência; a realização de exames de toques por profissionais distintos e sem autorização da gestante.

A violência verbal ou moral é a que se equipara a ofensa verbal, traduzida por palavras mal-empregadas, tratamento agressivo, piadas sarcásticas ou recriminação, inibindo a produção natural do hormônio necessário ao parto e induzindo ao aceita da cesariana.[14]

Por fim, entende-se por violência obstétrica psicológica a que se esconde em falas como *"o feriado está chegando, é melhor agendar sua cesariana para garantir que eu faça o seu parto"* ou, então, *"se você não fizer a cirurgia agora, seu filho nascerá com sequela e a culpa vai ser sua"*.

13 RODRIGUES, D. P. et al.. Women's perception of labor and birth care: obstacles to humanization. Revista Brasileira de Enfermagem, v. 75, 2022. Disponível em: <https://www.scielo.br/>. Acesso em: 31 jan. 2023.

14 SOUZA, Alessandra Varrone de Almeida Prado. Resumo de Direito Médico. São Paulo: JH Mizuno, 2020.

Em último plano, elas também evidenciam desejo médico de indução à realização de parto cesariana.[15]

2. A relação médico-paciente e o direito à informação

2.1. Dos princípios bioéticos

A raiz principiológica da Medicina começou a ser construída com Hipócrates, considerado o pai da Medicina, na medida em que pretendeu distanciar a Medicina das interpretações teológicas e das confusões com atos de magia com as quais era constantemente vinculada[16]. E, assim, distanciando medicina e misticismo, Hipócrates preocupou-se em dirigir sua atenção à doença em si, "(...) para, então, com ética e racionalidade, ajudar o paciente".

Tempos depois, no século XX, a Medicina sofreu novo impacto. Desta vez, pelo avanço da tecnologia e sua inserção no campo das ciências médicas, em que "era difícil não aceitar os formidáveis acenos das técnicas modernas capazes de favorecer o transplante de órgãos, a reprodução assistida e a terapia gênica"[17]. Naturalmente, começaram a surgir dilemas éticos e morais e, em resposta, surge a chamada bioética. A bioética foi enraizada no "(...) sobressalto medonho entre os estudiosos da deontologia médica clássica"[18] e, desde então, permeia toda a atuação médica, inclusive a relação médico-paciente.

A bioética principialista clássica é guiada por uma "trindade bioética", representada pelos princípios da *autonomia, beneficência* e *justiça*. O princípio da autonomia será melhor abordado no tópico seguinte, que cuidará do direito à informação e da autonomia da gestante. O princípio da beneficência está relacionado ao cuidado de agir, e "(...) preconiza a produção do bem ao paciente de modo que o tratamento deve ter como objetivo fazer o melhor possível para ele".[19] Alguns doutrinadores desdobram do princípio da beneficência o aspecto omissivo, isto é, o de não se fazer mal. O Princípio da não-maleficência se traduziria em não causar o mal intencional ao paciente.

15 Souza, 2020, p. 168.

16 Idem, p.10.

17 FRANÇA, Genival Veloso de. Direito Médico. 16 ed. Rio de Janeiro: Forense, 2020.

18 Idem, p. 34.

19 Souza 2020, p. 14.

Complementa a trindade bioética, sem que isso configure a existência de uma hierarquia entre os princípios ora abordados, o princípio da justiça ou equidade. Nele reside a noção de distribuição equitativa e imparcial dos riscos e benefícios do tratamento entre os pacientes pela erradicação de formas de exclusão social e qualquer forma de discriminação baseadas em características dos sujeitos. Trata-se de equidade ao agir[20].

Os princípios da bioética foram acolhidos pela Declaração Universal sobre Bioética e Direitos Humanos da UNESCO[21] de sorte que, sendo o Brasil um dos países signatários da declaração, certo é que os princípios da autonomia, da beneficência, da não-maleficência e da justiça passam a integrar o ordenamento jurídico como norma positiva (supralegal). Como tal, servem não somente à observância da prática médica na relação com o seu paciente, mas, ainda, como razão de decidir do Poder Judiciário sobre os casos de violência obstétrica.

2.2. Da autonomia da gestante e do direito à informação

Um dos princípios centrais da *trindade bioética* é o da autonomia, que decorre diretamente da Dignidade da Pessoa Humana. O Princípio da Autonomia está relacionado à própria percepção de capacidade; ou seja, "à capacidade que tem a racionalidade humana de fazer leis para si mesma"[22]. Para o filósofo Immanuel Kant[23], para quem é fundamental considerar o outro livre para escolher,

> (...) a autonomia – que literalmente pode significar autorregulação – requer a tomada de atitudes de acordo com as próprias convicções, vale dizer, com a própria moral. Ser autônomo significa não ser escravo do instinto ou capricho, mas sim agir

20 Idem, p. 16.

21 UNESCO. Declaração Universal dos Direitos Humanos, 1948. Disponível em: https://www.un.org/pt/about-us/universal-declaration-of-human-rights. Acesso em: 13 set. 2024.

22 CAMPOS, Adriana; OLIVEIRA, Daniela Rezende de. A Relação entre o Princípio da Autonomia e o Princípio da Beneficência (e não-maleficência) na Bioética Médica. Revista Brasileira de Estudos Políticos. I n. 115 I p. 13-45 I jul/dez/20017.

23 DANTAS, Eduardo; NOGAROLI, Rafaella. Consentimento Informado do Paciente frente às Novas Tecnologias da Saúde: Telemedicina, cirurgia robótica e inteligência. Revista de Direito Médico e da Saúde. I nº 21 I p. 11-55 I jul/2020.

> como um ser racional. A razão é a faculdade que permite a ação enquanto indivíduo pensante, e que permite, por exemplo, escolher entre o certo e o errado.

O termo *autonomia*, portanto, adquire sentidos como autogoverno; capacidade de avaliar sem restrições internas ou externas; direito de privacidade; seleção do próprio comportamento e pertencimento a si. No contexto da violência obstétrica, o direito à autodeterminação vem questionando profundamente a chamada atitude paternalista do médico, segundo a qual, somente ele saberia o que é melhor para a paciente, ignorando seu poder de tomada de decisão e o próprio respeito a eventual decisão tomada. Como se vê, paternalismo médico e patriarcalismo ressoam da mesma voz.

A Declaração Universal sobre Bioética e Direitos Humanos da UNESCO recepciona a autonomia da vontade do paciente, em seu artigo 5º, quando consagra como princípio a autonomia das pessoas no que diz respeito a tomada de decisões. O Código de Ética Médica[24], que tem como pilares o humanismo solidário, a autonomia médica e a relação médico-paciente simétrica, consagra o respeito à autonomia especialmente quando veda ao médico "deixar de garantir ao paciente o exercício do direito de decidir livremente sobre sua pessoa ou seu bem-estar, bem como exercer sua autoridade para limitá-lo".

É inequívoco, entretanto, que o médico é quem detém o saber e o poder técnico, sendo, sua palavra, vital para a solução eficaz, rápida e econômica de casos médicos. Por isso, o respeito à autonomia do paciente igualmente convida o médico a uma conduta ativa objetivando a redução das vulnerabilidades – fragilidades. Vulnerabilidades estas, por sua vez, que se originam em razão da descoberta de uma patologia, da própria humanidade do ser ou por pertencer o paciente a grupo social com maior dificuldade de realização de seus direitos na prática (idosos, crianças, deficientes).

Significa dizer que do princípio da autonomia decorre um dever de informação, atribuído ao médico e demais profissional da saúde, o qual, na mesma medida, representa um direito ao paciente: o direito à informação. Eduardo Dantas afirma: "No Brasil, o princípio da autonomia da vontade (ou autodeterminação), com base constitucional, representa-se

24 CFM, 2018, n.p.

como fonte do dever de informação e do correlato direito ao consentimento livre e informado do paciente"[25].

A base constitucional a que se refere o autor é o artigo 5º, XIV, da *Carta Magna*, que estabelece como direito fundamental e coletivo ser "assegurado a todos o acesso à informação". Mas não é a única, pois o direito à informação também é previsto no Código de Defesa do Consumidor como direito básico (artigo 6º, III) (BRASIL, 2007), e no Código de Ética Médica. Neste, vedando ao médico deixar de garantir ao paciente o exercício do direito de decidir livremente, como apresentado no início deste tópico.

De forma muito tranquila, é possível compreender o dever de informação como o dever de se prestar informações ao paciente. A questão ganha profundidade, porém, quando direcionada para a forma com a qual o direito à informação – ou o dever médico informacional – se materializa.

Para "esclarecer" não é necessário, nem aconselhável, que o médico forneça ao paciente uma gama de informações em linguagem técnica e complexa para quem não seja do mesmo meio que ele. O excesso de informação e esclarecimento não são sinônimos, e esclarecer não é, nem de longe, cumprir o protocolo. É, antes disso, preocupar-se com qualidade da informação que não tem, necessariamente, relação com a quantidade, conforme ensina Patrícia Panias [26]. Nesse mesmo sentido é a Recomendação CFM nº 01/2016[27] que recomenda serem as informações e esclarecimentos médicos "substancialmente adequados".

O artigo 24 do Código de Ética Médica, ao tratar do dever informacional, ainda o correlaciona com a necessidade da obtenção de consentimento. De acordo com a moderna doutrina, a obtenção do consentimento do paciente não necessariamente caracteriza a efetiva prestação da obrigação médica de informar. Isso porque entende como perfeitamente possível que determinado paciente forneça seu consentimento "informado" sem que ele seja fruto da autonomia. No estudo do dever informacional e do consentimento informado, a expressão 'escolha esclarecida' vem ganhando espaço. Explica-se.

---

25 Dantas; Nogaroli, 2020, p.18.

26 PANIAS, Patrícia. O consentimento livre e esclarecido na cirurgia plástica e a responsabilidade civil médica. São Paulo: RCS Editora, 2006.

27 CONSELHO FEDERAL DE MEDICINA (Brasil). Recomendação nº 01, de 21 de janeiro de 2016. Disponível em: < https://portal.cfm.org.br/>. Acesso em 20 out 2022.

Enquanto o consentimento informado implica na manifestação da ciência do paciente sobre a natureza do procedimento a ser submetido, riscos, possíveis complicações, benefícios e alternativas ao tratamento – a concordância na aceitação do serviço médico em si –,[28] a escolha esclarecida é aquela em que, ensina Eduardo Dantas,

> (...) necessário estar [o paciente] de posse de todos os elementos possíveis a sua compreensão, para que – aí sim – possa exercer a faculdade de consentir com o tratamento ou intervenção proposta, escolher outras alternativas existentes, ainda que menos indicadas pelo profissional que o assiste, ou mesmo recursar-se a se tratar.

É, pois, o exercício do direito à autonomia o que se realiza após um processo informacional no qual o paciente toma consciência e compreende seu problema de saúde e as alternativas cabíveis a ele, e não apenas recebe informações acerca de um tratamento predeterminado. Na escolha esclarecida há um processo mais amplo, de promoção de informação assertiva pelo médico e postura que assegure ao paciente a compreensão da respectiva informação e garanta a livre adesão ao tratamento. O consentimento, nessas circunstâncias, nasce como consequência natural. Perceba-se que é a informação o elemento necessário para assegurar uma experiência digna e percebida como positiva pelo paciente, por meio da qual toma decisões mais esclarecidas e conscientes.

No âmbito da ginecologia e na obstetrícia, é em vista da autonomia e da dignidade que se reconhece ser a gestante a titular de direitos como o acesso prévio à maternidade em que será atendida[29]; a presença de acompanhante durante o trabalho de parto e pós-parto imediato[30]; o

---

28 Dantas; Nogaroli, 2020, p. 21.

29 BRASIL. Portaria do Ministério da Saúde nº 1.067/05. Institui a Política Nacional de Atenção Obstétrica e Neonatal, e dá outras providências. Brasília/DF: Diário Oficial da União, 2005.

30 BRASIL. Lei nº 11.108, de 07 de abril de 2005. Altera a Lei nº 8.080, de 19 de setembro de 1990, para garantir às parturientes o direito à presença de acompanhante durante o trabalho de parto, parto e pós-parto imediato, no âmbito do Sistema Único de Saúde – SUS. Brasília/DF: Diário Oficial da União, 2005.

alojamento conjunto com o bebê[31]; ser escutada e ter suas dúvidas esclarecidas durante a internação e o trabalho de parto, além de poder expressar seus sentimentos e reações livremente.

A prática do aconselhamento ético, por exemplo, a técnica médica que possibilita a proteção da gestante dos possíveis riscos, perigos ou erros maximizando a capacidade da paciente. Destaca-se, porém, sob a compreensão da escolha esclarecida, que o aconselhamento ético deve ser realizado com cautela, para que não se converta a imposição, isto é, a propostas que devem ser acatadas e que, por vezes, incidem na vida da gestante nas vias de parto ou na tolerância de medidas que se caracterizam violentas.

Construir uma relação médico-paciente tendo em vista os princípios bioéticos, o direito à autonomia ou dever informacional não quer dizer a solução completa dos conflitos cotidianos da relação. Mas, que a aplicação deles simplifica o processo de discernimento ético abrindo espaço para o desenvolvimento de estratégias adequadas e realistas objetivando a solução deles.[32]

2.3. A construção da relação médico-paciente – limites entre autonomia e objeção médica

A construção da relação médico-paciente não encontra sentido somente no reconhecimento da autonomia do paciente. Mas, sobretudo, se aperfeiçoa com a igual valorização da figura do médico. Tal qual o paciente, é o médico um sujeito de direitos.

A preservação da dignidade da pessoa humana e o respeito à autonomia que foram tratadas sob a ótica do paciente são da mesma maneira atributos caros ao profissional da saúde. O ideário na relação médico-paciente é a construção de um relacionamento simétrico, em que a tomada de decisão seja compartilhada, enraizada em um processo informacional de escolha esclarecida e divisão de corresponsabilidades.

No entanto, não se olvida da possibilidade de eventual rompimento inesperado no percurso. É nesse cenário que reside a figura da 'objeção médica', quando cabe ao médico privilegiar a própria autonomia a fim

31 BRASIL. Portaria do Ministério da Saúde nº 1.016, de 26 de agosto de 1993. Brasília/DF: Diário Oficial da União, 1993.

32 Campos; Oliveira, 2017, p.16.

de romper a relação com o paciente. Objetar é se colocar como contrário a realização de algo. É sobre o limite entre autonomia e objeção médica que se passa a expor.

Extrai-se da primeira parte do princípio VII do Código de Ética Médica a base da autonomia médica, a saber: "O médico exercerá sua profissão com autonomia, não sendo obrigado a prestar serviços que contrariem os ditames de sua consciência ou a quem não deseje (...)"[33]. A autonomia pode ser vista a partir de duas óticas: a autonomia para renunciar a um atendimento médico e a autonomia moral. O artigo 36, §1º, do mesmo Código[34], assegura ao médico a renúncia ao atendimento na hipótese de "prejuízo ao bom relacionamento com o paciente ou o pleno desempenho profissional". Para tanto, porém, deve o profissional "comunicar previamente ao paciente ou a seu representante legal, assegurando-se da continuidade dos cuidados e fornecendo todas as informações necessárias ao médico que o suceder".

Esse entendimento é de suma compreensão ao especialista de obstetrícia porque, na prática, pode ele renunciar a continuidade do acompanhamento pré-natal a determinada gestante cujo perfil e inclinações pessoais não se harmonizam com ele. Embora pareça simples, muitos profissionais desconhecem o direito e, sentindo-se obrigados a prestar atendimento a qualquer paciente, constroem uma relação com ele foram dos parâmetros da ética, da autonomia e da informação. Por vezes, culminando em práticas violentas.

A Resolução CFM nº 2.232/2019[35] traz o fundamento da objeção que se realiza por motivo de consciência, ocasião em que há renúncia a realização de determinado procedimento que, embora lícito, moral e ético, contraria a própria moral do médico. A Declaração Universal sobre Bioética e Direitos Humanos[36] garante que "toda pessoa tem direito à liberdade de pensamento, de consciência e de religião". Mendes e Branco[37] define a

33 CFM, 2018, n.p.

34 Idem, n.p.

35 CONSELHO FEDERAL DE MEDICINA. Resolução nº 2.232, de 16 de setembro de 2019. Disponível em: < https://portal.cfm.org.br/>. Acesso em 20 out 2022.

36 UNESCO. Declaração Universal sobre Bioética e Direitos Humanos, 2006. Disponível em: https://unesdoc.unesco.org/ark:/48223/pf0000146180. Acesso em: 13 set. 2024.

37 MACHADO, Marco Augusto. A Objeção de Consciência no Exercício da Medicina: Conflitos entre o dever ético-profissional e a autonomia de vontade do paciente.

objeção de consciência "na recusa em realizar um comportamento prescrito, por força de convicções seriamente arraigadas no indivíduo, de tal sorte que, se o indivíduo atendesse ao comando normativo, sofreria grave tormento moral."

É na objeção de consciência que mora os maiores conflitos sobre o tema da objeção médica, sendo comum, por exemplo, conflitos por transfusão sanguínea impedida por motivos religiosos. Na especialidade de obstetrícia e ginecologia, pode-se citar a objeção de consciência em casos como aborto legal, reprodução assistida por casais homoafetivos e tratamento hormonal para pacientes transexuais. Refletindo sobre a efetiva proteção da autonomia do paciente e da consciência do médico, Wicclair[38] aponta "três formas de abordar o problema da objeção de consciência na área da saúde: o absolutismo da consciência; a tese de incompatibilidade e o compromisso."

Por absolutismo de consciência se entende a desobrigação do médico de prestar "(...) qualquer serviço que lesione sua consciência, assim como não está obrigado a encaminhar ou facilitar o tratamento do paciente para outro profissional (...)". A tese da incompatibilidade, de modo oposto, defende a impossibilidade de objeção do médico na medida em que "(...) está em total desacordo com as obrigações profissionais" (WICCLAIR APUD KOURY, 2015, p. 145). Por fim, a abordagem de compromisso advoga na viabilidade de *adaptação* da objeção de consciência na relação médico-profissional,

> (...) desde que algumas obrigações éticas profissionais sejam protegidas, de modo a não haver prejuízo ao paciente e resultando em um balanço razoável entre a integridade de consciência do médico e as necessidades de cuidado do paciente (WICCLAIR APUD KOURY, 2015, p. 145).

2016. 139f. Dissertação (Mestrado em Ciência Jurídica) - Programa de Pós-Graduação Stricto Sensu em Ciência Jurídica - PPCJ - Universidade do Vale do Itajaí - UNIVALI, Itajaí.

38 KOURY, Adilson Passinho. A Objeção da Consciência do Médico em sua Relação com o Paciente. 2015. Dissertação (Mestrado em Direito) - Programa de Pós-Graduação Stricto Sensu em Direito - CESUPA - Centro Universitário do Pará, Belém.

Há doutrinadores, a exemplo de Card[39], que sustentam a avaliação da razoabilidade como critério para abordar as controvérsias advindas do exercício da objeção de consciência. A partir desse parâmetro, o médico teria "(...) sua condição de objetor garantida se ele demonstrar que sua recusa é baseada em razões minimamente razoáveis".

Seja como for, atualmente, o exercício da objeção de consciência pelo médico pressupõe unicamente (i) a inexistência de risco à saúde ou a vida do paciente e (ii) a disponibilidade de outro profissional para prestar o atendimento necessário. Os pontos acima abordados reforçam a compreensão de ser a relação médico-paciente permeada por impasses éticos e direitos desconhecidos, digna do cuidado e do olhar atento do profissional que busca uma atuação assertiva e segura.

3. Marcos referenciais no ordenamento jurídico e análise jurisprudencial de casos envolvendo violência obstétrica

Até o momento, o ordenamento jurídico brasileiro não possui lei federal que disponha exclusivamente sobre a violência obstétrica, apesar da existência de diversos projetos de lei em tramitação no Congresso Nacional a esse respeito. Ao contrário do Brasil, tanto a Argentina quanto a Venezuela possuem leis de abrangência nacional sobre a violência obstétrica. No primeiro, a Lei nº 25.929/04, denominada *Ley de Parto Humanizado*, e, no segundo, considerado o país da América Latina mais desenvolvido na temática, a Lei nº 36.668/07, conhecida como *Ley Orgánica sobre el Derecho de las Mujeres a uma Vida Libre de Violencia*, que estabelece expressamente 19 formas de violência contra a mulher, dentre as quais, a violência obstétrica.

É de conhecimento, no entanto, o empenho de alguns estados federativos brasileiros em legislar sobre o assunto. A exemplo, o Estado de Santa Catarina, que editou a Lei nº 18.322/2022, dispondo sobre a implantação de medidas de informação e proteção à gestante e parturiente contra a violência obstétrica no estado.

A despeito desse cenário, alguns marcos normativos merecem destaque, na medida em que servem de suporte indireto ao enfrentamento do tema. Eles são: a Convenção sobre a *Eliminação de todas as formas de Discriminação contra as Mulheres* (CEDAW), promovida pela Assembleia

39 Idem, p. 145.

Geral das Nações Unidas em 1979, cujo tratado foi ratificado pelo Brasil em 1994, e a Convenção Interamericana para *Prevenir, Punir e Erradicar a Violência contra a Mulher (Convenção de Belém do Pará)*, em 1994, cujo tratado fora ratificado pelo Brasil no ano seguinte (1995).[40]

Para além da normatização internacional que influencia o ordenamento jurídico brasileiro, foi de grande relevância à construção da consciência e discussão sobre a violência obstétrica a instituição da chamada *Rede Cegonha no SUS* (Portaria nº 1.459/2011) cuja proposta é possibilitar ações contínuas de atenção à saúde materna e infantil. Além dela, o dossiê *Violência Obstétrica, Parirás com Dor*, elaborado em 2012 pela *Rede Parto do Princípio – Mulheres em Rede pela Maternidade Ativa*, entregue à Comissão Parlamentar Mista de Inquérito (CPMI) da Violência da Mulher no Senado Federal, prestando informações sobre a violência institucional na assistência à gestação, ao parto e ao nascimento.

Como evolução dessas inciativas, no ano de 2005, foi reconhecido no âmbito do Sistema Único de Saúde (SUS) o direito das parturientes à presença de acompanhante durante o trabalho de parto, parto e pós-parto imediato[41]. Em 2008, a Agência Nacional de Vigilância Sanitária (ANVISA) regulamentou o funcionamento dos serviços de saúde no país, sejam eles públicos, privados, civis ou militares, que exercem atividade de atenção obstétrica e neonatal[42].

Por sua vez, o Conselho Federal de Medicina (CFM), na Resolução nº 2.284/2020, reconhece como possível a cesariana a pedido da gestante nas situações eletivas, desde que realizado o pedido a partir da 39ª semana completa de gestação e "desde que [a gestante] tenha recebido todas as informações de forma pormenorizada sobre o parto vaginal e o cesariano, seus respectivos benefícios e riscos"[43]. Expressam-se, aqui, os já mencionados princípios da autonomia e da informação.

---

40 SOUZA, 2020, p. 168-169.

41 BRASIL. Lei nº 11.108, de 07 de abril de 2005. Altera a Lei nº 8.080, de 19 de setembro de 1990, para garantir às parturientes o direito à presença de acompanhante durante o trabalho de parto, parto e pós-parto imediato, no âmbito do Sistema Único de Saúde – SUS. Brasília/DF: Diário Oficial da União, 2005.

42 BRASIL. Resolução da Agência Nacional de Vigilância Sanitária nº 36, de 3 de junho de 2008. Dispõe sobre Regulamento Técnico para Funcionamento dos Serviços de Atenção Obstétrica e Neonatal. Brasília/DF: Diário Oficial da União, 2008.

43 CONSELHO FEDERAL DE MEDICINA. Resolução nº 2.284, de 22 de outubro de 2020. Disponível em: < https://portal.cfm.org.br/>. Acesso em 20 out 2022.

Nesse cenário é que vale o destaque de alguns julgamentos realizados pelo Poder Judiciário sobre o tema da violência obstétrica. A *priori*, a ação de reparação de danos nº 1003402-79.2014.8.26.0132 pelo Tribunal de Justiça de São Paulo, que reconheceu a violência obstétrica à uma gestante que, após ingresso na maternidade, ficou em trabalho de parto sem assistência. Após 10 horas de trabalho de parto, ela *deu à luz* no corredor da instituição, tendo havido queda da recém-nascida no chão, decorrente da expulsão fetal. Consta da sentença:

> (...) Assim sendo, não há dúvidas de que o presente caso se trata de violência obstétrica. Isto porque, este tipo de violência não engloba apenas a vontade da mãe em realizar o parto normal, violentada pelo médico que executa uma cesariana, por exemplo. Violência obstétrica engloba também negligência com a parturiente, o que ocorreu no caso.[44]

Também no Estado de São Paulo, uma gestante ganhou o direito de ser indenizada por danos morais decorrentes de violência obstétrica quando do julgamento da ação de indenização nº 1037991-33.2020.8.26.0053.

O processo relata que a gestante, por ser portadora de Talassemia, "uma doença genética que pode ser definida como resultado da produção reduzida ou inexistente de uma ou mais cadeias globínicas, acarretando em desequilíbrio na produção de hemoglobina, microcitose e alteração no padrão eletroforético da hemoglobina"[45], manifestou à equipe médica o desejo de ser submetida à cesárea. Na ocasião, ela já estava com 40 semanas de gestação. Apesar disso, a gestante ficou em trabalho de parto, "(...) implorando pela realização da cesárea que, entretanto, ocorreu não por respeito à sua solicitação, mas sim em razão de diagnóstico de distocia funcional realizado durante o parto normal"[46]. Violou-se, portanto, o princípio da autonomia da gestante e até mesmo a Resolução CFM nº

44 BRASIL. Tribunal de Justiça do Estado de São Paulo. Apelação Cível nº 10034202-79.2014.8.26.0132. Apelante: A. P. L. e outra e Hospital Padre Albino. Apelado: Hospital Padre Albino e A. P. L. e outra. Relator: Márcio Boscaro. São Paulo, 7 dez. 2021. Disponível em:<https://www.jusbrasil.com.br>. Acesso em 19 out. 2022.

45 VICARI, P.; FIGUEIREDO, M. S.. Diagnóstico diferencial da deficiência de ferro. Revista Brasileira de Hematologia e Hemoterapia, v. 32, jun. 2010. Disponível em: <https://www.scielo.br/>. Acesso em: 31 jan. 2023.

46 Brasil, 2021, n.p.

2.284/2[47], que reconhece ser possível a cesariana a pedido da gestante nas situações eletivas.

Por último, importante é a menção do julgamento da ação de reparação de danos materiais e morais nº 0012631-35.2011.8.06.0070 pelo Tribunal de Justiça do Ceará. Nele, identificou-se a violência obstétrica tanto na forma psicológica quanto pela afronta à autonomia da gestante, porquanto o parto normal foi realizado a despeito do desejo da gestante e "sob forte pressão psicológica". Veja-se[48]:

> vislumbra-se que houve até mesmo violência obstétrica no momento do parto, em que foi a autora forçada a ter o filho por via vaginal contra a sua vontade e ainda sob forte pressão psicológica, tanto é assim que, segundo relatam as testemunhas, resultou em forte trauma, desencadeando uma depressão que a acompanha até os dias atuais. [...]
>
> 3.6. Quanto à suposta ausência de cooperação no momento de parir, melhor sorte não socorre o recorrente. É que, não tem cabimento impor a quem se encontra em trabalho de parto, um comportamento calmo e colaborativo, ainda mais quando se está diante de um caso clássico de violência obstétrica.

Perceba-se que, em todos os três julgamentos, a violência obstétrica foi configurada não por erro técnico dos profissionais da saúde, mas por condutas comportamentais em desacordo com os princípios descritos neste estudo. Sabe-se que o cotidiano médico, e em especial o dos profissionais da obstetrícia, é permeado por si só de demandas altamente exigentes do profissional. No entanto, permanecer de olhos vendados à necessidade atual de (re)construção da relação médico obstetra-paciente é ser conivente com uma realidade cada vez mais expressiva de dor, vergonha e humilhação na qual passam a viver mulheres vítimas de violência obstétrica. Sem sombra de dúvidas, são sentimentos e emoções que reverberarão na essência materna da mulher, em suas famílias e na sociedade.

---

47 CFM, 2020, n.p.

48 BRASIL. Tribunal de Justiça do Estado do Ceará. Apelação Cível nº 0012631-35.2011.8.06.0070. Partes: Município de Crateús e Francisca Maria Ferreira Viana. Relator: Desembargador Luiz Evaldo Gonçalves Leite. Fortaleza, 13 out. 2021. Disponível em:< https://www.jusbrasil.com.br>. Acesso em 20 out. 2022.

Considerações finais

A violência obstétrica é um fenômeno cujos contornos revelam a história do patriarcalismo, da diferenciação de gênero e a luta de movimentos sociais pelos direitos da mulher. Trata-se de um fenômeno ainda cercado de inúmeras questões abertas, inclusive no que diz respeito à definição. Apesar disso, reconhece-se como formas de categorização da violência obstétrica aquela de origem física, verbal ou moral e a psicológica. Nessa compreensão é que práticas habituais, como episiotomia e manobra de *Kristeller*, quando desproporcionais à realidade do caso concreto, podem ser configuradas como violentas. Além delas, o próprio tratamento sarcástico, recriminação ou indução à cesariana.

O professor Genival Veloso de França[49], médico e bacharel em Direito, reconhecido por respeitáveis obras, pontua que o ritmo acelerado da evolução social tem estreitado a Medicina e o Direito de sorte que, "atualmente, são muitos os problemas comuns à Medicina e ao Direito", e igualmente mais complexos. Refere-se o professor aos grandes conflitos que surgem do encontro entre progresso da medicina, fortemente influenciada pela biotecnologia, a formação médica de tradição milenar e as múltiplas exigências da sociedade. Dessas, tem relevância neste estudo a formação médica, de onde nasce e são fixadas as primeiras percepções sobre a construção da relação médico-paciente. Exatamente sobre a relação médico-paciente, Genival Veloso de França destaca:

> Não estamos mais no tempo em que as relações entre médico e o paciente eram apenas de deveres do paciente, e, sim, na época em que o doente é conhecedor dos seus direitos diante da Medicina. A assistência dos planos e seguros de saúde e dos seguros tornou os pacientes profundamente perturbados acerca dos seus direitos, às vezes, muito mais que da saúde. Já não estamos mais nos tempos em que o relacionamento médico-paciente era simplesmente, no dizer de Porthes, "um diálogo entre a ciência e a consciência" [médica].[50]

Por isso, a importância de conhecer e entender a principiologia que permeia a relação entre médico e paciente. Sob a perspectiva da vio-

49 França, 2020, p. 17.

50 Idem, p. 16.

lência obstétrica, destaca-se o princípio da autonomia, da gestante e do médico, de onde se extraem o direito à informação, o dever médico de informar e o exercício da objeção médica.

Diferentemente de países como Argentina e Venezuela, o Brasil ainda não possui uma lei federal dispondo sobre a violência obstétrica. Sendo assim, o arcabouço jurídico em torno do tema é constituído por diretrizes e princípios provenientes da bioética, da Declaração Universal sobre Bioética e Direitos Humanos da UNESCO, da Constituição Federal, do Conselho Federal de Medicina, entre outros. No cenário nacional, o enfrentamento do tema ainda é realizado através de micropolíticas públicas de saúde, as quais se unem para o impulsionamento do tema promovido por movimentos sociais e por grupos de mulheres ativistas que discutem "a autonomia da mulher sobre a escolha informada quanto ao tipo de parto que deseja realizar e à assistência que quer receber"[51].

Verifica-se que a violência obstétrica gera traumas ao profissional médico, à gestante e sua família, e à sociedade; eles podem ser reduzidos e/ou combatidos quando há, em favor do médico e da paciente, empoderamento a partir da partilha do conhecimento e do diálogo. Para longe de oferecer uma solução fechada a respeito das possibilidades de redução da violência obstétrica, buscou-se compreender e fomentar o debate acerca do fenômeno e os valores que o permeiam na certeza de que o cumprimento do dever informacional contribui com a construção da relação médico-paciente mais empoderada, amadurecida e assertiva, servindo, então, como forma de prevenção da violência.

Referências

BRASIL. 16ª Vara da Fazenda Pública do Estado de São Paulo. Ação de Indenização por Dano Moral nº 1037991-33.2020.8.26.0053. Requerente: Thalita Regina Cisoto dos Santos Menezes e Outro. Requerido: Fazenda Pública do Estado de São Paulo. Drª Patricia Persicano Pires. São Paulo/SP, 20 set. 2022. Disponível em https://www.jusbrasil.com.br. Acesso em 19 out. 2022.

BRASIL. Lei nº 18.322, de 05 de janeiro de 2022. Consolida as Leis que dispõem sobre Políticas Públicas de Enfrentamento à Violência Contra as Mulheres. Santa Catarina/SC: Diário Oficial Estadual, 2022.

51 Souza, 2022, p. 49.

BRASIL. Lei nº 11.108, de 07 de abril de 2005. Altera a Lei nº 8.080, de 19 de setembro de 1990, para garantir às parturientes o direito à presença de acompanhante durante o trabalho de parto, parto e pós-parto imediato, no âmbito do Sistema Único de Saúde – SUS. Brasília/DF: Diário Oficial da União, 2005.

BRASIL. Portaria do Ministério da Saúde nº 1.067/05. Institui a Política Nacional de Atenção Obstétrica e Neonatal, e dá outras providências. Brasília/DF: Diário Oficial da União, 2005.

BRASIL. Portaria do Ministério da Saúde nº 1.016, de 26 de agosto de 1993. Brasília/DF: Diário Oficial da União, 1993.

BRASIL. Resolução da Agência Nacional de Vigilância Sanitária nº 36, de 3 de junho de 2008. Dispõe sobre Regulamento Técnico para Funcionamento dos Serviços de Atenção Obstétrica e Neonatal. Brasília/DF: Diário Oficial da União, 2008.

BRASIL. Tribunal de Justiça do Estado de São Paulo. Apelação Cível nº 10034202-79.2014.8.26.0132. Apelante: A. P. L. e outra e Hospital Padre Albino. Apelado: Hospital Padre Albino e A. P. L. e outra. Relator: Márcio Boscaro. São Paulo, 7 dez. 2021. Disponível em:<https://www.jusbrasil.com.br>. Acesso em 19 out. 2022.

BRASIL. Tribunal de Justiça do Estado do Ceará. Apelação Cível nº 0012631-35.2011.8.06.0070. Partes: Município de Crateús e Francisca Maria Ferreira Viana. Relator: Desembargador Luiz Evaldo Gonçalves Leite. Fortaleza, 13 out. 2021. Disponível em:< https://www.jusbrasil.com.br>. Acesso em 20 out. 2022.

CAMPOS, Adriana; OLIVEIRA, Daniela Rezende de. A Relação entre o Princípio da Autonomia e o Princípio da Beneficência (e não-maleficência) na Bioética Médica. *Revista Brasileira de Estudos Políticos.* I n. 115 I p. 13-45 I jul/dez/20017

CONSELHO FEDERAL DE MEDICINA (Brasil). Recomendação nº 01, de 21 de janeiro de 2016. Disponível em: < https://portal.cfm.org.br/>. Acesso em 20 out 2022.

CONSELHO FEDERAL DE MEDICINA (Brasil). Resolução nº 2.217, de 01 de novembro de 2018 (Código de Ética Médica). Disponível em: < https://portal.cfm.org.br/>. Acesso em 20 out 2022.

CONSELHO FEDERAL DE MEDICINA. Resolução nº 2.284, de 22 de outubro de 2020. Disponível em: < https://portal.cfm.org.br/>. Acesso em 20 out 2022.

CONSELHO FEDERAL DE MEDICINA. Resolução nº 2.232, de 16 de setembro de 2019. Disponível em: < https://portal.cfm.org.br/>. Acesso em 20 out 2022.

DANTAS, Eduardo; CHAVES, Marianna. Ética e Responsabilidade Social na Medicina: Uma análise a partir da violência obstétrica. 5ª. Edição. Salvador: Editora Jus Podivm, 2021.

DANTAS, Eduardo; NOGAROLI, Rafaella. Consentimento Informado do Paciente frente às Novas Tecnologias da Saúde: Telemedicina, cirurgia robótica e inteligência artificial. *Revista de Direito Médico e da Saúde.* I nº 21 I p. 11-55 I jul/2020.

ESVAEL, Xico. Meninas, Marias, Mulheres. In: ESVAEL, Xico. *Mistérios no Olhar,* 2002.

FERREIRA, Maíra Soares; GONÇALVES, Eliane. "Parirás com dor": a violência obstétrica revisitada. *Sociedade e Cultura,* Goiânia, v. 23, e60230, 2020. Disponível em:<https://www.revistas.ufg.br>. Acesso em: 19 out. 2022.

FRANÇA, Genival Veloso de. *Direito Médico.* 16 ed. Rio de Janeiro: Forense, 2020.

KOURY, Adilson Passinho. *A Objeção da Consciência do Médico em sua Relação com o Paciente.* 2015. Dissertação (Mestrado em Direito) – Programa de Pós-Graduação *Stricto Sensu* em Direito – CESUPA – Centro Universitário do Pará, Belém.

Lei nº 8.078/90. Art. 6º São direitos básicos do consumidor: BRASIL. Lei nº 8.078, de 11 de setembro de 1990. *Diário Oficial da República Federativa do Brasil,* Brasília, 10 jan 2007.Disponível em: < https://www.planalto.gov.br/.> Acesso em: 09 out 2022.

MACHADO, Marco Augusto. *A Objeção de Consciência no Exercício da Medicina*: Conflitos entre o dever ético-profissional e a autonomia de vontade do paciente. 2016. 139f. Dissertação (Mestrado em Ciência Jurídica) – Programa de Pós-Graduação *Stricto Sensu* em Ciência Jurídica – PPCJ – Universidade do Vale do Itajaí – UNIVALI, Itajaí.

MARQUES, S. B. Violência obstétrica no Brasil: um conceito em construção para a garantia do direito integral à saúde das mulheres. *Cadernos Ibero-Americanos de Direito Sanitário,* v. 9, p. 97–119, 2020. Disponível em:<https://www.cadernos.prodisa.fiocruz.br>. Acesso em: 18 out. 2022.

ORGANIZAÇÃO DAS NAÇÕES UNIDAS PARA EDUCAÇÃO, CIÊNCIA E A CULTURA – UNESCO. *Declaração Universal sobre Bioética e Direitos Humanos.* Portugal: UNESCO, 1948. Disponível em:< https://unesdoc.unesco.org/>. Acesso em: 20 out 2022.

ORGANIZAÇÃO MUNDIAL DA SAÚDE – OMS. *Prevenção e eliminação de abusos, desrespeito e maus-tratos durante o parto em instituições de saúde.* Genebra: OMS, 2014. Disponível em: <https://apps.who.int/>. Acesso em: 04 out. 2022.

ORGANIZAÇÃO MUNDIAL DA SAÚDE – OMS. *Relatório Mundial sobre Violência e Saúde*. Genebra: OMS, 2022. Disponível em: <https://opas.org.br/>. Acesso em: 04 out. 2022.

PANIAS, Patrícia. *O consentimento livre e esclarecido na cirurgia plástica e a responsabilidade civil médica*. São Paulo: RCS Editora, 2006.

RODRIGUES, D. P. et al.. Women's perception of labor and birth care: obstacles to humanization. *Revista Brasileira de Enfermagem*, v. 75, 2022. Disponível em: <https://www.scielo.br/>. Acesso em: 31 jan. 2023.

SOUZA, Alessandra Varrone de Almeida Prado. *Resumo de Direito Médico*. São Paulo: JH Mizuno, 2020.

SOUZA, Larissa Velasquez de. *Não tem jeito. Vocês vão precisar ouvir*. Violência obstétrica no Brasil: construção do termo, seu enfrentamento e mudanças na assistência obstétrica (1970-2015). 2022. 244f. Tese (Doutorado em História das Ciências e da Saúde) – Casa de Oswaldo Cruz, Fundação Oswaldo Cruz, Rio de Janeiro, 2022.)

UNESCO. Declaração Universal dos Direitos Humanos, 1948. Disponível em: https://www.un.org/pt/about-us/universal-declaration-of-human-rights. Acesso em: 13 set. 2024.

VICARI, P.; FIGUEIREDO, M. S.. Diagnóstico diferencial da deficiência de ferro. *Revista Brasileira de Hematologia e Hemoterapia*, v. 32, jun. 2010. Disponível em: <https://www.scielo.br/>. Acesso em: 31 jan. 2023.

ZANARDO, Gabriela Lemos de Pinho et al. Violência Obstétrica no Brasil: Uma Revisão Narrativa. *Psicologia & Sociedade [online]*. 2017, v. 29, e155043. Disponível em: <https://www.scielo.br/>. Acesso em: 19 out. 2022.

ESPECIFICIDADES DO TCLE EM TRATAMENTOS DE REPRODUÇÃO HUMANA ASSISTIDA ANTE O CENÁRIO DE INSTABILIDADE NORMATIVA

Deborah Azevedo de Pinho[1]

Introdução

A reprodução humana assistida nasceu, a princípio, com o intuito de remediar a infertilidade de casais causadas por fatores biológicos, todavia, com o passar do tempo e consequente evolução científica e social, passou a ser utilizada como alternativa para contornar outras situações.

Hoje, por exemplo, tais técnicas são utilizadas por mulheres e homens que querem postergar a maternidade/paternidade para momento futuro; para pessoas que necessitam passar por tratamento oncológico que pode vir a comprometer a qualidade de células germinativas; para casais homoafetivos que almejam constituir uma família; para aqueles que desejam uma produção independente; dentre outras inúmeras possibilidades.

Nesse sentido, trata-se a reprodução humana assistida a intervenção humana no processo natural de procriação com intuito de proporcionar, seja por razões médicas ou não médicas, a obtenção de uma gestação no momento presente ou aumentar a probabilidade de que que esta seja atingida no futuro, como descreve a Resolução nº 2.320/2022, editada pelo Conselho Federal de Medicina, que prevê as normas éticas para seu uso.

Diversas são as técnicas conhecidas e suas variações, que podem ocorrer tanto com uso de material genético pertencente às partes ou obtidos através de doação de terceiros.

---

1 Advogada; graduada em Direito pela Faculdade Católica Dom Orione e especialista em Direito Médico. Endereço Eletrônico: deborahazevedo.adv@gmail.com.

Segundo Fonseca e Fonseca[2], estas são as principais: a inseminação artificial (IUI), a fertilização in vitro (FIV), a injeção intracitoplasmática de espermatozoide (ICSI), a transferência de embriões congelados (TEC) e a gestação de substituição.

Evidente que cada uma destas técnicas, por envolver indivíduos e aspectos biológicos diversos, tem acarretado conflitos de difícil resolução uma vez que, apesar de existirem em trâmite projetos, não há, até a presente data, uma legislação específica sobre o tema.

Em razão dessa lacuna legal e do dever conferido pela sua natureza jurídica, o Conselho Federal de Medicina, em atenção aos princípios éticos e bioéticos, ao longo dos anos editou diversas resoluções no intuito de propiciar o uso das técnicas de reprodução medicamente assistida com maior segurança, orientando, sobretudo, a classe médica sobre critérios técnicos e científicos que deveriam ser observados.

Além das normativas editadas pela aludida autarquia federal, atualmente, a reprodução medicamente assistida tem encontrado subsídios para sua prática eficaz e regular em normas expedidas pela Anvisa – Agência Nacional de Vigilância Sanitária e na Lei nº 11.105/2005, conhecida como Lei de Biossegurança.

Devido a esta sabida escassez legislativa, não tem sido incomum o uso das normas regulamentadoras destes órgãos, especialmente as de caráter deontológico, por magistrados e desembargadores, na resolução das várias contendas que foram e estão sendo continuamente judicializadas sobre a referida temática.

Ocorre que, para que seu uso seja possível e eficaz, certos parâmetros devem ser observados como, por exemplo, a existência de documentação médica robusta, cuja elaboração tenha se dado dentro dos critérios exigidos pelas normas de cunho ético.

Neste contexto, cabe a este artigo refletir quais pontos que devem ser necessariamente considerados, especialmente, no que diz respeito a confecção de Termos de Consentimento Livre e Esclarecidos, com o objetivo de prevenir ou solucionar possíveis contendas.

2 FONSECA, Pedro H. C.; FONSECA, Maria Paula. Direito Médico de acordo com o Novo CPC. D'Plácido Editora. Belo Horizonte, 2016.

1. Da regulamentação existente sobre a reprodução humana assistida e seus órgãos

1.1. Lei de Biossegurança

A Lei nº 11.105/2005, atualmente em vigência e conhecida como Lei de Biossegurança, regulamenta os incisos II e V do § 1º da Constituição Federal de 1988 e, tem seu objetivo delineado, nestes termos:

> Art. 1º Esta lei estabelece normas de segurança e mecanismos de fiscalização sobre e segurança e mecanismos de fiscalização sobre a construção, o cultivo, a produção, a manipulação, o transporte, a transferência, a importação, a exportação, o armazenamento, a pesquisa, a comercialização, o consumo, a liberação no meio ambiente e o descarte de organismos geneticamente modificados – OGM e seus derivados, tendo como diretrizes o estímulo ao avanço científico na área de biossegurança e biotecnologia, a proteção à vida e à saúde humana, animal e vegetal, e a observância do princípio da precaução para a proteção do meio ambiente.[3]

Muito embora traga em seu bojo dispositivos que versam sobre organismos geneticamente modificados, sua finalidade precípua, mesmo diante da sabida falta de regulamentação da reprodução medicamente assistida, era dispor sobre a pesquisa com uso de embriões humanos criopreservados, de modo que há parcas disposições ao longo de seu texto sobre a temática objeto deste estudo.

Extrai-se, todavia, para fins de elaboração de documentação preventiva o que está previsto nos artigos:

> Art. 5º É permitida, para fins de pesquisa e terapia, a utilização de células-tronco embrionárias obtidas de embriões humanos produzidos por fertilização in vitro e não utilizados no respectivo procedimento, atendidas as seguintes condições.
>
> I – sejam embriões inviáveis; ou

3 BRASIL. Lei n. 11.105, de 24 de março de 2005. Disponível em: <https://www.planalto.gov.br/ccivil_03/_ato2004-2006/2005/lei/l11105.htm>. Acesso em: 31 de março de 2023.

> II – sejam embriões congelados há 3 (três) anos ou mais, na data da publicação desta Lei, ou que, já congelados na data da publicação desta Lei, depois de completarem 3 (três) anos, contados a partir da data de congelamento.
>
> § 1º Em qualquer caso, é necessário o consentimento dos genitores.
>
> § 2º Instituições de pesquisa e serviços de saúde que realizem pesquisa ou terapia com células-tronco embrionárias humanas deverão submeter seus projetos à apreciação e aprovação dos respectivos comitês de ética em pesquisa.
>
> § 3º É vedada a comercialização do material biológico a que se refere este artigo e sua prática implica o crime tipificado no art. 15 da Lei nº 9.343, de 4 de fevereiro de 1997.[4]

Em seu texto, a citada lei estabelece certos limites quanto ao uso de embriões humanos que, por conseguinte, interferem no tratamento de reprodução humana em três pontos diversos, a saber: a possibilidade de doação de embriões para fins de pesquisa; a necessidade de consentimento dos genitores para esta finalidade; e, ainda, a clara vedação a comercialização de material biológico.

Apesar de autorizar a utilização de embriões para fins de pesquisa, a lei estabelece um período mínimo obrigatório de congelamento de 3 anos para este desiderato, impondo, assim, aos participantes do tratamento a responsabilidade e o custeio financeiro sobre a preservação do material genético até que decorra o lapso temporal estabelecido.

Ressalva-se que este não é o fim único dos embriões, visto que podem as partes utilizá-los, doá-los a outros pacientes que também estejam em tratamento de RHA ou, ainda, realizar o descarte, sendo claro que o respeito ao limite temporal dar-se-á apenas nos casos de doação para uso em pesquisas.

Para além disso, determina a Lei de Biossegurança que esta doação de embriões para pesquisa seja feita somente após consentimento dos genitores, ressaltando a importância da autonomia e autodeterminação do paciente.

---

4 Idem, n.p.

Por fim, veda o texto legal a comercialização de material biológico e ainda prevê que a prática desta conduta configura o crime de compra e venda de órgãos ou partes do corpo, previsto na Lei nº 9.434/1997[5], que trata sobre a remoção de órgãos, tecidos e partes do corpo humano para fins de transplante e tratamento.

Esta previsão impõe que a doação de embriões ocorra somente de forma gratuita, frisando àqueles que queiram se submeter a tratamentos de RHA que a doação de embriões, células e tecidos germinativos somente pode ser realizada em caráter voluntário, sem qualquer finalidade comercial ou lucrativa.

As questões abordadas na Lei de Biossegurança encontram correspondentes em outras normativas, o que reforça a importância da sua abordagem e exigência, pois, de certa forma, ainda que de forma insuficiente, proporciona direcionamento sobre alguns pontos importantes sobre o assunto.

Contudo, apesar de trazer em seu texto previsões relevantes quanto a temática, nem de longe o contido contempla integralmente, ou preenche lacunas tão importantes sobre a reprodução humana assistida, o que reforça a necessidade de regulamentação legal específica.

1.2. Agência Nacional de Vigilância Sanitária – ANVISA

A Agência Nacional de Vigilância Sanitária - ANVISA foi criada em 1999 através da Lei nº 9.782[6], com natureza de autarquia sob regime especial, que se caracteriza pela independência administrativa, estabilidade de seus dirigentes e autonomia financeira.

Por força desta lei, segundo previsto em seu art. 2º, III, compete a esta autarquia "normatizar, controlar e fiscalizar produtos, substâncias e serviços de interesse para a saúde, incluídos nestas as atividades médicas e clínicas"[7].

5 BRASIL. Lei n. 9.434, de 4 de fevereiro de 1997. Disponível em: < http://www.planalto.gov.br/ccivil_03/leis/l9434.htm>. Acesso em: 31 de março de 2023.

6 BRASIL. Lei n. 9.782, de 26 de janeiro de 1999. Disponível em: < https://www.planalto.gov.br/ccivil_03/leis/l9782.htm >. Acesso em: 31 de março de 2023.

7 Idem, n.p.

Atualmente, no que diz respeito a reprodução medicamente assistida, para fins específicos deste tema, estão em vigor a RDC nº 29/2008[8], que trata do Regulamento Técnico para o cadastramento nacional dos bancos de células e tecidos germinativos, e a RDC nº 771/2022[9], que dispõe sobre as boas práticas em células germinativas, tecidos e embriões humanos para uso terapêutico.

Ao presente estudo, são relevantes as disposições recentemente previstas na Resolução de Diretoria Colegiada nº 771 de 2022[10], a seguir transcritas:

> Art. 86. Os TCLE devem ser obtidos antes da realização dos procedimentos de RHA, por escrito, e assinado tanto por doador e paciente, no que couber, quanto ao profissional de saúde designado, capacitado e treinado para tanto.
>
> Parágrafo único. Os TCLE de que tratam esta Resolução devem ser redigidos em conformidade com as necessidades de cada tipo de intervenção, assim como em conformidade com o indivíduo envolvido, se paciente ou doador, e os procedimentos específicos a serem realizados.
>
> Art. 87. Os TCLE devem ser redigidos em linguagem clara e compreensível, da forma mais detalhada possível, além de necessariamente conter a autorização para todos os procedimentos de RHA a serem realizados, devendo conter ainda, quando couber:
>
> I - autorização para coleta de oócitos;
>
> II - autorização para transferência de embriões;
>
> III - autorização para criopreservação das células germinativas, tecidos germinativos ou embriões humanos, da qual constem informações sobre a possibilidade de redução da viabilidade dessas amostras, bem como sobre a possibilida-

---

8 BRASIL. Resolução - RDC n. 29, de 12 de maio de 2008. Disponível em: < https://bvsms.saude.gov.br/bvs/saudelegis/anvisa/2008/rdc0029_12_05_2008.html&gt. Acesso em: 31 de março de 2023.

9 BRASIL. Resolução - RDC n. 771, de 26 de dezembro de 2022. Disponível em: < https://www.in.gov.br/en/web/dou/-/resolucao-rdc-n-771-de-26-de-dezembro-de-2022-454141632>. Acesso em: 31 de março de 2023

10 Idem, n.p.

de de ocorrência de contaminação cruzada no contêiner de armazenamento;

IV – autorização para doação de células germinativas, tecidos germinativos e embriões humanos para uso terapêutico;

V – compromisso, por parte da paciente receptora de células germinativas, tecidos germinativos ou embriões humanos de doador/a, e de seu cônjuge, se houver, de manterem-se rastreáveis, para fins de verificação do cumprimento do disposto na Resolução do Conselho Federal de Medicina (CFM) nº 2.320, de 20 de setembro de 2022, que dispõe sobre Normas Éticas para a Utilização das Técnicas de Reprodução Assistida, e suas atualizações.

VI – autorização para descarte, pelo CRHA, de amostras que não atendam aos critérios de armazenamento ou uso posterior;

VII – autorização para a coleta de sangue, com vistas à realização dos testes reputados obrigatórios pela legislação sanitária vigente, bem como de outros testes determinados pelo CRHA, quando couber;

VIII – autorização da paciente receptora, no caso de recebimento de oócitos doados a fresco; e

IX – manifestação da vontade ou da recusa de doar o material coletado, para projetos de pesquisa previamente aprovados pelo Sistema CEP/CONEP, conforme requisitos definidos na Lei nº 11.105, de 24 de março de 2005, que dispõe sobre a Política Nacional de Biossegurança, e suas atualizações.

Art. 89. Os projetos de pesquisa envolvendo o uso de células germinativas tecidos germinativos e embriões humanos somente podem ser implementados após o consentimento do doador.

Art. 90. A doação de células germinativas, tecidos germinativos e embriões humanos deve respeitar os preceitos legais e éticos sobre o assunto, devendo garantir o sigilo, a gratuidade e a assinatura de TCLE específico.

§ 1º Toda a informação relativa a doadores e receptores de células germinativas, tecidos germinativos e embriões humanos deve ser coletada, tratada e custodiada no mais estrito sigilo.

§ 2º Não pode ser facilitada nem divulgada informação que permita a identificação do doador ou do receptor implicados.

§ 3º Na doação anônima, o receptor não pode conhecer a identidade do doador, nem o doador a do receptor.

§ 4º As autoridades de vigilância sanitária podem ter acesso aos registros relacionadas à doação, para fins de inspeção e investigação

§ 5º Em casos especiais, por motivo médico ou jurídico, as informações sobre o doador ou receptor podem ser fornecidas, com exclusividade, ao médico que assiste o receptor, resguardando-se a identidade civil do doador.

§ 6º º O CRHA deve orientar os doadores sobre a importância de informar o surgimento de qualquer sinal ou sintoma no período imediatamente após a doação, bem como o aparecimento de doença transmissível (infecciosa ou não infecciosa), a fim de que os serviços de saúde envolvidos possam realizar o gerenciamento do risco sanitário inerente aos materiais biológicos implicados, distribuídos ou ainda em estoque, bem como o acompanhamento de eventuais receptores e prole.

§ 7º A doação não pode ser remunerada.

Art. 91. Pode ser candidato a doação de células germinativas, tecidos germinativos e embriões humanos, o indivíduo que satisfaça pelo menos às seguintes condições:

I - maioridade civil;

II - concordância em realizar os testes para marcadores de doenças infectocontagiosas descritas nesta Seção;

III - concordância em realizar os testes para mutações genéticas, quando couber;

IV - concordância em assinar o TCLE; e

V - realização de entrevista para triagem clínica.

Art. 92. Deve ser respeitada a idade máxima de doadores, conforme disposto na Resolução CFM nº 2.320, de 20 de setembro de 2022, e suas atualizações.

O texto normativo transcrito nitidamente expõe a relevância da necessidade de se observar e cumprir o processo informacional, e também de obter consentimento das partes envolvidas nos tratamentos desta natureza, enfatizando quais dados devem ser colhidos, o modo como estes esclarecimentos devem ser prestados, ou seja, contendo as responsabilidades, os limites e autorizações necessárias de quem optar por participar do tratamento.

Outros pontos que merecem destaque versam sobre o sigilo das informações colhidas, o anonimato de doações, salvo exceções, e, assim como na Lei de Biossegurança, a gratuidade da doação, aspectos estes que visam, sobretudo, respeitar preceitos legais e éticos.

Além disso, impõe a norma condições mínimas para que um indivíduo possa se submeter ao tratamento, inclusive, a observância de critérios etários para doação, remetendo-se ao que dispõem as resoluções oriundas do Conselho Federal de Medicina.

Embora não citados na transcrição realizada acima, a RDC nº 771/2022[11] também prevê em seu texto os requisitos específicos para triagem de doadores de material genético, tais como os testes laboratoriais, informações estaa que, mesmo sendo direcionada especificamente aos profissionais, devem também ser de conhecimento dos participantes do tratamento, uma vez que isto implicará em obrigações e custos por parte destes.

A ANVISA traz, através da RDC, tratadas as muitas orientações e determinações importantes que podem interferir no processo decisório dos pacientes que, porventura, manifestem interesse nos procedimentos de reprodução medicamente assistida.

Muito embora estas não comtemplem, em sua integralidade, todas as técnicas de reprodução humana assistida, ou preencham todas as lacunas sobre dilemas existentes, é inegável que podem dar um direcionamento para a dissolução de contendas, caso sejam observadas.

1.3. O Conselho Federal de Medicina – CFM

Cabe ao Conselho Federal de Medicina (CFM), autarquia instituída através da Lei nº 3.268 de 30 de setembro de 1957[12], disciplinar e fisca-

11 Idem, n.p.

12 BRASIL. Lei n. 3.268, de 30 de setembro de 1957. Disponível em: < https://www.planalto.gov.br/ccivil_03/leis/l3268.htm>. Acesso em: 31 de março de 2023.

lizar a prática médica no país, valendo-se, inclusive, da edição de resoluções para este desiderato.

No que tange a reprodução humana assistida, ao longo de pouco mais de 30 anos, o CFM editou 8 resoluções sobre o tema, são elas: Resolução nº 1.358/1992; Resolução nº 1.957/2010, Resolução nº 2.103/2013, Resolução nº 2.121/2015, Resolução nº 2.168/2017, Resolução nº 2.283/2020, Resolução nº 2.294/2021 e, por fim, a Resolução nº 2320/2022, atualmente em vigência.

As diretrizes contidas são de caráter deontológico, ou seja, ético, portanto, não revestidas de caráter legislativo, vinculando a sua observância apenas aos profissionais médicos que atuam na área.

A despeito deste fato, sua contribuição no cenário de instabilidade legal do tema é irrefutável, uma vez que as alterações realizadas sempre ocorreram de forma compatível com o avanço científico e social.

A regulamentação por parte desta autarquia tem propiciado aos médicos realizar o tratamento com segurança, ao menos do ponto de vista ético, e que diante da leniência do Poder Legislativo, os pacientes que desejam se submeter a reprodução medicamente assistida, independentemente do arranjo familiar em que estejam inseridos ou de outras condições adversas que o façam buscar o tratamento, possam ter garantidos o seu direito ao acesso a estas técnicas com vistas à constituição do núcleo familiar.

Entre os principais pontos abordados estão: doação de gametas e embriões, sexagem embrionária, redução embrionária, reprodução *post mortem*, família monoparental, direito de casais homoafetivos, diagnóstico genético pré-implantacional, criopreservação de gametas ou embriões e, ainda, a gestação por substituição ou cessão temporária de útero.

Alguns pontos consignados anteriormente no corpo da resolução que atualmente encontra-se em vigência merecem especial atenção, conforme se passará a expor.

No tocante a doação de gametas e embriões, é necessário observar a relativização de algumas situações. A Resolução CFM nº 2.320 estabelece, por exemplo, limites etários para este fim, todavia, traz exceções quanto ao caso de oócitos previamente congelados.

No que se refere ao sigilo da doação, assim como também observa a Lei de Biossegurança e a ANVISA, determina a autarquia que este seja obrigatório, todavia, estabelece que, em situações especiais, por motivação médica, tais informações sejam fornecidas aos médicos responsáveis pelo tratamento.

Outro ponto importante versa sobre a gratuidade do ato, pois. embora seja vedado qualquer caráter lucrativo ou comercial, a Resolução CFM nº 2.320 "permite a ovodação compartilhada, ou seja, regulamenta o processo em que uma mulher impossibilitada de ter filhos venha a custear o tratamento de outra mulher, recebendo como retribuição metade dos óvulos produzidos por esta segunda".[13]

Quanto à sexagem e à redução embrionária, veda a norma que as técnicas de reprodução humana assistida sejam utilizadas na intenção de selecionar o sexo, exceto para evitar patologia adstrita a esta condição, e/ou para realizar a redução embrionária em casos de gestações múltiplas.

A resolução traz ainda a possibilidade do uso das técnicas reprodução humana assistida *post mortem* ou por pacientes inseridos nos mais diferentes arranjos familiares, como as famílias monoparentais ou casais homoafetivos.

Dispõe também a norma a possibilidade de criopreservação de gametas ou embriões, frisando, especialmente, a necessidade de que, antes do tratamento, as partes se manifestem quanto ao destino de embriões congelados caso ocorra a dissolução da união, divórcio, adoecimento ou falecimento de uma das partes ou de ambos.

Embora ainda se trate de um tema controverso, do ponto de vista moral, a Resolução traz a possibilidade de realização do diagnóstico genético pré-implantacional em duas situações específicas.

A primeira, para seleção de embriões que contenham alterações genéticas, inclusive, permitindo que seja realizado o descarte neste caso. A segunda trata da tipagem do antígeno leucocitário humano (HLA) para seleção de embriões compatíveis com algum irmão afetado com determinada patologia, para que seja possível realizar um tratamento efetivo a partir destes com uso de células tronco.

Por fim, estabelece a Resolução CFM nº 2.320/2022, a possibilidade de gestação por substituição ou cessão temporária de útero, "determinando o seu caráter altruístico e não financeiro, estabelecendo ainda que este possa ocorrer entre pessoas da mesma família, com um distanciamento máximo de quatro graus de parentesco"[14].

Embora a normativa não tenha sanado ou comtemplado todas as questões que envolvem a reprodução humana assistida, é fato que

---

13 DANTAS, Eduardo. Direito Médico. 6. Ed. Editora JusPodivm. São Paulo. 2022.

14 Idem, n.p.

trouxe disposições relevantes que devem ser consideradas durante o tratamento.

Estas informações devem ser integrais e antecipadamente fornecidas aos pacientes participantes do tratamento, para que eles tenham conhecimento sobre os limites técnicos, científicos e éticos da atividade e da atuação profissional, evitando, assim, que sobrevenham futuras implicações de ordem legal causadas pela ausência de esclarecimentos.

2. Aspectos relevantes na elaboração do Termo de Consentimento Livre e Esclarecido com amparo nas normas existentes

É dever ético do médico fornecer ao paciente todas as informações sobre seu estado de saúde e tratamentos para que a obtenção do consentimento seja livre de influências ou vícios.[15]

Em geral, salvo situações específicas, tais como emergências, nos tratamentos e procedimentos médicos o consentimento do paciente pode ser obtido de forma verbal, embora o Conselho Federal de Medicina recomende a forma escrita.

A Recomendação CFM nº 01/2016, que dispõe sobre o processo de obtenção de consentimento livre e esclarecido na assistência médica, orienta os profissionais acerca dos requisitos mínimos essenciais que devem estar presentes no documento.[16]

Destaca-se como mais relevantes os seguintes pontos: a redação em linguagem clara e com letra em tamanho bem legível, a inclusão de informações sobre benefícios, riscos, efeitos colaterais, complicações, contraindicações, duração, recomendações para antes e depois do tratamento ou procedimento, entre outras.

Além disso, indica-se que o documento seja elaborado com espaços em branco e alternativas que incentivem a leitura, o questionamento, a compreensão sobre o documento e o franco debate entre as partes sobre o tratamento.

Neste quesito, os tratamentos de reprodução humana inserem-se em patamar diferenciado em reação a outros procedimentos médicos.

---

15 Brasil, 2022, n.p.

16 BRASIL. Conselho Federal de Medicina. Recomendação CFM n. 01/2016. Disponível em:< https://portal.cfm.org.br/images/Recomendacoes/1_2016.pdf>.Acesso em: 31 de março de 2023.

Isto porque, neste caso, as resoluções do CFM e de outras autarquias, conforme já explicado anteriormente, não só determinam que este ocorra em sua forma escrita, ou seja, através de Termo de Consentimento Livre e Esclarecido, mas trazem especificamente em seu bojo quais as informações devem estar contidas no documento.

A Resolução CFM nº 2.320/2022 estabelece como princípios gerais:

> 4. O consentimento livre e esclarecido é obrigatório para todos os pacientes submetidos as técnicas de reprodução assistida. Os aspectos médicos envolvendo a totalidade das circunstâncias da aplicação de uma técnica de RA devem ser detalhadamente expostos, bem como os resultados obtidos naquela unidade de tratamento com a técnica proposta. As informações devem também atingir dados de caráter biológico, jurídico e ético. O documento de consentimento livre e esclarecido deve ser elaborado em formulário específico e estará completo com a concordância, por escrito, obtida a partir da discussão entre as partes envolvidas nas técnicas de reprodução assistida.

Esta previsão principiológica impõe atenção redobrada na elaboração do Termo de Consentimento Livre e Esclarecido, e isto não só pela exigência do detalhamento acerca das questões técnicas do tratamento ou, ainda, dos inúmeros resultados que se pode obter a partir deste, mas também porque, neste, as partes terão que dispor antecipadamente sobre questões relevantes do tratamento que podem vir a não se concretizar, mas que tendem a gerar grandes divergências na relação médico-paciente e/ou entre as partes participantes do processo.

Dos vários pontos tratados na Resolução CFM nº 2.320 que, inclusive, já foram mencionados em tópico anterior, os que mais causam controvérsias são os que se referem ao destino dos embriões e da possibilidade de seu uso *post mortem*, sob os quais iremos refletir a seguir a título de exemplo.

Orienta a Resolução CFM 2.320, neste sentido:

> V – CRIOPRESERVAÇÃO DE GAMETAS E EMBRIÕES
>
> 3. Antes da geração dos embriões, os pacientes devem manifestar sua vontade, por escrito, quanto ao destino dos embriões criopreservados em caso de divórcio, dissolução de união

> estável ou falecimento de um deles ou de ambos, e se desejam doá-los.
>
> VIII – REPRODUÇÃO ASSISTIDA POST MORTEM
>
> É permitida a reprodução assistida post mortem, desde que haja autorização específica para o uso do material biológico criopreservado em vida, de acordo com a legislação vigente.

O texto legal deixa claro que as disposições contidas no termo de consentimento abordam situações supervenientes que vão além das imprevisões biológicas, ou seja, aquelas ligadas às reações imprevisíveis do corpo humano, mas que também devem considerar possíveis as mudanças nas relações humanas.

Não é incomum que, durante esta trajetória de construção do projeto familiar, ocorra a dissolução dos laços afetivos ou mesmo a abrupta interrupção por questões de força maior, como o adoecimento ou falecimento de um dos pacientes ou de ambos.

No momento em que tais circunstâncias se manifestam, nem sempre haverá possibilidade de acordo entre as partes envolvidas acerca da continuidade ou interrupção do tratamento ou sobre o destino de embriões já criados.

Isto pode ocorrer tanto em razão do desinteresse das partes em manter qualquer ligação afetiva ou por não querer assumir qualquer responsabilidade social e financeira que irá advir caso se obtenha a gestação através do tratamento.

Ocorre que, para além disso e sem entrar no mérito sobre questões ideológicas, as partes precisam ter em mente que há limites que devem ser observados, caso qualquer um tenha interesse na revogação do projeto parental.

Como relatado por Dantas[17], "há limites temporais que são estabelecidos em razão das situações em concreto. E quando se discute procriação medicamente assistida, a criação de um embrião é um destes fatos".

Uma vez gerado um embrião, as partes são responsáveis pela sua manutenção e destino, independentemente de seu desejo de continuar ou não o projeto parental.

---

17 Dantas, 2022, n.p.

Neste cenário, o Termo de Consentimento Livre e Esclarecido assume um papel extremamente relevante, já que a sua elaboração de forma clara, completa, em que se disponha de todas as alternativas possíveis e com a manifestação expressa de vontade das partes, pode ser fundamental para resguardar o direito ao projeto parental ou, pelo menos, tornar menos desgastante o processo de dissolução de laços afetivos.

Em seu teor devem estar dispostos os limites e as possíveis escolhas que poderão ser adotadas, conforme recomendado nas normas editadas pelo CFM, Anvisa e Lei de Biossegurança.

No caso de dissolução de união estável, divórcio, adoecimento ou falecimento de uma das partes ou de ambos, podem as partes optar pela criopreservação dos embriões, descarte, doação a outro paciente que esteja se submetendo a tratamento de reprodução assistida ou, ainda, doação para pesquisas científicas.

Cada uma das opções possíveis traz consigo algumas consequências e responsabilidades.

A escolha das partes pela criopreservação (congelamento) ou doação para pesquisas científicas impõe às partes o custeio financeiro da manutenção dos embriões até que optem pelo descarte ou que decorra o tempo mínimo de 3 anos para doação à pesquisa, segundo prevê o art. 5, II da Lei de Biossegurança, já retratado anteriormente.

A opção pelo descarte ou doação a outro paciente que esteja se submetendo ao tratamento de RHA, embora, em regra, não acarrete em consequências financeiras, trazem consigo o caráter irreversível da medida, uma vez que, após realizado o descarte ou esta modalidade de doação, as partes não poderão mais utilizar os embriões.

No que diz respeito à possibilidade de uso dos embriões em reprodução *post mortem*, igualmente importante a manifestação prévia das partes, já que isso pode garantir a uma das partes a continuidade do projeto parental, a despeito da discordância dos herdeiros do falecido.

A manifestação das partes sobre qualquer das possibilidades exemplificadas anteriormente pode evitar que o destino dado aos embriões seja diverso do pretendido ou, ainda, que uma das partes ou ambos tentem se eximir de certas responsabilidades, principalmente financeiras, que podem vir a recair isoladamente sobre um dos participantes ou sobre o médico ou clínica responsável pelo tratamento.

Além disso, postergar decisões desta gravidade para momentos de instabilidade pode privar um dos participantes do tratamento, senão temporariamente, mas também permanentemente, por exemplo, nos casos em que o organismo do paciente não puder produzir gametas viáveis para procedimento, de concretizar o projeto familiar com auxílio da reprodução medicamente assistida.

A confecção do Termo de Consentimento Livre e Esclarecido em tratamento de reprodução humana assistida, assim como os demais procedimentos médicos, deve ser feita com base na Recomendação CFM nº 01/2016, todavia, é essencial que nele também sejam tratadas as orientações contidas na Resolução CFM nº 2.320/2022, na Lei de Biossegurança e na RDC nº 771 da Anvisa, a fim de que sejam resguardados os direitos de seus participantes e que estes estejam cientes de suas responsabilidades.

Considerações finais

A expansão das biotecnologias tornou possível que o projeto parental se tornasse uma realidade palpável para os mais diversos arranjos familiares; privar estes indivíduos de usufruir destes meios devido à ausência de regulamentação legal, causada pela morosidade e desinteresse do poder legislativo, representa flagrante violação a direitos constitucionalmente estabelecidos.

O lapso temporal que será necessário para a regulamentar a situação da reprodução humana assistida é imprevisível e tampouco se pode garantir, face ao histórico legislativo conhecido sobre os mais diversos temas, quando a lei será aprovada ou quando se colocará fim a todas as questões conflituosas existentes. Se a lei já não nascerá defasada, as técnicas cientificas e as mudanças sociais continuarão avançando.

Para o momento, todavia, convém propiciar que as partes que tenham interesse e necessidade possam se submeter ao tratamento e, na falta de lei específica, as normas editadas pelo CFM, Anvisa e a Lei de Biossegurança assumem um papel relevante por trazer, em seu bojo, orientações e limites técnicos, científicos e éticos do tratamento.

Nesse cenário, é fundamental que a elaboração do TCLE, além de ser realizada segundo orienta a Recomendação CFM nº 01/2016 – como deve ocorrer com os demais procedimentos médicos -, seja feita de acordo com as normas citadas, considerando as especificidades da matéria, pois este documento, por conter manifestação de vontade das partes, pode ser primordial no processo decisório judicial.

Referências

BRASIL. Conselho Federal de Medicina. Resolução CFM n.2294/21, de 27 de maio de 2021. Disponível em:< https://sistemas.cfm.org.br/normas/visualizar/resolucoes/BR/2022/2320>. Acesso em: 31 de março de 2023.

BRASIL. Conselho Federal de Medicina. Recomendação CFM n.01/2016. Disponível em:< https://portal.cfm.org.br/images/Recomendacoes/1_2016.pdf>. Acesso em: 31 de março de 2023.

BRASIL. Constituição (1988). Constituição da República Federativa do Brasil. Brasília, DF: Senado Federal: Disponível em < https://www.planalto.gov.br/ccivil_03/constituicao/constituicao.htm >. Acesso em: 31 de março de 2023.

BRASIL. Lei n. 11.105, de 24 de março de 2005. Disponível em: <https://www.planalto.gov.br/ccivil_03/_ato2004-2006/2005/lei/l11105.htm>. Acesso em: 31 de março de 2023.

BRASIL. Lei n. 9.782, de 26 de janeiro de 1999. Disponível em: < https://www.planalto.gov.br/ccivil_03/leis/l9782.htm >. Acesso em: 31 de março de 2023.

BRASIL. Lei n. 3.268, de 30 de setembro de 1957. Disponível em: < https://www.planalto.gov.br/ccivil_03/leis/l3268.htm>. Acesso em: 31 de março de 2023.

BRASIL. Lei n. 9.434, de 4 de fevereiro de 1997. Disponível em: < http://www.planalto.gov.br/ccivil_03/leis/l9434.htm>. Acesso em: 31 de março de 2023.

BRASIL. Resolução – RDC n. 29, de 12 de maio de 2008. Disponível em: < https://bvsms.saude.gov.br/bvs/saudelegis/anvisa/2008/rdc0029_12_05_2008.html>. Acesso em: 31 de março de 2023.

BRASIL. Resolução – RDC n. 771, de 26 de dezembro de 2022. Disponível em: < https://www.in.gov.br/en/web/dou/-/resolucao-rdc-n-771-de-26-de-dezembro-de-2022-454141632>. Acesso em: 31 de março de 2023

DANTAS, Eduardo. Direito Médico. 6. Ed. Editora JusPodivm. São Paulo. 2022.

FONSECA, Pedro H. C.; FONSECA, Maria Paula. Direito Médico de acordo com o Novo CPC. D'Plácido Editora. Belo Horizonte, 2016.

A VIOLAÇÃO DO DEVER INFORMACIONAL NA AÇÃO DE RESPONSABILIDADE CIVIL MÉDICA

Diego Leal Nascimento[1]

SUMÁRIO: Introdução. **1.** Da (quase) superação do paternalismo à valorização da autodeterminação individual do paciente. **2.** O cumprimento do processo informacional como dever do médico e direito do paciente: uma análise da legislação brasileira e da jurisprudência do Superior Tribunal de Justiça. **3.** A teoria da substanciação no processo civil brasileiro. **4.** Consequências jurídico-processuais da omissão do defeito informacional como causa de pedir em ações de responsabilidade civil médica. Considerações finais. Referências.

Introdução

Pode se dizer que a discussão quanto à necessidade de obtenção do consentimento do paciente como limite à atuação médica é relativamente recente no Direito. E isso, evidentemente, perpassa pela maior valorização da dignidade humana, especialmente a partir da segunda metade do século XX, com o término da Segunda Guerra Mundial, quando ela deixou de ser concebida como mero valor religioso ou doutrina filosófica para se tornar o epicentro axiológico dos Estados Democráticos de Direito ao redor do mundo.

De uma cultura jurídica com maior proeminência ao legicentrismo, cedeu-se espaço para o fenômeno da constitucionalização do Direito, responsável pela atribuição de força normativa às Constituições (que, até então, não passavam de meros programas políticos) seguida pela positivação de valores que, hoje, são considerados verdadeiros pilares das democracias modernas (igualdade, liberdade, solidariedade – e a própria dignidade!).

E não é por acaso que seja justamente o regime democrático, em detrimento de outros modelos, como o autoritário ou totalitário, o melhor *locus* para discussão dos direitos à informação e à autonomia priva-

---

1 Advogado; mestre em Direitos e Garantias Fundamentais pela Faculdade de Direito de Vitória (FDV); pós-graduado em Ciências Criminais pela Pontifícia Universidade Católica de Minas Gerais (PUC-Minas); pós-graduando em Direito Médico e Hospitalar pela Escola Paulista de Direito (EPD) e membro da Comissão de Direito Médico da Ordem dos Advogados do Brasil do Espírito Santo (OAB/ES).

da – os quais estão umbilicalmente relacionados ao consentimento livre e esclarecido do paciente –, tendo em vista sua maior predisposição ao respeito – e fomento – às diferentes concepções de mundo.

Por constituir-se como um "fim em si mesmo" (Kant), a ideia de que o ser humano não pode ser tratado como mero objeto no âmbito das relações intersubjetivas nos revela a importância de se respeitar o direito à informação do paciente e, ao mesmo tempo, cobrar do profissional o cumprimento deste dever. A concepção de um médico "soberano", que tudo sabe e nele deve o paciente depositar sua irrestrita confiança, tem perdido cada vez mais espaço dentro do contexto de maior valorização da autonomia existencial, afinal, como "senhor do próprio destino", o ser humano precisa ter respeitado seu espaço de decisão, ainda que nele se admita a participação do médico (pois a relação não deixa de ser dialógica, mas apenas antipaternalista).

Embora esse debate tenha extrema relevância do ponto de vista filosófico, fato é que, hodiernamente, que na prática não se discute mais o direito do paciente de ser devidamente informado e esclarecido quanto à realização de um tratamento médico. Isso é pacífico. Salvo algumas exceções, relacionadas às situações de emergência, privilégio terapêutico, internações compulsórias ou "direito de não saber", por exemplo, a obtenção do consentimento livre e esclarecido do paciente, seja ele verbal ou escrito, é requisito de validade da própria intervenção médica, sem a qual ela se torna ilícita já na origem.

Da mesma forma, a jurisprudência pátria também tem, por reiteradas vezes, decidido que é dever do médico informar e esclarecer o paciente sobre os riscos, complicações, cuidados, benefícios e objetivos esperados do tratamento proposto.

A grande questão que se coloca é como discutir adequadamente, no campo processual, a falha na prestação do serviço sob essa ótica. Deve o paciente, entendendo ter sofrido um dano, ajuizar uma ação contra o médico alegando, genericamente, a existência de defeito do serviço? Ao fazer isso, seu pedido engloba toda e qualquer falha (seja por erro técnico, seja por defeito informacional)? Sendo negativa a resposta, quais seriam as consequências de se omitir o defeito informacional como causa de pedir na petição inicial?

São esses pontos que este trabalho pretende discutir. Todavia, antes de abordá-los, é importante realizar uma breve síntese dos fundamentos jurídico-filosóficos que embasam eventual pretensão indenizatória do paciente ancorada na violação do dever informacional, razão pela qual reservamos os dois primeiros tópicos para essa exposição e os dois últimos para a abordagem processual proposta.

1. Da (quase) superação do paternalismo à valorização da autodeterminação individual do paciente

Se hoje aceitamos com maior naturalidade a ideia de que o paciente deve consentir com qualquer intervenção a ser realizada em seu corpo, fato é que esse direito é fruto de conquistas relativamente recentes, dada a milenar assimetria característica da relação médico-paciente.

Na Antiguidade, informar não fazia parte da tradição médica. Aliás, na Grécia Antiga, a participação do paciente diante da necessidade de intervenção médica era, até mesmo, indesejável, tendo em vista a equiparação do profissional como um "quase deus"[2]. Da mesma forma, no período medieval, a conversa entre médico e paciente tinha por objetivo a manipulação para viabilização do tratamento do que efetivamente um diálogo. Portanto, se em algumas ocasiões os médicos buscavam o consentimento de seus pacientes, tal atitude ocorria mais devido ao "temor das consequências de um possível fracasso na intervenção do que por respeito à autonomia deles"[3].

Depois de um período de obscurantismo na Medicina, o Iluminismo trouxe avanços a partir da criação de especialidades médicas, estudos técnicos e descobertas científicas. No entanto, assevera Soares que o paternalismo médico seguia reinante, de modo que a maioria dos profissionais entendia que o paciente não deveria ser informado, mesmo diante de uma doença grave (a menos quando fosse conveniente para fins de exclusão de responsabilidade do profissional)[4].

Ainda que hoje seja pacífico o entendimento de que o paciente possui direito à informação (entenda-se, aqui, informação num sentido abrangente, como um *processo informacional* do qual resulta o consentimento livre e esclarecido), não há como negar que alguns profissionais, sobretudo os mais antigos, ainda apresentam certa resistência em "sair

2 NETO, Miguel Kfouri. *Responsabilidade civil do médico*. 11. ed. São Paulo: Thomson Reuters Brasil, 2021, p. 267.

3 SOARES, Flaviana Rampazzo. *Consentimento do paciente no direito médico*: validade, interpretação e responsabilidade. Indaiatuba, SP: Editora Foco, 2021, p. 9.

4 SOARES, Flaviana Rampazzo. *Consentimento do paciente no direito médico*: validade, interpretação e responsabilidade. Indaiatuba, SP: Editora Foco, 2021, p. 9-10.

do pedestal", afinal, as faculdades de Medicina sempre tiveram como objetivo primordial ensinar sobre o tratamento da *doença* em detrimento do *doente*. Não por acaso, conforme narrado por Ana Claudia Quintana Arantes, na obra "*A morte é um dia que vale a pena viver*", exista tanto desconhecimento e desinteresse sobre os Cuidados Paliativos[5].

De acordo com Adeodato, "o paternalismo é, por definição, contrário à autonomia da vontade ou à autodeterminação sem restrições". A expressão tem como origem o poder-dever dos pais de proteção aos filhos menores de idade mesmo contra sua vontade, "estabelecendo uma relação assimétrica de superioridade e inferioridade". Como exemplo na área da saúde, o autor cita o caso do médico que esconde do paciente os resultados de seus exames "para protegê-lo da tristeza que advirá da informação"; "normas para obrigar um paciente adulto e psicologicamente saudável a tratamento médico, diante do fato de que, se houver recusa, haverá a morte", além da "eutanásia desejada pelo paciente, em casos de muita má qualidade de final de vida"[6].

Como dito, o paternalismo é contrário à autodeterminação irrestrita, e por autodeterminação, em linhas gerais, entende-se a "capacidade de o ser humano reger o próprio destino"[7], ou seja, de decidir, livre de

---

5 Com sensibilidade, afirma a autora: "Então, a você que me lê e que não é da área da saúde, peço que perdoe essas pobres criaturas chamadas médicos, porque não aprendemos a conversar sobre a morte na faculdade. Aliás, não aprendemos nem a conversar sobre a vida! Nossa formação é sobre doença. Somos muito bons nisso de falar esquisito, e só sobre doenças. Somos de um vocabulário e raciocínios extremamente limitados. Tenha compaixão e paciência, pois atrás de um jaleco e de alguns números do CRM há um coração que sofre muito também" (...) É um grande desafio para os médicos e profissionais de saúde compreender que não há fracasso quando acontece a morte". ARANTES, Ana Claudia Quintana. *A morte é um dia que vale a pena viver*. E-book Kindle, 2016, posição 799-804.

6 ADEODATO, João Maurício. Direito à saúde e o problema filosófico do paternalismo na bioética. *Revista de Direitos e Garantias Fundamentais*, n. 11, p. 149-170, jan./jun. 2012, p. 163. Um caminho antipaternalista, na visão do autor, seria possibilitar um máximo de informação sobre a situação e, ao mesmo tempo, apoiar as consequências por qualquer decisão tomada. Isso porque "um direito que vise estrategicamente a positivar uma ética da tolerância não deve apoiar a falta de informação, mas sim exarar regras para apoiar psicologicamente o doente e fazê-lo suportar a informação indesejada". Ibid., p. 163.

7 ADEODATO, João Maurício. Direito à saúde e o problema filosófico do paternalismo na bioética. *Revista de Direitos e Garantias Fundamentais*, n. 11, p. 149-170, jan./jun. 2012, p. 165. O art. 2º, I, do Projeto de Lei nº 5.559/2016 traz como conceito de autodeterminação a "capacidade do paciente de se autodeterminar segundo sua vontade e suas escolhas, livre de coerção externa ou influência subjugante".

interferências externas, sobre os rumos de sua vida, baseado em suas próprias crenças, valores e concepções morais.

Todavia, é certo que, para o paciente poder exercer adequadamente sua autodeterminação, Soares pontua que "ele precisa compreender suficientemente as circunstâncias, os dados e as consequências que compõem a informação apta ao seu processo decisório"[8].

Embora estejamos caminhando cada vez mais para um cenário de valorização da autodeterminação individual, ainda há evidências empíricas que apontam para a existência de uma relação paternalista, paternalismo este incentivado pelo Direito e pelos próprios tribunais. Tenhamos como exemplo a eutanásia, que é prática proibida no Brasil (tratada como homicídio privilegiado, nos termos do art. 121, §1º, CP). Optou-se por dar primazia à vida em seu sentido puramente biológico, numa clara tentativa de proteger aquele que *não quer* ser protegido. Raciocínio parecido se aplica à transfusão de sangue em Testemunhas de Jeová. Neste caso, a jurisprudência brasileira é dividida quanto ao direito à liberdade religiosa (no sentido de se negar a hemotransfusão) e o direito – ou melhor, *dever* – à vida. Não raras vezes, por intermédio de uma "ponderação de interesses" (na realidade, mera *escolha* do julgador, sem qualquer rigor técnico ou menção à doutrina de Alexy), o provimento jurisdicional é dado no sentido de obrigar o paciente a receber a transfusão de sangue, mesmo contra a sua vontade[9].

De todo modo, pode se dizer que esses exemplos seriam "pontos fora da curva", pois andam na contramão do que reverencia o atual modelo constitucional democrático brasileiro, que demonstra apreço pela liberdade em seus mais variados campos (liberdade de consciência, de

---

8 SOARES, Flaviana Rampazzo. *Consentimento do paciente no direito médico*: validade, interpretação e responsabilidade. Indaiatuba, SP: Editora Foco, 2021, p. 104.

9 É neste sentido também o posicionamento do Conselho Federal de Medicina (resolução nº 2.232/2019), que estabelece formas de agir do médico quando diante de uma recusa terapêutica. De maneira geral, a norma permite que pacientes maiores de idade, lúcidos, autônomos e capazes recusem a realização de algum tratamento. Porém, nas situações de urgência e emergência, o art. 11 mina o direito do paciente, obrigando o profissional a proceder com a terapêutica mesmo contra a sua vontade – norma esta que alcança as Testemunhas de Jeová. Apesar dessa previsão, entendemos como altamente questionável a edição de norma dessa natureza pelo CFM, que ao ser direcionada para os médicos, reflexamente restringe o exercício de direitos fundamentais de terceiros, notadamente a liberdade, da qual decorre a autodeterminação individual.

crença, de locomoção, de expressão, de associação, de disposição corporal, nos limites da lei, etc.), assim como pelo princípio da igualdade, do qual depreende-se que todos possuem os mesmos direitos de exercício dessas liberdades, independentemente de raça, etnia, cor, orientação sexual, religião, renda ou opiniões políticas. Por isso, acredita-se que a tendência seja de evolução, e não involução.

2. O cumprimento do processo informacional como dever do médico e direito do paciente: uma análise da legislação brasileira e da jurisprudência do Superior Tribunal de Justiça

Quando se fala em processo informacional no âmbito da relação médico-paciente, pretende-se ir muito além do mero "direito à informação". Trata-se, na verdade, de um processo no qual o profissional deve, a partir do diálogo constante, obter o consentimento livre e esclarecido do seu paciente, e esse consentimento só é alcançado após a prestação das informações relevantes relacionadas à terapêutica proposta, seguida da possibilidade do paciente de tirar todas as suas dúvidas. Somente depois de devidamente *informado* e *esclarecido* é que ele estará pronto para tomar uma decisão (seja dissentindo ou consentindo com o tratamento).

Ao longo desse processo, a ideia é que ambas as partes se interroguem reciprocamente. Não só o paciente deve fazer suas indagações, mas também o próprio médico para que conheça a fundo o histórico clínico daquele que irá cuidar, afinal, é possível que existam determinadas particularidades que, se omitidas, poderão prejudicar o sucesso do tratamento (ainda que inexista erro técnico na execução do serviço).

Note-se que o intuito não é transferir integralmente a responsabilidade ao paciente, uma vez que a detenção do conhecimento técnico-científico permanece com o médico. A decisão *final* é, de fato, dele, mas o *processo* que antecedeu a sua decisão pode, e deve, sofrer influência do profissional, que deverá expor, com clareza e linguagem acessível, os objetivos esperados, benefícios, riscos, efeitos colaterais, complicações, duração, cuidados e outros aspectos específicos inerentes à execução do serviço (Recomendação nº 01/2016 do CFM). Mas também precisará ficar atento para que seu ponto de vista não seja apresentado (nem aparente ser) em tom impositivo/autoritário. A decisão é unilateral, mas a construção dela é essencialmente bilateral, dinâmica e dialógica, pautada pela confiança e pela boa-fé objetiva entre as partes.

Neste sentido, explica Eduardo Dantas que cabe ao médico ajudar o paciente a decidir o melhor para si, após o repasse de informações completas e adequadas. Mesmo que ele esteja mais apto a compreender as consequências de cada opção disponível, é do paciente a escolha sobre qual tratamento seguir, pois sua autodeterminação "não é apenas um imperativo moral, mas um direito fundamental, destinado a garantir a dignidade humana". Fala-se, então, em "escolha esclarecida" (*informed choice*) como um passo de qualificação do consentimento do paciente[10]. E será justamente o conteúdo decisório do paciente que definirá os contornos da intervenção médica, pois como assentado por Pontes de Miranda, o consentimento constitui uma autorização para "tornar lícito o que, sem ele, seria ilícito"[11].

Registra-se, ainda, que o respeito a tal processo nada tem a ver com a obrigatoriedade de confecção de um termo escrito, salvo nos casos previstos em lei[12], embora seja ele recomendável para fins de prova em eventual processo judicial. O chamado "TCLE" nada mais é do que a "cereja do bolo". Porém, se constatada a ausência do cumprimento do processo informacional, ele poderá ser anulado pelo Poder Judiciário, e o médico ser responsabilizado civilmente (a depender do caso, até criminalmente).

Como adverte Kfouri Neto, é possível até que o próprio documento faça prova do erro na obtenção do consentimento:

> É o caso de minutas pré-elaboradas, de redação deficiente, vagas e imprecisas, que permitam, por exemplo, uma intervenção cirúrgica a qualquer médico do serviço, nao apenas àquele (ou àqueles) envolvido na obtençao do consentimento e na documentçaão do respectivo esclarecimento. Também se o documento for demasiadamente rígido, com

10 DANTAS, Eduardo. How informed should consent be? A brief analysis on consent and autonomy under the European Convention on Human Rights and Biomedicine. *Lex Medicinae*. Coimbra: Coimbra Editora, ano 9, n. 17, p. 51-63, jan./jul. 2012, p. 62.

11 PONTES DE MIRANDA, Francisco Cavalcanti. Tratado de direito privado. vol. III. São Paulo: Revista dos Tribunais, 1984, p. 242.

12 Como exemplos de exigência de um termo escrito, podemos citar a realização de pesquisa em seres humanos (Resolução CNS nº 466/2012, item II.23) e esterilização humana (art. 10, §1º da Lei nº 9.263/96).

> permissões ou recusas em bloco, informações deficientes, unilaterais, por óbvio de nada (ou muito pouco) valerão[13].

É possível notar que as nuances que envolvem a relação entre médico e paciente vão muito além de um mero dever de informação. Em que pese a inexistência de uma legislação específica regulando o tema[14], é absolutamente pacífico o entendimento dos tribunais de que são aplicáveis as disposições do Código de Defesa do Consumidor (CDC), diploma legal de onde podemos extrair, ainda que com pouco rigor técnico, o dever informacional do médico e, consequentemente, o direito do paciente (artigos 6º, III; 8º; 14;31; 36, parágrafo único e 46). Além do CDC, também o art. 15 do Código Civil deve ser recordado.

No âmbito constitucional, o art. 5º, XIV, trata do direito à informação, ao passo que o inciso II, mais abrangente, dispõe que "ninguém será obrigado a fazer ou deixar de fazer alguma coisa senão em virtude de lei". Por sua vez, o inciso III do art. 1º traz como fundamento da República a dignidade da pessoa humana, espécie de "guarda-chuva" dos demais direitos, notadamente o da autodeterminação individual.

Com relação à jurisprudência, há inúmeras decisões retratando a imprescindibilidade da obtenção do consentimento livre e esclarecido do paciente para fins de intervenção médica, inclusive do Superior Tribunal de Justiça. E engana-se quem pensa que esse fenômeno é recente.

A título de exemplo, podemos citar o Recurso Especial nº 436.827/SP, julgado em 2002, que pontuou o seguinte:

> **A despreocupação do facultativo em obter do paciente seu consentimento informado pode significar – nos casos mais graves – negligência no exercício profissional.** As exigências do princípio do consentimento informado devem ser

13 NETO, Miguel Kfouri. *Responsabilidade civil do médico*. 11. ed. São Paulo: Thomson Reuters Brasil, 2021, p. 285.

14 Importante registrar que, atualmente, tramita no Congresso Nacional o Projeto de Lei nº 5.559/2016, que "dispõe sobre os direitos dos pacientes e dá outras providências", e regula, de maneira específica, o direito à informação *na relação* médico-paciente. Já na esfera ética, são diversos os dispositivos que tratam do assunto, com destaque para os artigos 22, 23, 31, 34, 42 e 44 do Código de Ética Médica, além da Recomendação nº 01/2016 do CFM, que trata especificamente do consentimento livre e esclarecido.

> atendidas com maior zelo na medida em que aumenta o risco, ou o dano, ou diminui a possibilidade de êxito. Nas circunstâncias dos autos, assim como admitido pelo Tribunal e acima parcialmente descrito, o dever de informação antes e depois da cirurgia não foi cumprido[15]. (grifo nosso)

Já em decisão mais recente e bastante significativa sobre o assunto, temos o REsp nº 1.540.580/DF, em que o STJ não trouxe, de modo didático e detalhado, os fundamentos do dever de indenizar no casos de defeito informacional. A condenação neste caso, inclusive, foi de R$200.000,00 a título de danos morais (sendo metade para o paciente prejudicado e a outra metade para seu pai e sua mãe).

Tratava-se de um paciente submetido a uma cirurgia de talamotomia e subtalamotomia, com piora substancial do seu quadro clínico, passando a ser portador de limitações físicas mais severas do que as que possuía antes da realização da cirurgia, tendo ficado, inclusive, paraplégico. Porém, tal piora decorreu não de erro na execução cirúrgica, mas de múltiplos outros fatores. Quanto ao dano indenizável, foi dito que:

> Nesse rumo de ideias, de extrema importância esclarecer que o dano indenizável, nao é o dano físico, a piora nas condições físicas ou neurológicas do paciente. Todavia, este dano, embora nao possa ser atribuído à falha técnica do médico – e que parece mesmo nao ocorreu, conforme exsurge dos autos –, **poderia ter sido evitado diante da informação sobre o risco de sua ocorrência, que permitiria que o paciente nao se submetesse ao procedimento**. O dano indenizável é, na verdade, a violação da autodeterminação do paciente que não pôde escolher livremente submeter-se ou não ao risco previsível[16]. (grifo no original)

Resta, portanto, devidamente comprovada a relevância da obtenção do consentimento informado do paciente. Conforme assentado pelo STJ, dispensa-se o dano físico, na medida em que o fundamento da repa-

15 STJ, REsp n. 436.827/SP, rel. Min. Ruy Rosado de Aguiar, 4ª Turma, DJe 18.11.2002.

16 STJ, REsp n. 1.540.580/DF, rel. Min Lázaro Guimarães (Des. conv.), 4ª Turma, DJe 04.09.2018.

ração civil está na violação da autodeterminação do paciente, independentemente da ocorrência de *erro médico*.

Partindo-se, então, da premissa de que o defeito informacional constitui causa de pedir autônoma em ações de responsabilidade civil médica, cumpre, agora, analisar, à luz da teoria da substanciação, as consequências jurídico-processuais decorrentes de eventual omissão dela pelo autor da demanda (paciente) na petição inicial.

3. A teoria da substanciação no processo civil brasileiro

Conforme disposição expressa do Código de Processo Civil (CPC) em seu art. 319, III, deverá o autor, na petição inicial, indicar "o fato e os fundamentos jurídicos do pedido". Tal regra se justifica porque, de acordo com Humberto Theodoro Júnior,

> (...) todo direito subjetivo nasce de um fato, que deve coincidir com aquele que foi previsto, abstratamente, pela lei como idôneo a gerar a faculdade de que o agente se mostra titular. Daí que, ao postular a prestação jurisdicional, o autor tem de indicar o direito subjetivo que pretende exercitar contra o réu e apontar o fato do qual ele provém. Incumbe-lhe, para tanto, descrever não só o fato material ocorrido como atribuir-lhe um nexo jurídico capaz de justificar o pedido constante da inicial[17].

Essa exigência constante no art. 319, III do CPC também se encontra em harmonia com a previsão do art. 373, I, que nos diz ser do autor o ônus da prova quanto ao fato constitutivo de seu direito.

A partir dessas colocações, a doutrina majoritária sustenta que o Código teria adotado a teoria da *substanciação* da causa de pedir, em detrimento da teoria da *individuação*. Enquanto que, para esta, é suficiente o apontamento genérico pelo autor do título que age em juízo, como, por exemplo, o de proprietário, locatário ou de credor, para aquela, "o exercício do direito de ação deve se fazer à base de uma *causa petendi* que compreenda o *fato* ou o *complexo de fatos* de que se extraiu a conclusão a que chegou o pedido formulado na petição inicial", de modo que "a

17 THEODORO JÚNIOR, Humberto. *Curso de direito processual civil*. vol. I. 58. ed. Rio de Janeiro: Forense, 2017, p. 776-777.

descrição do *fato gerador* do direito subjetivo passa, então, ao primeiro plano, como requisito que, indispensavelmente, tem de ser identificado desde logo"[18].

Portanto, mais do que a mera identificação da relação jurídica de onde o se extrai, na inicial, alguma consequência jurídica, mais do que a mera referência à lesão ou ameaça de lesão sofrida, o importante é que o autor descreva o conjunto dos fatos que embasam a sua pretensão.

Daí que, adverte Dinamarco, os fundamentos jurídicos elencados na inicial não passam de "mera proposta ou sugestão endereçada ao Juiz, ao qual compete fazer depois os enquadramentos adequados", sendo-lhe permitido dar uma qualificação jurídica diversa aos fatos narrados e provados (*narra mihi factum dabo tibi jus*)[19].

Dessas lições entende-se que, embora tenha o juiz certa liberdade para apreciação e qualificação jurídica da pretensão narrada pelo autor, ele se encontra "preso" aos limites expressos no pedido e na causa de pedir. E essa é também a interpretação que se extrai do art. 492 do Código de Processo Civil, que diz: "É vedado ao juiz proferir decisão de natureza diversa da pedida, bem como condenar a parte em quantidade superior ou em objeto diverso do que lhe foi demandado".

Ao comentar o aludido dispositivo, Marinoni, Arenhart e Mitidiero afirmam que "a regra no processo civil é que a sentença seja conforme ao pedido do demandante". Quando o juiz profere sentença, em favor do autor, de natureza diversa da pedida ou que tenha objeto diverso do demandado, podemos estar diante de uma sentença *infra*, *extra* ou *ultra petita*[20]:

> A sentença *ultra petita* é aquela em que o órgão jurisdicional vai além daquilo que foi pedido pelo demandante. Em todos

18 Ibid., p. 777. Frisa o autor, entretanto, que "não é obrigatória ou imprescindível a menção do texto legal que garanta o pretenso direito subjetivo material que o autor opõe ao réu. Mesmo a invocação errônea da norma legal não impede que o juiz aprecie a pretensão do autor à luz do preceito adequado. O importante é a revelação da lide por meio da exata oposição do fato e da consequência jurídica que o autor pretende agir. Ao juiz incumbe solucionar a pendência, segundo o direito aplicável à espécie: *iura novit cúria*".

19 DINAMARCO, Cândido Rangel. *Instituições de direito processual civil*. 6. ed. São Paulo: Malheiros, 2009, p. 132.

20 MARINONI, Luiz Guilherme; ARENHART, Sérgio Cruz; MITIDIERO, Daniel. *Novo código de processo civil comentado*. São Paulo: Revista dos Tribunais, 2015, p. 496.

> esses casos a sentença é desconforme ao pedido e viola os arts. 2º, 141, 490 e 492 do CPC, podendo ser decretada a sua invalidade. No caso de sentença *infra* e *extra petita*, pode o tribunal determinar o retorno dos autos à primeira instância para prolação de nova sentença (STJ, 1ª Turma, Resp 784/488/PR, rel. Min. Luiz Fux, j. 12.06.2007, DJ 23.08.2007, p. 212). Contudo, pode o tribunal em qualquer caso invalidar a decisão e substituí-la desde logo, sem a necessidade de devolver os autos para o primeiro grau de jurisdição (art. 1.013, §3º, CPC)[21].

O art. 141 do CPC, por sua vez, mencionado pelos autores, aponta como dever do magistrado a decisão do mérito da causa dentro dos "limites propostos pelas partes, sendo-lhe vedado conhecer de questões não suscitadas a cujo respeito a lei exige iniciativa da parte".

Vejamos, então, que o CPC é claro em proibir o magistrado conhecer, em sentença, de questões diversas daquelas formuladas pelo autor na petição inicial. Portanto, nem *infra*, *extra* ou *ultra petita*, a sentença há de ser proferida *nos limites* propostos pelas partes. A relevância prática de tudo isso será demonstrada no próximo tópico, inclusive mediante análise de casos concretos já julgados pelo Poder Judiciário.

4. Consequências jurídico-processuais da omissão do defeito informacional como causa de pedir em ações de responsabilidade civil médica

Enquanto os dois primeiros tópicos cuidaram da exposição, ainda que sucinta, dos fundamentos jurídico-filosóficos que embasam eventual pretensão indenizatória do paciente ancorada na violação do dever informacional, o tópico 3 tratou de abordar a teoria da substanciação adotada pelo Código de Processo Civil e os limites que o magistrado deve respeitar no julgamento de uma demanda. Cumpre, agora, apontar quais seriam as consequências jurídico-processuais na hipótese de omissão na petição inicial, pelo autor, do defeito informacional em seu pedido de reparação civil em face do médico.

Antes, porém, convém destacar que, quanto à responsabilidade civil médica, por *atos pessoais*, ela será *sempre* subjetiva, nos termos do

21 Ibid., p. 496.

art. 14, §4º do CDC. Dessa forma, deve o autor da demanda comprovar quatro requisitos (cumulativos): a) conduta (ação ou omissão); b) dano; c) nexo causal; e c) culpa.

Como conceito, pode se dizer que a responsabilidade civil "é um dever jurídico sucessivo que surge para recompor o dano decorrente da violação de um dever jurídico originário"[22]. Ou seja, só se fala em responsabilidade civil quando ocorre violação de um dever jurídico originário, dever este que, na responsabilidade de natureza subjetiva, equivale a um *dever de cuidado* a ser observado pelo agente.

A culpa, por sua vez, elemento imprescindível para caracterização dessa responsabilidade, é conceituada por Cavalieri Filho como uma "conduta voluntária contrária ao dever de cuidado imposto pelo Direito, com a produção de um evento danoso involuntário, porém previsto ou previsível"[23]. Portanto, diferentemente do dolo, a conduta culposa possui uma finalidade lícita, todavia, por descuido do agente, produz-se um resultado ilícito que, embora não querido, era previsto ou previsível.

Seguindo essa linha de raciocínio, não há óbice para que se entenda que a não obtenção do consentimento livre e esclarecido do paciente configura conduta culposa do médico, podendo ser chamada de também "negligência informacional".

Pois bem. Consoante já salientado, o defeito de informação constitui causa de pedir autônoma ao defeito do serviço (o *erro médico* propriamente dito), razão pela qual pode o autor ingressar com uma demanda se valendo apenas deste fundamento, ou concomitantemente com eventual erro médico. É neste sentido que defende a doutrina, de maneira pacífica:

> Entre as novas perspectivas, pode-se afirmar que a falta ou a insuficiência de informações ao paciente é fonte autônoma do dever de reparar, assim como a falta de consentimento. Portanto, a falha na intervenção corporal não é indispensável para que haja a imposição do dever de reparar na esfera dos atos da saúde[24].

22 FILHO, Sérgio Cavalieri. *Programa de responsabilidade civil*. 11. ed. São Paulo: Atlas, 2014, p. 14.

23 Idem, p. 50.

24 SHULMAN, Gabriel; ALMEIDA, Vitor. Novos olhares sobre a responsabilidade civil na saúde: autonomia, informação e desafios do consentimento na relação médico-paciente. In: ROSENVALD, Nelson; MENEZES, Joyceane Bezerra; DADALTO, Luciana. *Responsabilidade civil e medicina*. 2. ed. Indaiatuba, SP: Editora Foco, 2021, p. 33.

Dessa forma, sendo o defeito de informação fonte autônoma do dever de reparar, a sua omissão, pelo autor, poderá lhe acarretar o julgamento *improcedente* da demanda, haja vista que eventual condenação fundamentada na violação do dever informacional se trataria de uma questão não suscitada pelo autor, a cujo respeito a lei exige a sua iniciativa, passível, portanto, de anulação pelo Tribunal competente.

Agora, na hipótese do autor (ou melhor, seu advogado) perceber, somente após a sentença, que houve defeito de informação, especialmente após a constatação da ausência de erro técnico na conduta médica, poderia ele recorrer ao tribunal para buscar a reforma da sentença com base neste "novo" fundamento?

No STJ, essa discussão já foi objeto de Recurso Especial (nº 795.348/RS) e, na oportunidade, o Min. Relator João Otávio de Noronha assim decidiu:

> No caso em exame, o pedido deduzido em juízo diz respeito tão-somente à condenação do médico ao pagamento de indenização por danos morais e materiais por ter submetido o marido da ora recorrida a cirurgia tida por desnecessária, que culminou no agravamento do estado de saúde do paciente. **A condenação, por sua vez, extrapola nitidamente os limites demarcados na inicial, visto que foi baseada no descumprimento, por parte do médico, do dever de informar acerca dos riscos da cirurgia, fato este não suscitado no pedido exordial. Dessa forma, restou configurada a ocorrência de julgamento *extra petita*,** devendo, portanto, ser anulado parcialmente o acórdão recorrido na medida em que, ao condenar o recorrente ao pagamento de indenização por danos morais à ora recorrida, a despeito da inexistência de imprudência, imperícia ou negligência do médico - situações estas que culminariam na configuração da responsabilidade subjetiva deste -, o tribunal *a quo* fundamentou sua condenação tão-somente no descumprimento do dever de informar, **não obstante inexistir tal alegação na petição inicial**[25]. (grifo nosso)

25 STJ, REsp n. 795.348/RS, rel. Min. João Otávio Noronha, 4ª Turma, DJe 26.08.2010.

Também foi esse o entendimento trilhado pelo Tribunal de Justiça de São Paulo na Apelação Cível nº 0046040-57.2011.8.26.0001. Na origem, tratava-se de ação indenizatória com causa de pedir fundada em erro médico. Todavia, após a produção de prova pericial, constatou-se que não houve falha na execução do serviço. Em recurso, a autora buscou inovar a tese, alegando a ausência de cumprimento de informação no pré-operatório, a qual fora rechaçada pela Corte de Justiça:

> Enfim, embora lamente-se a situação sofrida pela autora, restou cabalmente demonstrado pela prova pericial que não se verificou a ocorrência do alegado erro médico, ou conduta negligente com erro de procedimento do médico cirurgião requerido. Em verdade, a tese jurídica apresentada pela apelante em seu recurso beira à má-fé, tratando-se de inequívoca inovação recursal, afirmar que não teria sido cumprido o dever de informação no pré operatório, somente após todo o trâmite e instrução dos autos, não é cabível[26].

Noutro caso, em que igualmente o juiz de primeiro grau julgou improcedente o pedido indenizatório sob o fundamento de ausência de falha no atendimento médico (comprovada por laudo pericial), os autores (filhos e marido da paciente falecida) interpuseram recurso de apelação ao TJSP aduzindo a ocorrência de negligência informacional. Em seu voto, o relator, acompanhado pelos demais desembargadores, destacou o seguinte:

> Como cediço, **a causa de pedir** é delimitada na petição inicial e, neste autos, ela se sustentou no erro médico ocorrido ao longo da cirurgia, que resultou no óbito da paciente. Em momento algum da petição inicial os pedidos indenizatórios estavampautados na deficiência ou na generalidade do Termo de Consentimento Informado. Trata-se, portanto, de evidente **inovação em sede recursal,** como uma tentativa dos autores de buscarem a procedência da demanda, após o laudo pericial ter concluído pela inexistência de erro médico. Ora, se quises-

26 TJSP, AC n. 0046040-57.2011.8.26.0001, relª. Des. Ana Maria Baldy, 6ª Câmara de Direito Privado, DJe 25.02.2021.

> sem pautar seus pedidos em motivos outros, que não o erro médico durante o procedimento cirúrgico, deveriam os autores, até a citação, ter promovido o aditamento da petição da inicial para inclusão desta causa de pedir (...) Assim, em prestígio ao **princípio da adstrição, da eventualidade** e da **proibição de inovação recursal** a mantença da decisão atacada é medida que se impõe, já que descabida a formulação de novas causas de pedir num momento posterior à **estabilização da lide** e, inclusive, à prolação da sentença de mérito[27]. (grifos no original)

Como é possível perceber dos julgados colacionados, a omissão do defeito de informação na *causa petendi* (ou a ausência de inclusão dela até a citação ou saneamento do feito – art. 329, I e II, CPC) traz riscos severos ao direito do autor, que, mesmo se tiver sido vítima de negligência informacional, perderá a chance de receber um julgamento procedente, eis que a tese terá sido fulminada pela preclusão temporal e consumativa.

Processo é como um jogo. Há regras a serem cumpridas. Não obstante exista uma propensão para a busca da "verdade real", fato é que ela constitui ideal inatingível, servindo mais como um norte do que um efetivo objetivo. Cabe, portanto, ao autor, no processo, expor a sua verdade *em consonância* com as regras processuais, sob pena de ter seu o direito negado (ainda que, no plano da abstração normativa, ele efetivamente exista).

Considerações finais

Ao longo do texto, demonstrou-se que a obtenção do consentimento livre e esclarecido do paciente (fruto do cumprimento de um *processo informacional*, mediante o estabelecimento de uma relação dialógica entre médico e paciente) constitui requisito de validade da própria intervenção médica, sem a qual ela se torna ilícita já na origem.

Embora ainda se possa observar certo paternalismo em algumas situações (mesmo em face de pessoas adultas, lúcidas e capazes de dissentir ou consentir com algum tratamento), inclusive com incentivo do

27 TJSP, AC nº 1021282-55.2015.8.26.0001, rel. Des. Rodolfo Pellizari, 5ª Câmara de Direito Privado, DJe 15.01.2021.

próprio ordenamento jurídico e da jurisprudência, o modelo constitucional democrático em que estamos inseridos tem possibilitado enxergar o paciente como um verdadeiro sujeito de direitos, apto a tomar suas próprias decisões e gerir sua vida conforme seus valores, crenças, moral e concepções de mundo, ainda que realize escolhas não convencionais quando da recusa de um tratamento considerado necessário à sua saúde.

Dessa forma, não se discute o direito do paciente de ser devidamente informado e esclarecido antes de sofrer uma intervenção médica. A doutrina e jurisprudência são pacíficas quanto a isso. Ademais, mesmo que sem tanto rigor técnico, o CDC é instrumento hábil a demonstrar que a prestação de informações suficientes, adequadas e claras pelo médico constitui verdadeira obrigação em seu atendimento.

O ponto que se pretendeu discutir neste trabalho foi quanto à importância, em eventual demanda ajuizada pelo paciente fundada na responsabilidade civil médica, de se deixar clara a ocorrência do defeito informacional, tese autônoma em relação ao defeito do serviço médico. Nada impede, por óbvio, que o paciente ingresse na Justiça fundamentando sua pretensão indenizatória unicamente com base na violação do dever de informação, uma vez que, neste caso, o dano indenizável seria o desrespeito à sua autodeterminação individual, consoante já assentado pelo STJ.

Todavia, se a demanda também tiver como objeto a ocorrência de erro médico, é primordial que o autor explique sua pretensão indenizatória com amparo nesses *dois* fundamentos. Sem a exposição dos fatos relacionados ao não cumprimento do processo informacional, será defeso ao juiz condenar o réu (médico e/ou instituição de saúde) com base neste fundamento, diante do disposto nos artigos 141 c/c 492 do CPC. E na hipótese dessa tese ser levantada apenas em grau recursal, o direito do paciente à reparação civil, ainda que exista, restará fulminado pela preclusão temporal e consumativa, diante da impossibilidade de inovação recursal.

Portanto, serve este artigo como um alerta aos advogados de pacientes (ou familiares), que devem ficar atentos para analisar se, no caso concreto, além da ocorrência de falha técnica na prestação do serviço, também teria havido violação do dever informacional pelo médico.

Referências

ADEODATO, João Maurício. Direito à saúde e o problema filosófico do paternalismo na bioética. *Revista de Direitos e Garantias Fundamentais*, n. 11, p. 149-170, jan./jun. 2012.

ARANTES, Ana Claudia Quintana. *A morte é um dia que vale a pena viver*. E-book Kindle, 2016, posição 1467.

BRASIL. *Recomendação CFM n. 01/2016*. Dispõe sobre o processo de obtenção de consentimento livre e esclarecido na assistência médica. Brasília: Conselho Federal de Medicina, 2016. Disponível em: https:<//portal.cfm.org.br/images/Recomendacoes/1_2016.pdf>. Acesso em: 01 ago. 2022.

BRASIL. TJSP. AC n. 0046040-57.2011.8.26.0001. São Paulo, 2021. Disponível em: Disponível em: <https://esaj.tjsp.jus.br/cjsg/resultadoCompleta.do;jsessionid=94FFF0CB4A96B5831A89417D3930529E.cjsg2>. Acesso em: 01 ago. 2022.

BRASIL. TJSP. AC n. 1021282-55.2015.8.26.0001. São Paulo, 2021. Disponível em: Disponível em: < https://esaj.tjsp.jus.br/cjsg/resultadoCompleta.do;jsessionid=94FFF0CB4A96B5831A89417D3930529E.cjsg2>. Acesso em: 01 ago. 2022.

BRASIL. STJ. *REsp n. 436.827/SP*. Brasília, 2002. Disponível em: <https://scon.stj.jus.br/SCON/GetInteiroTeorDoAcordao?num_registro=200200258595&dt_publicacao=18/11/2002>. Acesso em: 01 ago. 2022.

BRASIL. STJ. *REsp n. 795.348/RS*. Brasília, 2010. Disponível em: <https://scon.stj.jus.br/SCON/GetInteiroTeorDoAcordao?num_registro=200501865745&dt_publicacao=26/08/2010>. Acesso em: 01 ago. 2022.

BRASIL. STJ. *REsp n. 1.540.580/DF*. Brasília, 2018. Disponível em: <https://scon.stj.jus.br/SCON/GetInteiroTeorDoAcordao?num_registro=201501551749&dt_publicacao=04/09/2018>. Acesso em: 01 ago. 2022.

DANTAS, Eduardo. How informed should consent be? A brief analysis on consent ando autonomy under the European Convention on Human Rights and Biomedicine. *Lex Medicinae*. Coimbra: Coimbra Editora, ano 9, n. 17, p. 51-63, jan./jul. 2012.

DINAMARCO, Cândido Rangel. *Instituições de direito processual civil*. 6. ed. São Paulo: Malheiros, 2009.

FILHO, Sérgio Cavalieri. *Programa de responsabilidade civil*. 11. ed. São Paulo: Atlas, 2014.

MARINONI, Luiz Guilherme; ARENHART, Sérgio Cruz; MITIDIERO, Daniel. *Novo código de processo civil comentado*. São Paulo: Revista dos Tribunais, 2015

NETO, Miguel Kfouri. *Responsabilidade civil do médico*. 11. ed. São Paulo: Thomson Reuters Brasil, 2021.

PONTES DE MIRANDA, Francisco Cavalcanti. *Tratado de direito privado*. vol. III. São Paulo: Revista dos Tribunais, 1984.

SHULMAN, Gabriel; ALMEIDA, Vitor. Novos olhares sobre a responsabilidade civil na saúde: autonomia, informação e desafios do consentimento na relação médico-paciente. In: ROSENVALD, Nelson; MENEZES, Joyceane Bezerra; DADALTO, Luciana. *Responsabilidade civil e medicina*. 2. ed. Indaiatuba, SP: Editora Foco, 2021

SOARES, Flaviana Rampazzo. *Consentimento do paciente no direito médico*: validade, interpretação e responsabilidade. Indaiatuba, SP: Editora Foco, 2021.

THEODORO JÚNIOR, Humberto. *Curso de direito processual civil*. vol. I. 58. ed. Rio de Janeiro: Forense, 2017.

A RESPONSABILIDADE CIVIL DO MÉDICO CIRURGIÃO PLÁSTICO

Eduarda Batistella[1]

Introdução

O profissional médico, ainda que na sua mais genuína vontade de curar ou de melhorar o bem-estar físico, psíquico e social daquele que confia em seus serviços, está sujeito a cometer falhas no exercício da sua atividade bem como a não atingir o patamar de satisfação completa de seus pacientes.

Estas falhas e insatisfações estão sendo cada vez mais expostas em decorrência do fenômeno da judicialização da relação médico-paciente que vem crescendo de forma alarmada no Brasil e, consequentemente, tornando-se uma preocupação para os médicos, em especial, para aqueles que atuam em determinadas especialidades da Medicina que são tratadas de maneira singular pelo Sistema Judiciário Brasileiro, como é o caso da cirurgia plástica.

A judicialização frente a esta especialidade tem sido evidenciada pelo crescimento substancial da estetização da saúde no país. Segundo Peixoto[2],

---

1 Advogada; sócia-fundadora do escritório Batistella & Casanova Advocacia; especialista em defesa médica e defesa médica-veterinária; coordenadora do Departamento Jurídico de Operadora de Planos de Saúde; pós-graduada em Direito Médico e em Direito e Advocacia Empresarial; integrante do Treinamento Avançado em Direito Médico; presidente da Comissão de Direito Médico e da Saúde da Ordem dos Advogados do Brasil do Rio Grande do Sul (OAB/RS) – subseção de Bento Gonçalves; ex-vice-presidente da Comissão de Direito Médico da Associação Brasileira de Advogados (ABA) Regional Sul e membra do Comitê de Bioética do Tacchini Sistema de Saúde.

2 PEIXOTO, Paulo. Associação Brasileira de Cirurgia Plástica. Pesquisa Gallup Organization. Folha de S.Paulo 2005; 15 nov. (Caderno Cotidiano C3).

o Brasil é o segundo mercado em números de cirurgias plásticas no mundo, perdendo apenas para os Estados Unidos, onde são realizados cerca de 800 mil procedimentos por ano.

Independente do motivo pelo qual o paciente é levado a ingressar com uma ação judicial indenizatória em face do seu médico assistente, como se verá a seguir, um longo caminho deve ser percorrido para que sua responsabilidade civil seja de fato reconhecida.

Assim sendo, dois são os principais pontos a serem tratados neste artigo: a natureza obrigacional do médico cirurgião plástico no que tange às cirurgias plásticas estéticas (obrigação de meio ou de resultado) e o papel da prova pericial enquanto facilitador da defesa do médico no exercício de uma ciência não exata, como a Medicina.

1. Responsabilidade civil do médico à luz do CC e do CDC

A compreensão da responsabilidade civil do médico, à luz da legislação brasileira vigente, depende da revisitação de alguns institutos jurídicos, em especial dos elementos caracterizadores da responsabilidade civil.

Embora ainda não exista unanimidade doutrinária acerca dos elementos caracterizadores da responsabilidade civil, de acordo com Tarture (2016)[3], quatro são os pressupostos para o dever de indenizar: a) conduta humana; b) culpa genérica ou *latu sensu;* c) nexo de causalidade; e d) dano ou prejuízo.

Nos ensinamentos do autor, a conduta humana pode ser causada por uma ação (conduta positiva) ou por uma omissão (conduta negativa) voluntária ou por negligência, imprudência ou imperícia, modelos jurídicos que caracterizam o dolo e a culpa, respectivamente.

A culpa genérica ou *latu sensu,* segundo pressuposto da responsabilidade civil mencionado por Tarture (2016)[4], engloba o dolo e a culpa estrita, que são conceitos jurídicos diferentes. Enquanto o dolo se constitui através de uma violação intencional do direito de outrem, a culpa se constitui através da falta de um dever de cuidado ou de qualificação, inexistindo o elemento intenção.

---

3 TARTUCE, Flávio. *Manual de Direito Civil.* Volume Único. 6. ed. Rio de Janeiro: Forense, 2016.p.503.

4 Ibidem.,p.506.

De acordo com Starck, Roland e Boyer (apud KFOURI NETO, 2013, p. 89)[5], quatro são os graus de culpa: intencional, inescusável, grave e leve. O autor considera como culpa intencional aquela que envolve dolo, ou seja, intenção de causar o dano, raramente identificada na conduta médica. A culpa inescusável, nos ensinamentos de Kfouri Neto (2013)[6], em que pese não empregue o dolo, é aquela de excepcional gravidade oriunda de ato ou omissão voluntária.

A culpa grave, por sua vez, decorre de erro grosseiro, e, nas palavras do autor, revela "imperícia imperdoável, incúria patente (não perceber o que todos perceberiam)." Enquanto a culpa leve - ou levíssima, como também descrita por alguns autores - é aquela que se aproxima de uma ausência de culpa em decorrência da excepcionalidade e da imprevisibilidade do dano, ocorrendo normalmente, segundo Kfouri Neto (2013, p. 89), "na forma de negligência, relevando falta de atenção ou imprudência, devido à falha ou insuficiente reflexão sobre a consequência de seus atos".

O terceiro pressuposto da responsabilidade civil mencionado por Tarture (2016), o nexo de causalidade, trata-se de um elemento imaterial e é talvez o mais importante, uma vez que os elementos conduta e o dano, de forma isolada, não são capazes de gerar o dever de indenizar, precisando, para tanto, estarem obrigatoriamente conexos. Neste sentido é o ensinamento de Pereira (1994, p. 75)[7]: "Para que se concretize a responsabilidade, é indispensável que se estabeleça uma interligação entre a ofensa à norma e o prejuízo sofrido, de tal modo que se possa afirmar ter havido o dano 'porque' o agente procedeu contra o direito".

O último pressuposto da responsabilidade civil (dano ou prejuízo) consiste no elemento essencial para o mecanismo ressarcitório, uma vez que, em regra, não há responsabilidade civil sem dano. O dano pode ser descrito como uma lesão patrimonial (dano material, dano emergente, lucros cessantes e pensionamento) ou extrapatrimonial (dano moral, dano estético e dano existencial) suportada por alguém.

Compreendidos os pressupostos da responsabilidade civil, o enigma para a compreensão dos tipos de responsabilidade estabelecidos pela doutrina brasileira (objetiva e subjetiva) é facilmente desvendado:

5 KFOURI NETO, Miguel. *Responsabilidade Civil do Médico*. 8. ed. São Paulo: Revista dos Tribunais, 2013, p. 89.

6 Idem, p. 89.

7 PEREIRA, Caio Mario da Silva. *Responsabilidade civil.* De acordo com a constituição de 1988. 5. ed. Rio de Janeiro: Forense, 1994. p. 75.

enquanto, na responsabilidade civil objetiva, o elemento culpa é dispensado – bastando para a responsabilização do agente a presença dos elementos conduta, dano e nexo de causalidade -, na responsabilidade civil subjetiva, o elemento culpa é indispensável, ou seja, para que decorra o dever de indenizar, é necessária a prova da culpabilidade (imprudência, negligência ou imperícia).

Neste sentido, tem-se que a responsabilidade civil do médico à luz do Código Civil Brasileiro é subjetiva, uma vez que, conforme ensinamento do Art. 951[8] da referida legislação, é devida a indenização "por aquele que, no exercício da atividade profissional, por negligência, imprudência ou imperícia, causar a morte do paciente, agravar-lhe o mal, causar-lhe lesão ou inabilitá-lo para o trabalho" (BRASIL, 2002).

Da mesma forma, o Código de Defesa do Consumidor reconhece a responsabilidade subjetiva do médico, dispondo expressamente no seu Art. 14[9] que, em que pese o fornecedor dos serviços deva responder, independentemente da existência de culpa, pela reparação dos danos causados ao consumidor pelos defeitos ocorridos na prestação dos serviços; se este fornecedor se tratar de um profissional liberal – como é o caso do médico – a responsabilidade pessoal deverá ser apurada mediante comprovação do elemento culpa (BRASIL, 1990).

Comprovado o elemento culpa, descenderá o dever do médico de indenizar o paciente lesado (ou a quem de direito) pelos danos patrimoniais e/ou extrapatrimoniais decorrentes da sua conduta (ação ou omissão), de modo que a fixação da extensão da reparação do dano e a sua quantificação pelo Judiciário, nos termos da legislação civil vigente, levará em conta o grau da culpa aferida ao profissional (intencional, inescusável, grave ou leve).

---

8 BRASIL. Lei nº 10.406, de 10 de janeiro de 2002. Institui o Código Civil. Disponível em: http://www.planalto.gov.br/ccivil_03/leis/2002/l10406compilada.htm. Acesso em: 27/10/22.

9 BRASIL. Lei nº. 8.078, de 11 de setembro de 1990. Código de Defesa do. Consumidor. Dispõe sobre a proteção do consumidor e dá outras providências. Disponível em: http://www.planalto.gov.br/ccivil_03/leis/l8078compilado.htm. Acesso em: 27/10/2022.

2. Fatos geradores e excludentes da responsabilidade civil do médico

Conforme dispõe o Código de Ética Médica[10], o alvo de toda atenção do médico deve ser a saúde do ser humano, em benefício da qual o profissional deverá agir sempre com o máximo de zelo e o melhor de sua capacidade profissional. Assim sendo, ao médico é imputado o dever de agir com diligência e cuidado, de acordo com as normas já consagradas pela prática médica.

Quando o médico, durante o exercício da sua profissão, age em desacordo com este princípio fundamental expressamente descrito no Código de Ética que regulamenta suas atividades, acaba por violar o dever de cuidado, sendo esta violação um fato gerador da sua responsabilidade civil.

Neste sentido, o Tribunal de Justiça do Estado do Rio Grande do Sul (TJ/RS), ao julgar a apelação cível nº 70042169748[11], decorrente de ação judicial promovida por paciente em face de nosocômio, cujo corpo clínico realizou procedimento cirúrgico em joelho esquerdo quando todos os exames e tratamentos estavam relacionados ao joelho direito, reconheceu que a conduta configurou flagrante equívoco por parte do corpo clínico, um erro escusável diante da falta de cuidado e diligência por parte dos profissionais em relação ao quadro clínico do paciente.

O desembargador relator, Leonel Pires Ohlweiler, fundamentou o acórdão – que majorou os danos morais fixados pelo juiz do primeiro grau – reconhecendo que no caso em concreto, no qual o paciente foi submetido à realização de um procedimento cirúrgico desnecessário, ocorreu "falha no dever de cuidado objetivo, que impõe a observância da devida cautela, da atenção ou da diligência necessárias a fim de que determinado ato não resulte em bens jurídicos alheios". Neste sentido, o desembargador citou a doutrina de Sérgio Cavalieri Filho[12]:

---

10 CONSELHO FEDERAL DE MEDICINA (CFM – Brasil). Código de ética médica. Resolução nº 2217/2018. Disponível em: https://portal.cfm.org.br/images/PDF/cem2019.pdf. Acesso em: 27/10/2022.

11 TJ-RS – AC: 70042169748 RS, Relator: Leonel Pires Ohlweiler, Data de Julgamento: 11/05/2011, Nona Câmara Cível, Data de Publicação: Diário da Justiça do dia 17/05/2011. Disponível em: https://www.jusbrasil.com.br/jurisprudencia/tj-rs/19725686/inteiro-teor-19725687. Acesso em: 27/10/2022.

12 BRASIL. Lei nº. 8.078, de 11 de setembro de 1990. Código de Defesa do. Consumidor. Dispõe sobre a proteção do consumidor e dá outras providências. Disponível em: http://www.planalto.gov.br/ccivil_03/leis/l8078compilado.htm. Acesso em: 27/10/2022.

> "De se destacar, ainda, que no grau de diligência ou cautela exigível deve ser levado em conta não só o esforço da vontade para avaliar e determinar a conduta adequada ao cumprimento do dever, mas também os conhecimentos e a capacidade ou aptidão exigíveis das pessoas. O padrão que se toma para apreciar a conduta do agente não é só a do homem diligente, cuidadoso e zeloso, mas também do homem medianamente sensato, avisado, razoável e capaz."
>
> "A inobservância desse dever de cuidado torna a conduta culposa – o que evidencia que a culpa é, na verdade, uma conduta deficiente, que decorrente de uma deficiência da vontade, quer de inaptidões ou deficiências próprias ou naturais. Exprime um juízo de reprovabilidade sobre a conduta do agente, por ter violado o dever de cuidado quando, em face das circunstâncias específicas do caso, devia e podia ter agido de outro modo."

O dever de cuidado, no entanto, não é o único fato gerador da responsabilidade civil do médico. Outro dever médico específico que, quando violado, configura responsabilidade pelo fato do serviço (Art. 14, CDC[13]) é o dever de informação.

O Código de Ética Médica e a legislação civil e consumerista imputam ao médico o dever de prestar informações adequadas ao paciente acerca do diagnóstico, do prognóstico, dos tratamentos disponíveis e dos seus objetivos, das vantagens e desvantagens e, especialmente dos riscos associados às indicações/prescrições. O direito do paciente à informação é, inclusive, amplamente reconhecido pelo Conselho Federal de Medicina (CFM), assim mencionado na Recomendação 01/2016, CFM[14]:

> [...] o consentimento livre e esclarecido tornou-se prática médica obrigatória, sob o prisma ético e jurídico, pois receber esclarecimento e informação adequados é direito fundamental

13 BRASIL. Lei nº. 8.078, de 11 de setembro de 1990. Código de Defesa do. Consumidor. Dispõe sobre a proteção do consumidor e dá outras providências. Disponível em: http://www.planalto.gov.br/ccivil_03/leis/l8078compilado.htm. Acesso em: 27/10/2022.

14 CONSELHO FEDERAL DE MEDICINA (CFM – Brasil). Dispõe sobre o processo de obtenção de consentimento livre e esclarecido na assistência médica. Recomendação CFM nº 1/2016. Disponível em: https://portal.cfm.org.br/images/Recomendacoes/1_2016.pdf. Acesso em: 27/10/2022.

do paciente, estabelecido no mesmo patamar hierárquico da liberdade, da igualdade e da dignidade humanas.

Além disso, o Código de Ética Médica, em seu Art. 24[15], veda expressamente ao médico "deixar de garantir ao paciente o exercício do direito de decidir livremente sobre sua pessoa e bem estar, bem como exercer sua autoridade para limitá-lo".

Daí, decorre a importância e a indispensabilidade do Termo de Consentimento Livre e Esclarecido, documento responsável pelo registro do ato de decisão, concordância e aprovação do paciente ou do seu responsável legal após prévia informação e esclarecimentos necessários a respeito dos procedimentos/tratamentos indicados pelo profissional.

Neste sentido, a título exemplificativo, cumpre mencionar o caso julgado pela Sexta Câmara Cível do Tribunal de Justiça do Estado do Rio Grande do Sul (Apelação Cível nº 70052833407[16]), no qual reconheceu-se que o profissional médico não pode submeter o paciente à realização de tratamento eletivo sem o seu prévio consentimento, ainda que haja indicação. *In casu,* a paciente insurgiu contra o ato médico consistente em realizar cirurgia plástica em abdome (dermolipectomia) quando havia consentido apenas para realização de procedimento de extração de hérnia umbilical.

O desembargador relator, Sylvio José Costa da Silva Tavares, referiu no texto do acórdão que "quanto à dermolipectomia, embora existisse indicação para a cirurgia, não era dado à parte ré a realização de procedimento não consentido pela paciente". Ainda, referiu que cabia ao médico o ônus da prova do consentimento através da apresentação aos autos de Termo de Consentimento Livre e Esclarecido devidamente assinado pela paciente.

Por outro lado, este mesmo tribunal, ao julgar ação indenizatória promovida por paciente sob a alegação de ocorrência de erro médico, reformou a sentença de parcial procedência proferida pelo juízo do pri-

---

15 CONSELHO FEDERAL DE MEDICINA (CFM – Brasil). Código de ética médica. Resolução nº 2217/2018. Disponível em: https://portal.cfm.org.br/images/PDF/cem2019.pdf. Acesso em: 27/10/2022.

16 TJ-RS – AC: 70052833407 RS, Relator: Sylvio José Costa da Silva Tavares, Data de Julgamento: 31/03/2016, Sexta Câmara Cível, Data de Publicação: 06/04/2016. Disponível em: https://www.jusbrasil.com.br/jurisprudencia/tj-rs/900463602/inteiro-teor-900463833. Acesso em: 27/10/2022.

meiro grau para fins de julgar improcedente o feito sob o fundamento de que o dever de informação, *in casu,* foi cumprido, uma vez que todos os documentos acostados ao processo comprovavam a existência do consentimento informado.

No julgado (Apelação Cível nº 70042026286[17]), o TJ/RS reconheceu que o erro alegado (lesão da alça de intestino), em verdade, se tratava de um risco esperado relacionado ao procedimento (cirurgia de ligadura de trompas), o qual foi previamente informado à paciente, não tendo sido constatado ato imperito por parte do profissional médico, tão pouco, violação ao dever de cuidado objetivo.

Prosseguindo a análise dos fatos geradores da responsabilidade civil do médico, ainda podemos mencionar um terceiro dever médico específico que, quando violado, configura dever de indenizar: o dever de sigilo. De acordo com o Art. 73, *caput*, do Código de Ética Médica[18], "é vedado ao médico relevar fato de que tenha conhecimento em virtude do exercício da sua profissão, salvo por motivo justo, dever legal ou consentimento, por escrito do paciente". Este importante dever médico também encontra guarida na própria Constituição Federal Brasileira, uma vez que o Art. 5º, X, da Carta Magna[19] dispõe que "são invioláveis a intimidade, a vida privada, a honra e a imagem das pessoas, assegurado o direito à indenização pelo dano material ou moral decorrente da sua violação".

Por fim, têm-se que a violação de qualquer dever ético por parte do profissional médico – estando presentes os pressupostos caracterizadores da responsabilidade civil – configuram dever de indenizar. São exemplos comuns: publicidade abusiva, enganosa ou em desacordo com o Código de Ética Médica; emissão de receituário ilegível; e abandono de plantão. Por outro lado, inexistindo o pressuposto "nexo de causalidade", referenciado no capítulo anterior, caracterizam-se as hipóteses

17 TJ-RS – AC: 70042026286 RS, Relator: Leonel Pires Ohlweiler, Data de Julgamento: 19/10/2011, Nona Câmara Cível, Data de Publicação: 24/10/2011. Disponível em: https://www.jusbrasil.com.br/jurisprudencia/tj-rs/907746237. Acesso em: 27/10/2022.

18 CONSELHO FEDERAL DE MEDICINA (CFM – Brasil). Código de ética médica. Resolução nº 2217/2018. Disponível em: https://portal.cfm.org.br/images/PDF/cem2019.pdf. Acesso em: 27/10/2022.

19 BRASIL. Constituição (1988). Constituição da República Federativa do Brasil. Disponível em: http://www.planalto.gov.br/ccivil_03/constituicao/constituicao.htm. Acesso em: 24/10/2022.

excludentes da responsabilidade civil do médico: caso fortuito e força maior e fato exclusivo da vítima e/ou de terceiros.

Quando falamos em caso fortuito ou força maior, estamos diante de eventos que são considerados inevitáveis e imprevisíveis, a exemplo das lesões iatrogênicas. As iatrogenias não acarretam na responsabilidade civil do profissional médico, justamente porque, diferente do erro médico – cujas lesões são consequência de atos ilícitos decorrentes de negligência, imprudência ou imperícia -, decorrem de uma conduta tecnicamente correta e aceita e/ou reconhecida pelas normas que regem a profissão.

Para melhor entendimento, podemos citar os exemplos mais comuns de iatrogenias, as quais são: efeitos colaterais e adversos causados por medicamentos; resistência a bactérias decorrentes da necessidade contínua de uso de antibióticos; danos e riscos associados a quimioterapias e radioterapias, tais como queda de cabelo, anemia, náuseas, infertilidade; e queloide decorrente de cicatriz por conta de incisão cirúrgica necessária à realização de dado procedimento. A jurisprudência brasileira é praticamente unânime no sentido de que as lesões iatrogênicas, quando devidamente comprovadas, integram o conceito doutrinário de caso fortuito e força maior e, por romperem o nexo de causalidade entre a conduta e o dano, não recaem na responsabilização civil do profissional médico.

Conforme mencionado anteriormente, o fato exclusivo da vítima ou de terceiros, assim como as iatrogenias, também são fatores excludentes da responsabilidade civil do médico. Nestas situações, no entanto, o dano sofrido pelo paciente decorre da sua própria ação ou omissão, ou, sucessivamente, decorre de ato de profissional terceiro, não submetido às ordens do médico.

No que tange aos deveres e obrigações do paciente, em especial, àqueles relacionados à veracidade e informação completa do estado de saúde, à obediência às orientações prestadas pelo profissional no período que antecede e no período que sucede o tratamento prescrito e consentido, e ao comparecimento às consultas de retorno, poucas referências são encontradas na doutrina. No entanto, a jurisprudência brasileira é pacificada no sentido de que, havendo comprovação da violação dos deveres do paciente, inexiste responsabilidade civil do médico e consequente dever de indenizar.

Neste sentido, cumpre referenciar o recente caso julgado pelo Tribunal de Justiça do Estado de Minas Gerais (Apelação Cível nº

1.0000.22.022224-4/001)[20], no qual restou afastada a responsabilização civil do profissional médico em relação ao agravo da saúde do paciente, uma vez que comprovado o abandono do tratamento prescrito. Colaciona-se abaixo parte da ementa do acórdão proferido:

> A obrigação do profissional de saúde é, em regra, de meio, obrigando-se o médico a atuar com diligência, prudência e técnicas disponíveis e necessárias a proporcionar, ao paciente, todos os meios para alcançar a finalidade desejada. Precedentes do STJ. O abandono do tratamento médico prescrito por profissional habilitado torna inviável o reconhecimento da culpa do médico pela condição ou agravamento do estado de saúde do paciente.

Por fim, a responsabilidade civil do médico também não resta caracterizada, como dito anteriormente, se comprovada a culpa exclusiva de terceiro que não esteja submetido às ordens do profissional médico assistente. Um exemplo simples da caracterização desta excludente de responsabilidade é quando a mãe (terceiro), mesmo previamente informada dos riscos e consequência, oferta alimento ao menor antes da realização do procedimento anestésico e oculta do profissional médico esta informação.

A análise dos pressupostos da responsabilidade civil, bem como de seus fatos geradores e excludentes, nos permite concluir que a prova é fundamental para a defesa do médico nas ações indenizatórias propostas por pacientes, uma vez que, conforme julgados referenciados neste capítulo, é através deste instituto que se dará o convencimento do juízo, bem como que serão fixados os limites da responsabilização civil do médico. No próximo capítulo, abordaremos como se dá a distribuição do ônus da prova nas demandas judiciais relacionadas à atividade médica e compreenderemos a importância da prova pericial no processo de defesa do profissional.

20 TJ-MG – AC: 10000220222244001 MG, Relator: Jaqueline Calábria Albuquerque, Data de Julgamento: 22/03/2022, Câmaras Cíveis / 10ª CÂMARA CÍVEL, Data de Publicação: 24/03/2022. Disponível em: https://www.jusbrasil.com.br/jurisprudencia/tj-mg/1435948262/inteiro-teor-1435948312. Acesso em 24/10/2022.

3. A importância da prova pericial nas ações decorrentes de prestação de serviços de saúde

A jurisprudência brasileira é unânime no sentido de que se aplica o Código de Defesa do Consumidor às demandas judiciais decorrentes da relação médico-paciente, de forma que, à luz da legislação consumerista, em que pese a responsabilidade subjetiva do médico, imputa-se a ele o ônus da prova no que tange às excludentes da sua responsabilidade civil.

Desta forma, se por um lado a regra geral sobre a distribuição do ônus da prova em processos judiciais é aquela inserida no Artigo 373, incisos I e II, do Código de Processo Civil, é imputado ao autor a prova do fato constitutivo do seu direito; por outro, quando falamos em relação de consumo - forma como o Judiciário interpreta a relação médico-paciente - o ônus da prova compete ao profissional, uma vez que o paciente, quando inserido na qualidade de consumidor, beneficia-se do facilitador previsto no Código de Defesa do Consumidor denominado inversão do ônus da prova.

Em que pese a jurisprudência tenha trilhado este caminho, a doutrina, por outro lado, não é unânime com relação à aplicação do Código de Defesa do Consumidor nas ações em que se discute danos materiais e morais decorrentes da prestação de serviços de saúde. Neste sentido, leciona Yonekura (apud OLIVEIRA, 2007, p. 154) [21] acerca da atividade médica:

> Não se questiona que é uma atividade oferecida por um prestador de serviço; no entanto, não se compara com às demais por vários motivos, entre as quais, pela participação do próprio paciente no que tange ao sucesso o fracasso do tratamento; pelo caráter inexato da ciência médica, que se monstra limitada ao conhecimento, ou ainda, pela própria resposta de cada organismo humano, ainda que lhe sejam aplicados diferentes tratamentos.

21 OLIVEIRA, Mariana Massara Rodrigues de. *Responsabilidade Civil dos Médicos*. Repensando a Natureza Jurídica da Relação Médico-paciente em Cirurgia Plástica Estética e seus Reflexos em Relação ao Ônus da Prova. 1.ed. Curitiba: Juruá, 2007. p.154.

Para Oliveira (2007)[22], a decretação da inversão do ônus da prova deve ser vista com reservas:

> Se por um lado, a relação médico-paciente (inclusive a do cirurgião plástico estético) gera obrigação de meios – laborar com prudência ou diligência, tomando todas as cautelas recomendáveis – o que importaria a responsabilização do facultativo mediante verificação de culpa, não podendo esta ser presumida, via de regra; por outro lado, a inversão do ônus da prova, além de deslocar o encargo de produção, que passa a ser atribuído ao médico-requerido, implica uma presunção de culpa, que deverá ser elidida pelo profissional.

Compartilha-se do sensato posicionamento da autora no sentido de que a decretação da inversão do ônus da prova deveria ocorrer somente de forma excepcional, desde que presentes os requisitos autorizadores descritos no Art. 6º, VIII, CDC[23] (verossimilhança e hipossuficiência). Para a autora[24], uma mera alegação genérica do paciente na petição inicial, "insuficiente de elementos, fundamentos e sinais que possam levar a uma presunção de que o médico não procedeu dentro da técnica, baseada por exemplo, apenas em fotografias, não autorizariam, jamais a decretação da inversão do ônus da prova".

Oliveira (2007)[25] critica o posicionamento jurisprudencial brasileiro, afirmando que inexiste justificativa para o excesso de protecionismo ao paciente, uma vez que, ele mesmo, em determinadas situações (como no caso de uma cicatriz hipertrófica, por exemplo), poderia requerer a exibição de documentos ou, até mesmo, a produção de uma prova pericial, sendo que esta última, poderia, inclusive, ser decretada de ofício pelo próprio juiz, não havendo necessidade de imputar ao profissional médico à produção da prova, tão pouco presumir-se a sua culpa diante da sua atividade de meio.

---

22 Idem, p.161.

23 BRASIL. Lei nº. 8.078, de 11 de setembro de 1990. Código de Defesa do. Consumidor. Dispõe sobre a proteção do consumidor e dá outras providências. Disponível em: http://www.planalto.gov.br/ccivil_03/leis/l8078compilado.htm. Acesso em: 27/10/2022.

24 OLIVEIRA, 2007, p.161.

25 Idem, p.162.

Em que pese a divergência com relação a este ponto, se faz necessário "dançar conforme a música", de forma que a defesa do profissional médico não reste prejudicada, posto que a prova, conforme ensinamentos de Oliveira (2007)[26], não se trata de um direito ou de uma obrigação, mas sim, de uma faculdade, uma vez que, nas palavras da autora, "*a parte a quem incumbe fazer a prova do fato, suportará as consequências e prejuízos da sua falta de omissão*".

Diante deste contexto, em que pese os diversos meios de prova admitidos pelo Código de Processo Civil Brasileiro[27] vigente (depoimento pessoal, confissão, exibição de documento ou coisa, prova documental, testemunhal, pericial e inspeção judicial), sem dúvidas, a prova pericial é a modalidade que mais pode beneficiar a defesa do profissional médico nos autos em uma ação em que se discute danos materiais e morais decorrentes da prestação de serviços de saúde, sendo uma importante aliada para a comprovação do cumprimento dos deveres médicos específicos, da ausência de ato imputável (negligência, imperícia ou imprudência), das iatrogenias e demais excludentes da responsabilidade civil.

Independentemente do motivo pelo qual o paciente optou por ingressar com uma ação judicial em face do profissional médico, e mesmo que, felizmente, em grande parte dos casos judicializados, o profissional tenha agido com zelo e cuidado, dentro das boas práticas recomendadas pelos Conselhos de Medicina, o magistrado precisa ser persuadido; ou seja, para julgar improcedente a demanda proposta pelo paciente ou, até mesmo, para fixar um *quantum* indenizatório adequado, o juiz precisa se convencer da verdade com relação aos fatos que estão sendo discutidos. Neste sentido, assim leciona Juliano (2006, p. 51)[28]:

> A perícia surge da exigência que o juiz e as partes envolvidas num processo têm de esclarecer fatos, situações e coisas, utilizando-se a técnica e da ciência de maneira mais apropriada. Nela, constata-se, prova-se e demonstra-se a veracidade de alguma coisa, baseando-se em fundamentos técnicos que são materializados na redação do laudo. Fazem parte da perícia

26 Idem, p.147.

27 BRASIL. Lei nº 13.105, de 16 de março de 2015. Institui o Código de Processo Civil. Disponível em: http://www.planalto.gov.br/ccivil_03/_ato2015-2018/2015/lei/l13105.htm. Acesso em: 27/10/2022.

28 JULIANO, Rui. Manual de Perícias. 2.ed. Rio Grande: 2006, p. 51.

os atos praticados pelos peritos para que os objetivos sejam alcançados, tais como a vistoria e o exame.

Assim sendo, se de um lado temos os advogados dos pacientes descrevendo os fatos, por vezes de forma exagerada e sensacionalista, na petição inicial, de outro temos os advogados dos médicos apresentando às suas defesas pareceres técnicos e literatura médica de difícil compreensão ao leigo, não há como se esperar que o julgador tome uma decisão assertiva e exata acerca da conduta do profissional sem o auxílio da prova pericial, em especial, porque como já dito, não se pode presumir que, no exercício da sua profissão, o médico tenha pretendido causar algum dano ao paciente.

O expert nomeado livremente pelo juiz (Art. 465, CPC)[29], enquanto profissional médico, é quem tem melhores condições de avaliar os fatos, seja através do exame físico do paciente (perícia direta), seja através da análise dos prontuários e/ou outros documentos (perícia indireta) e laborar o laudo pericial que contribuirá para o convencimento do julgador.

Importante pontuar que este meio de prova se mostra ainda mais robusto quando possibilita, às partes, a nomeação de assistentes técnicos de sua confiança (Art. 465, § 1º, II, CPC)[30] que podem acompanhar o trabalho do perito, bem como expedirem seus próprios pareceres, discordando ou apoiando a conclusão do expert. Inclusive, tratando-se de uma perícia mais complexa, que exija também conhecimento técnico de outros profissionais da saúde como enfermeiros e fisioterapeutas, por exemplo, o magistrado pode, de acordo com o disposto no Art. 475, CPC[31], nomear mais de um perito, e as partes, por sua vez, podem indicar mais de um assistente técnico.

Sabe-se que o juiz, diante do princípio do livre convencimento motivado, deve julgar a prova constante nos autos em concomitância com a lei e de acordo com a sua convicção, podendo, inclusive, deixar de considerar as conclusões do laudo pericial, desde que indicados os motivos

29 BRASIL. Lei nº 13.105, de 16 de março de 2015. Institui o Código de Processo Civil. Disponível em: http://www.planalto.gov.br/ccivil_03/_ato2015-2018/2015/lei/l13105.htm. Acesso em: 27/10/2022.

30 BRASIL. Lei nº 13.105, de 16 de março de 2015. Institui o Código de Processo Civil. Disponível em: http://www.planalto.gov.br/ccivil_03/_ato2015-2018/2015/lei/l13105.htm. Acesso em: 27/10/2022.

31 Idem, n.p.

(Art. 371, CPC)[32]. No entanto, via de regra, não é este o comportamento que verificamos nas decisões judicias.

A jurisprudência, em verdade, transparece a relevância que o laudo pericial possui com relação ao convencimento do juiz, em especial, quando a conclusão do perito é no sentido de não vislumbrar conduta médica inadequada. As respostas aos quesitos são habitualmente utilizadas para fundamentar as sentenças e acórdãos, afastando o nexo de causalidade entre as ações do profissional médico e os danos alegados pelos pacientes. A título exemplificativo, anota-se recente julgado proferido pelo Tribunal de Justiça do Estado de São Paulo (Apelação Cível nº 10032799220158260602)[33]:

> INDENIZAÇÃO. DANOS MATERIAIS E MORAIS. ERRO MÉDICO. Sentença que julgou improcedente a ação. Recurso da autora. Cerceamento de defesa afastado, Questionamentos formulados que já foram respondidos no laudo pericial. Confirmação do diagnóstico de endometriose. Resposta aos quesitos. Exame anatomopatológico posterior ao procedimento cirúrgico que confirma focos de endometriose. Laudo pericial conclusivo quanto à adequação da conduta médica. Ausência de provas capazes de infirmar a conclusão do perito. Tratamento médico em conformidade com o recomendado pela prática e literatura médicas. Pedido rejeitado. Sentença que observou o conjunto probatório indicativo de ausência de falha na prestação de serviços. RECURSO DESPROVIDO. (TJ-SP - AC: 10032799220158260602 SP 1003279-92.2015.8.26.0602, Relator: Ana Maria Baldy, Data de Julgamento: 20/05/2021, 6ª Câmara de Direito Privado, Data de Publicação: 20/05/2021)

Corroborando com este fato, cumpre mencionar a análise realizada por Leal e Milagres (2012)[34] com o objetivo de avaliar a importância do

32 Idem, n.p.

33 TJ-SP - AC: 10032799220158260602 SP 1003279-92.2015.8.26.0602, Relator: Ana Maria Baldy, Data de Julgamento: 20/05/2021, 6ª Câmara de Direito Privado, Data de Publicação: 20/05/2021. Disponível em: https://www.jusbrasil.com.br/jurisprudencia/tj-sp/1212478442. Acesso em: 27/10/2022.

34 LEAL, Lucas Pedroso Fernandes Ferreira, MILAGRES, Antonio. A importância do laudo pericial médico na formação do entendimento do juízo: análise de casos de

laudo pericial na formação do entendimento dos magistrados no que tange à especialidade de cirurgia geral. O estudo efetuado se deu através da análise de laudos oficiais decorrentes de perícias realizadas em 25 ações judiciais que foram propostas no estado de São Paulo no ano de 2009.

Os autores concluíram que a prova pericial médica foi mencionada nos 25 casos analisados (1ª instância), sendo que, em 96% destes casos, o laudo elaborado pelo perito influenciou diretamente a decisão do magistrado. Os resultados apontaram, ainda, para o fato de que, em 84% dos casos, o perito não estabeleceu nexo de causalidade entre a conduta médica e o dano alegado pelo paciente ou por quem de direito, sendo que somente em 16% dos casos analisados concluiu-se, de fato, a ocorrência de prática médica inadequada.

Ainda mais interessante foi a conclusão no sentido de que os magistrados acompanharam o laudo pericial em 100% dos casos quando se considerou que a assistência prestada pelo médico ao paciente foi adequada, enquanto a concordância com o laudo pericial não foi unânime quando o perito opinou por prática médica inadequada (75%).

Todos estes indícios apontam para a relevância da prova pericial nas ações em que se discute danos materiais e morais decorrentes da prestação de serviços de saúde, cujo instituto vem se mostrando como um importante aliado à defesa do profissional no sentido de fornecer aos magistrados esclarecimentos técnicos necessários aos deslinde da discussão. Tal meio probatório mostra-se ainda mais relevante em algumas especialidades médicas que são tratadas de forma particular pelo Sistema Judiciário Brasileiro, a exemplo da cirurgia plástica, cujas particularidades serão tratadas nos próximos capítulos.

4. Aspectos relevantes da especialidade médica em cirurgia plástica

Quando o assunto é judicialização da relação médico-paciente, a cirurgia plástica embelezadora é sempre palco para relevantes discussões, uma vez que, embora haja um consenso na doutrina brasileira no sentido de que a natureza da obrigação do médico é de meio e não de resultado, quando a pauta é esta especialidade, as divergências com relação ao tema ganham destaque.

---

suposta má prática médica em cirurgia geral. *Saúde, Ética & Justiça*. 2012;17(2):82-90. Disponível em: file:///C:/Users/Note/Downloads/57257-Texto%20do%20artigo-72656-1-10-20130624.pdf. Acesso em: 26/10/2022.

Para melhor adentrarmos na discussão, faz-se necessário, primeiramente, compreender a diferença entre estas duas naturezas obrigacionais. Enquanto na obrigação de meio o médico assume um dever de diligência e atenção, à luz da boa prática médica atual (responsabilidade subjetiva), na obrigação de resultado, ao contrário, o médico assume um compromisso de alcançar a cura do paciente ou de alcançar um determinado resultado, como no caso da cirurgia plástica estética (responsabilidade subjetiva com culpa presumida).

Para Sebastião (apud CORREIA-LIMA, 2012, p. 38-39)[35] a diferença está "em saber quem assumiu o risco em caso de frustração (não atingimento do fim) ou de prejuízo (dano) diante de resultado negativo". Para o autor, "se o risco foi assumido por quem contrata (paciente, no caso da medicina), cumpre a este provar a culpa do contratado (médico) pelo dano resultante". Por outro lado, afirma o autor que se o risco é do contratado (médico), cabe a ele provar que o insucesso, o não atingimento do resultado, "decorreu de fato que escapou da sua esfera de atuação, quer por culpa do próprio contratante, quer porque derivado de força maior ou de caso fortuito".

Para Correia-Lima (2012, p.38)[36] "a obrigação médica, é, em geral, de meio e não de resultado, ou seja, implica no dever de prudência e diligência no exercício de sua arte, utilizando-se dos melhores meios disponíveis para tentar a cura do paciente sem, entretanto, prometer ou garantir o resultado esperado". De acordo com o autor, inexiste a possibilidade de o profissional médico assegurar o resultado por este ser incerto, diante dos fatores que envolvem a medicina, porém, reconhece que em algumas especialidades médicas, como a cirurgia plástica, impõe-se obrigação de resultado.

Dantas (2022)[37], pelo contrário, posiciona-se firmemente no sentido de que não há como se reconhecer a natureza obrigacional de resultado diante da atividade médica, nem mesmo na especialidade de cirurgia plástica. Para autor, "sob nenhum aspecto, a cirurgia plástica pode ou deve ser considerada obrigação de resultado". Assim arremata: "Esta é

35 CORREIA-LIMA, Fernando Gomes. *Erro Médico e Responsabilidade Civil.* Conselho Federal de Medicina do Estado do Piauí, 2012.p. 38 e 39.

36 CORREIA-LIMA, Fernando Gomes. *Erro Médico e Responsabilidade Civil.* Conselho Federal de Medicina do Estado do Piauí, 2012.p. 38.

37 DANTAS, Eduardo Vasconcelos dos Santos. *Direito Médico.* Rio de Janeiro: GZ Editora, 2022.p. 188.

uma classificação muito difundida, e repetida sem qualquer reflexão pelos menos avisados, que se limitam a fazer coro com entendimento que se mostra ultrapassado, à luz da doutrina atual".

Nos ensinamentos do autor, em que pese muito se fale na doutrina nacional em impor diferença de tratamento jurídico à cirurgia plástica com finalidade embelezadora, uma vez que essa teria finalidade unicamente estética e não terapêutica, o próprio conceito de inexistência de finalidade terapêutica é ultrapassado:

> Há relativamente pouco tempo atrás, era generalizado o conceito de que a cirurgia plástica de caráter meramente embelezador, sem finalidades terapêuticas, se constituía em simples capricho do paciente, sendo, portanto, desnecessária. Com a evolução dos conceitos, se considera atualmente a saúde não apenas o bem-estar físico, mas também a incolumidade psíquica e social, não havendo espaço para dúvidas sobre a finalidade curativa da cirurgia estética.

Neste sentido, também é o entendimento de Couto Filho E Souza (apud DANTAS, 2022, p.188)[38]:

> Hodiernamente, esta questão de outrora se encontra pacificada, pois é dever da medicina zelar pela saúde física e mental dos pacientes. Nesta marcha, não se pode olvidar que mesmo alguém aparentemente perfeito, que se enquadre nos padrões normais de beleza, e que deseje realizar certa cirurgia para modificar, por exemplo, a mama, tornando-a menor, não esteja, em algum nível, sofrendo de um mal, ainda que em órbita mental. Resulta que esse mal vai desde a angústia e a sofreguidão, por achar-se com uma mama feia, até o profundo estado de depressão. Portanto, não há de se raciocinar, em tempos atuais, que a cirurgia estética se consubstancia em intervenção desnecessária, em cirurgia de luxo, que não possui licitude. Ao contrário, é uma especialidade médica como outra

38 DANTAS, Eduardo Vasconcelos dos Santos. *Direito Médico*. Rio de Janeiro: GZ Editora, 2022.p. 188.

qualquer, onde as obrigações do cirurgião são iguais às dos demais médicos de diferentes especialidades.

Seguindo essa linha de raciocínio dos autores, com a qual me identifico, cumpre citar que a própria Organização Mundial da Saúde (OMS) define saúde como um estado de completo bem-estar físico, mental e social, e não apenas como a ausência de doença ou enfermidade, de forma que, sob essa ótica, jamais um procedimento, ainda que meramente estético, poderia ser considerado fútil e desnecessário, e sendo este necessário à restauração da saúde do paciente, não há como se impor obrigação de resultado, tratando-se claramente de obrigação de meio.

Além disso, outro aspecto importante que precisa ser relevado na discussão sobre o tema, é a subjetividade do resultado. Não parece coerente que seja delegado apenas ao paciente o poder de julgar o resultado. O resultado é um conceito altamente subjetivo, que possui limites técnicos, científicos e éticos, os quais se encontram fora da esfera da intervenção médica, especialmente, porque cada organismo é único e tende a reagir de maneiras diferentes diante de um mesmo procedimento. Nesta égide, assumir que a obrigação do médico cirurgião plástico é de meio e não de resultado, seria o mesmo que desconsiderar os aspectos individuais de cada paciente, como se todos fossem iguais, bem como, desconsiderar que a medicina é uma atividade de risco, pela própria natureza.

Para Dantas (2022)[39], também não é admissível crer que o paciente não tenha ciência dos riscos envolvidos em qualquer procedimento, de modo que não parece adequado admitir o comportamento contraditório de contratar uma obrigação de meio (devidamente identificada e esclarecida no próprio Termo de Consentimento Livre e Esclarecido e no Contrato de Prestação de Serviços Médicos em Cirurgia Plástica) e exigir uma obrigação de resultado, que jamais lhe foi assegurada. Para o autor, "eximir o paciente desta responsabilidade em favor de uma falsa responsabilidade objetiva do médico (não prevista pela legislação, diga-se) é absolutamente contraproducente. O consentimento, a conduta e o comportamento do paciente são – mais que atenuantes, excludentes de responsabilidade".

39 DANTAS, Eduardo Vasconcelos dos Santos. *Direito Médico*. Rio de Janeiro: GZ Editora, 2022.p. 196.

Seguindo esta mesma corrente de entendimento, Kfouri Neto (2002, p. 267[40]), leciona:

> Em qualquer hipótese, não milita, em desfavor do cirurgião plástico, nessas intervenções embelezadoras, presunção de culpa, nem tampouco se aplicam os princípios da responsabilidade sem culpa. Por fim, as novas tendências verificadas no âmbito da prova da culpa médica, em especial a atribuição dinâmica do encargo probatório, não mais justificam que apenas ao cirurgião plástico seja aplicado tratamento diferenciado, gravoso. Todas as especialidades cirúrgicas submetem-se ao imprevisível - consequência natural, já examinada, das características individuais de cada pessoa. Assim, a cirurgia plástica embelezadora há de enquadrar no figurino da verificação da culpa, a exemplo das demais especialidades médicas - arredando-se a aplicação extremada dos princípios da responsabilidade objetiva ao profissional liberal, que também se submete ao estatuto da culpa.

Assim corrobora Coelho[41]:

> Cada organismo reage diferentemente à "agressão" da cirurgia, e influi enormemente nos resultados da plástica o estado psíquico do paciente. Este quadro encontra-se em todas as especialidades médicas, inclusive na medicina de embelezamento. Em suma, a intervenção cirúrgica de razões meramente estéticas expõe o paciente a riscos, tanto quanto qualquer outra. (COELHO, 2012, p. 443).

Assim sendo, por mais avançada que esteja a ciência médica, o corpo humano ainda permanece na sua individualidade, de forma que os resultados dos procedimentos cirúrgicos, sejam eles com intuito estéti-

40 KFOURI NETO, Miguel. *Culpa Médica e Ônus da Prova*. São Paulo: Ed. Revista dos Tribunais, 2002.

41 COELHO, Fábio Ulhoa. Curso de direito civil, volume 2: obrigações e responsabilidade civil. 5. ed. São Paulo: Saraiva, 2012.pg. 443.

co ou não, não dependem apenas da boa técnica médica, mas também de outros fatores que, como dito, fogem do controle do próprio profissional.

5. Entendimento jurisprudencial acerca da responsabilidade civil do médico cirurgião plástico

Em que pese a legitimidade dos argumentos descritos no capítulo anterior para o fim de descaracterizar a natureza obrigacional de resultado na cirurgia plástica estética, os tribunais brasileiros, de forma majoritária, ainda não estão acolhendo a tese segundo a qual a obrigação do médico cirurgião plástico é de meio e não de resultado.

De qualquer sorte, os julgados mais recentes têm sido mais críticos na avaliação dos pressupostos da responsabilidade civil e têm se baseado no resultado dos laudos periciais para fundamentar suas decisões. Neste sentido, cumpre analisar o recente caso julgado pelo Egrégio Tribunal de Justiça do Estado do Rio Grande do Sul (AP nº 0029273-82.2021.8.21.7000)[42].

In casu, a paciente ingressou com ação judicial indenizatória em face de médico cirurgião plástico alegando que, inicialmente, objetivava retirar estrias da região abdominal e reparar o umbigo que se encontrava pequeno e deslocado em razão de abdominoplastia anterior, realizada quando tinha 18 anos de idade. Afirmou em suas razões que "aproveitou" para realizar, também, os procedimentos estéticos denominados mamoplastia, implantação de próteses de silicone e lipoaspiração nas coxas, flancos e culotes.

Conforme se extrai do resumo que integrou o acórdão, a paciente relatava, em sua exordial, que os dissabores começaram quando descobriu que a prótese de silicone implantada não correspondia ao tamanho escolhido, bem como quando descobriu, através do prontuário médico, que não fora realizado o procedimento de abdominoplastia, mas somente de lipoaspiração, sendo que, após 40 anos da realização do primeiro procedimento, fora agendado o novo, no entanto, nenhuma das plásticas contratadas teve resultado satisfatório. Em decorrência da insatisfação com o resultado do tratamento estético, alegou a paciente ter sofrido

42 TJ-RS – AC: 70085157204 RS, Relator: Eliziana da Silveira Perez, Data de Julgamento: 26/08/2021, Sexta Câmara Cível, Data de Publicação: 06/09/2021. Disponível em: https://www.jusbrasil.com.br/jurisprudencia/tj-rs/1299407508/inteiro-teor-1299407511. Acesso em: 26/10/22.

depressão que resultou no abandono do seu emprego, motivo pelo qual, pleiteou indenização em face do médico a título de danos materiais, morais e estéticos.

O caso foi analisado pelo TJ/RS à luz do Código de Defesa do Consumidor e fora imposto ao médico cirurgião plástico a presunção relativa de sua culpa, transferindo-se para ele o ônus de comprovar os fatos excludentes da sua responsabilidade civil, em especial, a inexistência de ato imperito, imprudente ou negligente. Sucessivamente, o desembargador relator posicionou-se no sentido de que a natureza da obrigação do médico cirurgião plástico é de meio quando há objetivo reparador, e de resultado, quando há objetivo estético. Transcreve-se tal posicionamento:

> Em se tratando de cirurgia plástica estética, a obrigação assumida pelo cirurgião plástico é de resultado, salvo quando a cirurgia for reparadora, quando então a obrigação do médico será de meio.
>
> Ou seja, quando realizado tratamento reparador ou corretivo, a exemplo do procedimento de abdominoplastia da autora, que visava reparar procedimento cirúrgico anterior, a responsabilidade do médico é de meio, no sentido de empregar as melhores técnicas para o melhor resultado possível. Nesse caso não há como garantir que a paciente atinja um determinado patamar de beleza, mas apenas um melhoramento. Por outro lado, quando realizado tratamento estético embelezador, a exemplo do implante de próteses de silicone e lipoaspiração a que se submeteu a autora, o médico cirurgião se compromete a atingir um resultado, de forma que a responsabilidade civil nesse caso é de fim, já que ele deve atingir o resultado esperado pela paciente.

Para fundamentar seu voto, que foi no sentido de manter a sentença de improcedência proferida pelo juízo do primeiro grau, o desembargador transcreveu no acórdão a conclusão do laudo médico-legal elaborado pela perita designada (médica cirurgiã-plástica) que realizou a perícia na paciente/autora.

A perita transcorreu no laudo médico-legal que, no caso da paciente, não houve nenhuma complicação cirúrgica, mas sim, um descontentamento com relação ao resultado dos tratamentos. De acordo com o resultado da prova pericial, restou demonstrado que o descontentamento da autora não era injustificável, uma vez que a mesma detinha de expectativas irreais com relação ao tratamento cirúrgico, tendo o profissional assistente se utilizado das técnicas cirúrgicas corretas e de todos os meios disponíveis para atingir os melhores resultados.

A conclusão da perita se deu através da comparação entre as fotos constantes no processo e as retiradas no momento da avaliação pericial, oportunidade em foi possível identificar uma importante melhora estética no corpo da paciente, o que levou o desembargador a concluir que o profissional médico, *in casu,* agiu de modo a preservar a saúde da paciente, não restando caracterizados nenhum dos elementos da culpa necessários à responsabilização do profissional (imperícia, imprudência ou negligência), bem como que o resultado obtido foi adequado diante do histórico cirúrgico que a paciente já apresentava.

Transcreve-se abaixo parte da ementa:

> 5) Em que pese as insatisfações da autora em relação ao resultado que esperava das cirurgias plásticas, não se vislumbra qualquer dano sofrido, mas apenas melhorias em sua imagem e beleza. 6) Não havendo culpa e, in casu, dano evidenciado, descabe imputar ao réu responsabilidade pela depressão sofrida pela autora, a qual seria a causa do abandono de seu emprego, mormente porque restou evidenciado que a autora já fazia uso de antidepressivos antes das cirurgias que deram causa ao pedido inicial.

O julgado analisado, em que pese tenha reconhecido a obrigação de resultado, não o relativizou, o que, diga-se de passagem, já é um grande avanço quando comparado com julgados menos recentes. De qualquer sorte, esta tendência certamente vem sendo verificada em razão das grandes discussões relativas à cirurgia plástica estética que estão sendo colocadas em pauta por conta de uma área tão jovem e promissora do Direito, que é o Direito Médico.

Em que pese ainda sejam minoria, mesmo que timidamente, já podemos verificar recentes julgados que reconhecem a obrigação de meio do médico na cirurgia plástica estética:

> RESPONSABILIDADE CIVIL – ERRO MÉDICO – CIRURGIA PLÁSTICA ESTÉTICA – SENTENÇA DE IMPROCEDÊNCIA – INCONFORMISMO – REJEIÇÃO – Cerceamento de defesa – Descabimento – Juízo é o destinatário da prova e possui a faculdade de indeferir provas que julgar protelatórias e des-

> necessárias ao deslinde da causa – Mero inconformismo com o resultado do julgamento – Conjunto probatório indicativo de que as normas da boa prática médica foram observadas – Não caracterizada imprudência, negligência ou imperícia – **Obrigação de meio e não de resultado** – Sentença mantida – NEGARAM PROVIMENTO AO RECURSO. (TJ-SP – AC: 10026814720188260566 SP 1002681-47.2018.8.26.0566, Relator: Alexandre Coelho, Data de Julgamento: 30/07/2020, 8ª Câmara de Direito Privado, Data de Publicação: 30/07/2020)

Ao fundamentar o acórdão que originou a ementa acima colacionada, o desembargador relator[43] sustentou que, apesar de a paciente – que se submeteu à realização de procedimento cirúrgico para colocação de prótese mamária e precisou retirá-las por conta de infecção contraída – sustentar que a obrigação de resultado relacionada aos procedimentos estéticos implicaria na responsabilidade objetiva do profissional que realizou a intervenção cirúrgica, não há, para tanto, qualquer fundamentação legal.

Para o desembargador, "deve-se considerar que, apesar de o médico responsável possuir obrigação de realizar o procedimento estético no qual há expectativa do resultado, evidentes os riscos inerentes a um procedimento cirúrgico, aos quais a parte estará sujeita". E assim complementou: "Com efeito, é incontroverso que a cirurgia de implante de próteses mamárias realizada a pedido da autora não trouxe o resultado esperado. O pós-operatório foi marcado por intercorrências importantes, que comprometeram a eficácia do tratamento", dentre elas, conforme evidenciou a prova pericial, inflamação, dores, secreção de líquido e retirada das próteses, intercorrências que não são decorrentes de defeito na prestação dos serviços médicos.

Ainda assim, de acordo com o desembargador relator, "não se pode concluir pela ocorrência de conduta culposa por parte do médico, nem de responsabilidade por parte do hospital". Em outras palavras, não res-

43 TJ-SP – AC: 10026814720188260566 SP 1002681-47.2018.8.26.0566, Relator: Alexandre Coelho, Data de Julgamento: 30/07/2020, 8ª Câmara de Direito Privado, Data de Publicação: 30/07/2020. Disponível em https://www.jusbrasil.com.br/jurisprudencia/tj-sp/898032878/inteiro-teor-898032917. Acesso em: 26/10/2022.

tou comprovado o nexo causal entre a conduta do cirurgião plástico e os danos alegados pela paciente, não havendo outro caminho que não fosse o da total improcedência da ação.

Considerações finais

Embora haja indiscutível crescimento da judicialização da relação médico-paciente, como demonstrado, em grande parte dos casos judicializados, a prova pericial tem contribuído para demonstrar que, de maneira geral, em que pese as insatisfações dos pacientes, em especial no que tange aos resultados pretendidos com a realização de cirurgias plásticas estéticas, os profissionais médicos têm agido com zelo e cuidado no exercício da sua profissão, dentro das boas práticas recomendadas pelos Conselhos de Medicina.

A prova pericial, além de contribuir para a constatação dos fatores excludentes da responsabilidade civil do médico cirurgião plástico frente às condições facilitadoras concedidas aos pacientes no processo judicial por conta da legislação consumerista, também tem contribuído para que os magistrados desconstruam a ideia de que a cirurgia plástica deva ser tratada como obrigação de resultado e não de meio, classificação esta que já se encontra por demais ultrapassada à luz da doutrina atual e do próprio conceito de saúde trazido pela OMS.

Sob a ótica de que o conceito de saúde atual engloba completo bem-estar físico, mental e social, e não apenas a ausência de doença ou enfermidade, não se pode admitir, em nenhuma esfera, que o Poder Judiciário Brasileiro, ao analisar as demandas que versam sobre a especialidade de cirurgia plástica, presuma a culpa do médico frente às insatisfações dos seus pacientes sob o fundamento de se estar diante de um procedimento fútil ou desnecessário.

Tal comportamento é temerário e, inclusive, contraditório, uma vez que o resultado, como visto, é altamente subjetivo e depende de fatores que transcendem à prática médica, uma vez que, por mais avançada que esteja a ciência médica, o corpo humano ainda permanece na sua individualidade, de forma que os resultados dos procedimentos cirúrgicos, sejam eles com intuito estético ou não, não dependem apenas da boa técnica médica, mas também de outros fatores que, como dito, fogem do controle do próprio profissional.

Assim sendo, o Direito Médico, enquanto jovem – mas importante – área do Direito, tem contribuído para que mais operadores do Direito se debrucem sobre discussões relevantes, como as referenciadas neste artigo, de forma a garantir que as demandas judiciais que versam sobre danos materiais e morais, decorrentes da prestação de serviços de saúde, sejam analisadas à luz do ordenamento jurídico vigente, mas levando em conta as particularidades da ciência médica que, como dito, jamais será uma ciência exata.

Referências

BRASIL. Lei nº. 8.078, de 11 de setembro de 1990. Código de Defesa do. Consumidor. Dispõe sobre a proteção do consumidor e dá outras providências. Disponível em: http://www.planalto.gov.br/ccivil_03/leis/l8078compilado.htm. Acesso em: 27/10/2022.

BRASIL. Constituição (1988). Constituição da República Federativa do Brasil. Disponível em: http://www.planalto.gov.br/ccivil_03/constituicao/constituicao.htm. Acesso em: 24/10/2022.

BRASIL. Lei nº. 8.078, de 11 de setembro de 1990. Código de Defesa do. Consumidor. Dispõe sobre a proteção do consumidor e dá outras providências. Disponível em: http://www.planalto.gov.br/ccivil_03/leis/l8078compilado.htm. Acesso em: 27/10/2022.

BRASIL. Lei nº 10.406, de 10 de janeiro de 2002. Institui o Código Civil. Disponível em: http://www.planalto.gov.br/ccivil_03/leis/2002/l10406compilada.htm. Acesso em: 27/10/22.

BRASIL. Lei nº 13.105, de 16 de março de 2015. Institui o Código de Processo Civil. Disponível em: http://www.planalto.gov.br/ccivil_03/_ato2015-2018/2015/lei/l13105.htm. Acesso em: 27/10/2022.

COELHO, Fábio Ulhoa. Curso de direito civil, volume 2: obrigações e responsabilidade civil. 5. ed. São Paulo: Saraiva, 2012.pg. 443.

CONSELHO FEDERAL DE MEDICINA (CFM – Brasil). Dispõe sobre o processo de obtenção de consentimento livre e esclarecido na assistência médica. Recomendação CFM nº 1/2016. Disponível em: https://portal.cfm.org.br/images/Recomendacoes/1_2016.pdf. Acesso em: 27/10/2022.

CONSELHO FEDERAL DE MEDICINA (CFM – Brasil). Código de ética médica. Resolução nº 2217/2018. Disponível em: https://portal.cfm.org.br/images/PDF/cem2019.pdf. Acesso em: 27/10/2022.

CORREIA-LIMA, Fernando Gomes. *Erro Médico e Responsabilidade Civil.* Conselho Federal de Medicina do Estado do Piauí, 2012.p. 38.

DANTAS, Eduardo Vasconcelos dos Santos. *Direito Médico.* Rio de Janeiro: GZ Editora, 2022.

JULIANO, Rui. Manual de Perícias. 2.ed. Rio Grande: 2006, p. 51.

KFOURI NETO, Miguel. *Culpa Médica e Ônus da Prova.* São Paulo: Ed. Revista dos Tribunais, 2002.

LEAL, Lucas Pedroso Fernandes Ferreira, MILAGRES, Antonio. A importância do laudo pericial médico na formação do entendimento do juízo: análise de casos de suposta má prática médica em cirurgia geral. *Saúde, Ética & Justiça.* 2012;17(2):82-90. Disponível em: file:///C:/Users/Note/Downloads/57257-Texto%20do%20artigo-72656-1-10-20130624.pdf. Acesso em: 26/10/2022.

KFOURI NETO, Miguel. *Responsabilidade Civil do Médico.* 8. ed. São Paulo: Revista dos Tribunais, 2013.

OLIVEIRA, Mariana Massara Rodrigues de. *Responsabilidade Civil dos Médicos.* Repensando a Natureza Jurídica da Relação Médico-paciente em Cirurgia Plástica Estética e seus Reflexos em Relação ao Ônus da Prova. 1.ed. Curitiba: Juruá, 2007.

PEIXOTO, Paulo. Associação Brasileira de Cirurgia Plástica. Pesquisa Gallup Organization. Folha de S.Paulo 2005; 15 nov. (Caderno Cotidiano C3).

PEREIRA, Caio Mario da Silva. *Responsabilidade civil.* De acordo com a constituição de 1988. 5. ed. Rio de Janeiro: Forense, 1994. p. 75.

TARTUCE, Flávio. *Manual de Direito Civil.* Volume Único. 6. ed. Rio de Janeiro: Forense, 2016.

TJ-MG – AC: 10000220222244001 MG, Relator: Jaqueline Calábria Albuquerque, Data de Julgamento: 22/03/2022, Câmaras Cíveis / 10ª CÂMARA CÍVEL, Data de Publicação: 24/03/2022. Disponível em: https://www.jusbrasil.com.br/jurisprudencia/tj-mg/1435948262/inteiro-teor-1435948312. Acesso em 24/10/2022.

TJ-RS – AC: 70042026286 RS, Relator: Leonel Pires Ohlweiler, Data de Julgamento: 19/10/2011, Nona Câmara Cível, Data de Publicação: 24/10/2011. Disponível em: https://www.jusbrasil.com.br/jurisprudencia/tj-rs/907746237. Acesso em: 27/10/2022.

TJ-RS – AC: 70052833407 RS, Relator: Sylvio José Costa da Silva Tavares, Data de Julgamento: 31/03/2016, Sexta Câmara Cível, Data de Publicação: 06/04/2016. Disponível em: https://www.jusbrasil.com.br/jurisprudencia/tj-rs/900463602/inteiro-teor-900463833. Acesso em: 27/10/2022

TJ-RS – AC: 70085157204 RS, Relator: Eliziana da Silveira Perez, Data de Julgamento: 26/08/2021, Sexta Câmara Cível, Data de Publicação:

06/09/2021. Disponível em: https://www.jusbrasil.com.br/jurisprudencia/tj-rs/1299407508/inteiro-teor-1299407511. Acesso em: 26/10/22.

TJ-SP - AC: 10026814720188260566 SP 1002681-47.2018.8.26.0566, Relator: Alexandre Coelho, Data de Julgamento: 30/07/2020, 8ª Câmara de Direito Privado, Data de Publicação: 30/07/2020. Disponível em https://www.jusbrasil.com.br/jurisprudencia/tj-sp/898032878/inteiro-teor-898032917. Acesso em: 26/10/2022.

TJ-SP - AC: 10032799220158260602 SP 1003279-92.2015.8.26.0602, Relator: Ana Maria Baldy, Data de Julgamento: 20/05/2021, 6ª Câmara de Direito Privado, Data de Publicação: 20/05/2021. Disponível em: https://www.jusbrasil.com.br/jurisprudencia/tj-sp/1212478442. Acesso em: 27/10/2022.

PREVENÇÃO E DEFESA MÉDICA: O IMPRESCINDÍVEL PAPEL DO ADVOGADO E A NECESSÁRIA CONSCIENTIZAÇÃO DO PROFISSIONAL DE SAÚDE

Eduardo Dantas[1]

---

1 Advogado inscrito nas Ordens dos Advogados do Brasil e de Portugal; sócio titular do Escritório Eduardo Dantas Advocacia & Consultoria; bacharel em Direito pela Universidade Federal de Pernambuco (1995); especialista em Direito de Consumo pela *Universidad de Castilla-La Mancha* (2001); mestre em Direito Médico pela *University of Glasgow* (2007); doutorando em Direito Civil pela Universidade de Coimbra; ex-vice-presidente e membro do *Board of Governors* da *World Association for Medical Law*; procurador jurídico do Conselho Regional de Odontologia de Pernambuco; autor dos livros "Direito Médico" (Editora GZ, 2009), "Comentários ao Código de Ética Médica" (Editora GZ, 2010), *"Droit Médical au Brésil"* (Editora GZ, 2013), "Aspectos Jurídicos da Reprodução Humana Assistida" (Editora GZ, 2018) e *"Contemporary Issues in Medical Law"* (Editora GZ, 2018); coordenador do livro "Tendências do Direito Médico" (Editora GZ, 2021); autor de diversos artigos publicados no Brasil, Portugal, Israel, Estads Unidos, Polônia, República Tcheca e França; membro da Comissão Especial de Direito Médico do Conselho Federal da Ordem dos Advogados do Brasil (OAB) – (gestões 2013/2015 e 2016/2018); professor do VI Curso de Pós-Graduação em Bioética do CDIP – Centro de Investigação de Direito Privado da Faculdade de Direito da Universidade de Lisboa – Portugal; professor do Curso de Pós-Graduação em Direito de Família da Universidade Federal de Pernambuco – UFPE (Recife – PE); professor do curso de pós-graduação em Direito Médico e Hospitalar da EPD – Escola Paulista de Direito (São Paulo – SP); professor do curso de pós-graduação em Direito Médico, Odontológico e da Saúde do IGD – Instituto Goiano de Direito (Goiânia – GO); professor do curso de pós-graduação em Direito Médico e Saúde Suplementar do Instituto Luiz Mário Moutinho (Recife – PE); professor do curso de pós-graduação em Direito Médico, da Saúde e Bioética da Faculdade Baiana de Direito (Salvador – BA); professor do curso de pós-graduação em Direito Médico e Odontológico da Sociedade Brasileira de Direito Médico e Bioética (Brasília – DF); ex-presidente da Comissão de Direito e Saúde da OAB/PE; fundador e ex-presidente da Comissão de Direito Médico da OAB/AL; membro da Comissão de Direito Médico da OAB/RJ (2021); membro honorário do grupo de pesquisas "Direito da Saúde e Empresas Médicas" do Centro Universitário Curitiba – UNICURITIBA, sob coordenação do professor Miguel Kfouri Neto; presidente da Associação Pernambucana de Direito Médico e da Saúde; vice-presidente da Asociación Latinoamericana de Derecho Médico; ex-presidente e membro fundador da Associação Lusófona de Direito da Saúde – ALDIS; coordenador pedagógico da *Association de Recherche et de Formation en Droit Médical* (Toulouse, França); membro do International Advisory Board do Observatório de Direitos Humanos: Bioética, Saúde e Ambiente, da Universidade de Salerno (Itália); vice-presidente da Comissão de Bioética e Biodireito do IBDFAM – Instituto Brasileiro de Direito de Família; membro do Instituto Brasileiro de Es-

SUMÁRIO: Introdução. **1.** As diferenças conceituais entre "Direito Médico" e "Direito da Saúde". **2.** Conceituando a defesa médica. **3.** A prevenção. **4.** O *compliance*. **5.** Programa de prevenção de demandas jurídicas. **6.** Competências profissionais na advocacia. Considerações finais. Referências.

Introdução

A judicialização da saúde é um fenômeno que tem ganhado cada vez mais espaço na sociedade brasileira nos últimos anos. O aumento do acesso à informação, a busca por direitos e a maior conscientização dos pacientes têm levado a um acréscimo no número de demandas judiciais na área da saúde. No entanto, a judicialização pode gerar uma série de consequências negativas, tanto para os pacientes quanto para os profissionais e instituições de saúde, o que torna a prevenção e a defesa médica cada vez mais necessárias.

Nesse contexto, o papel do advogado se torna fundamental, pois é ele quem poderá ajudar a prevenir a judicialização da saúde e defender os profissionais de saúde e instituições de saúde em processos judiciais[2].

tudos em Responsabilidade Civil - IBERC; vice-presidente da Comissão Nacional de Direito Médico da Associação Brasileira de Advogados - ABA; membro do Conselho Editorial da *Medicine & Law Journal*, revista da *World Association for Medical Law*; coordenador do Conselho Editorial da Revista de Direito Médico e da Saúde. Endereço eletrônico: eduardodantas@eduardodantas.adv.br.

2 Sobre o tema, já defendíamos o aconselhamento constante e preventivo em outras oportunidades, notadamente no capítulo dedicado ao papel do advogado na prevenção de demandas médicas, publicado no livro "Direito Médico" (Editora Juspodivm/GZ, 6ª edição, 2022, p. 297): "O papel de um advogado na prevenção de demandas médicas não começa - todavia - em sua atuação judicial. Ao contrário, esta atividade se notabiliza e ganha importância justamente em uma fase anterior, de caráter eminentemente consultivo.
A medicina, hoje, é uma das profissões de maior risco jurídico agregado/potencial. Conhecer estes riscos - vale dizer, as normas legais atinentes ao atuar médico, seus deveres, direitos e obrigações - é um imperativo tão importante quanto o amplo domínio da técnica, da *lex artis*.
É preciso distinguir o exercício apaixonado de uma profissão - necessário para a realização pessoal - com o exercício romântico da mesma. Nos dias atuais, não há mais espaço para uma visão despreocupada, e até certo ponto ingênua do que é ser médico. O arcabouço legal a envolver a profissão se tornou bastante complexo nos últimos anos, o que reflete na possibilidade crescente de vir o médico a ser réu em uma demanda judicial.

De outra banda, é também o advogado aquele que tem por papel primeiro identificar a viabilidade e pertinência de demandas judiciais evitando, ao mesmo tempo, aventuras jurídicas, saturação do judiciário e criação de expectativas irreais para pacientes e familiares, e agindo com profissionalismo e responsabilidade. Para tanto, é importante que o advogado tenha competências específicas e conhecimentos técnicos e jurídicos aprofundados, bem como uma visão ampla da área da saúde, incluindo aspectos médicos, éticos e regulatórios.

Entre as principais medidas que os profissionais de saúde e as instituições de saúde podem adotar para prevenir a judicialização da saúde, destacam-se a adoção de práticas de compliance, o desenvolvimento de políticas internas de prevenção de riscos, a capacitação dos profissionais de saúde em aspectos jurídicos e éticos, a criação de canais de comunicação entre médicos e pacientes, o uso de prontuários eletrônicos e a contratação de advogados especializados em Direito Médico.

No que diz respeito às práticas de compliance, é importante que as instituições de saúde tenham um programa de integridade que inclua a identificação e o gerenciamento de riscos, a definição de políticas e de normas internas, a realização de treinamentos e a implementação de mecanismos de monitoramento e, por fim, a auditoria. Isso pode ajudar a evitar práticas ilícitas ou irregulares, minimizar riscos e prevenir a judicialização.

Além disso, a adoção de políticas internas de prevenção de riscos pode contribuir para a redução de demandas judiciais. Essas políticas devem prever, por exemplo, a utilização de protocolos clínicos padronizados, a realização de avaliações de risco, o uso de tecnologias de ponta, a realização de auditorias internas, a criação de programas de gestão de crises e a implementação de canais de denúncia e ouvidoria.

No que se refere à capacitação dos profissionais de saúde, é importante que esses profissionais tenham um conhecimento sólido em aspectos jurídicos e éticos para que possam atuar de forma segura e responsável, evitando a exposição a riscos jurídicos. Isso inclui, por exemplo, a formação em bioética, a realização de treinamentos sobre aspectos

Esta situação faz com que a orientação legal seja um elemento importante de segurança jurídica. Recomendações aparentemen-te simples, quando não observadas, tendem a se transformar em um problema em potencial, uma "bomba-relógio" que pode gerar consequências financeiras, e de reputação, quando não cuidadas da maneira devida."

jurídicos relacionados à prática médica e a adoção de boas práticas de comunicação com os pacientes.

A criação de canais de comunicação entre médicos e pacientes, por sua vez, pode ajudar a evitar desentendimentos e mal-entendidos, além de favorecer uma relação mais transparente e confiável entre as partes.

Diante desse cenário, o papel do advogado especializado em prevenção e defesa médica torna-se fundamental para garantir a segurança jurídica dos profissionais de saúde e das instituições hospitalares. Esse profissional deve possuir um amplo conhecimento técnico e jurídico, bem como habilidades em gestão de riscos e negociação.

Além disso, o advogado deve ter a capacidade de atuar preventivamente, a fim de evitar litígios e reduzir o risco legal envolvido nas atividades do profissional de saúde ou da instituição hospitalar. Isso inclui a elaboração de contratos, a análise e adequação da documentação, a elaboração de políticas internas, a revisão de prontuários e a identificação de pontos de vulnerabilidade.

É importante ressaltar que a atuação do advogado na prevenção de demandas judiciais não tem como objetivo a impunidade, mas, sim, a garantia da proteção dos direitos e interesses das partes envolvidas, bem como a promoção de uma relação mais saudável e confiável entre profissional da saúde e paciente.

Outra competência importante do advogado especializado em prevenção e defesa médica é a capacidade de atuar em situações de crise, como em casos de erros médicos, evitando que esses incidentes se tornem demandas judiciais. O advogado deve ter habilidades em mediação e conciliação para buscar acordos que satisfaçam todas as partes envolvidas.

É fundamental que os profissionais de saúde e as instituições hospitalares tenham uma cultura de segurança que envolve a adoção de práticas de compliance, a conscientização dos colaboradores, a implementação de políticas de transparência e a promoção de treinamentos periódicos.

O advogado especializado em prevenção e defesa médica deve atuar de forma integrada com os profissionais de saúde, bem como com outros profissionais da área jurídica, como peritos e assistentes técnicos, a fim de garantir uma atuação mais efetiva.

Além disso, é importante ressaltar que o advogado deve estar atualizado quanto às normas e regulamentos aplicáveis à área da saúde, incluindo leis, resoluções e normativas dos conselhos de medicina e outros órgãos reguladores.

Outra função importante do advogado especializado em prevenção e defesa médica é a representação do profissional de saúde ou da instituição hospitalar em processos administrativos e judiciais, garantindo a defesa de seus direitos e interesses. O advogado deve estar preparado para atuar em diversas esferas jurídicas, incluindo a cível, a criminal, a trabalhista e a ética-profissional.

O advogado deve ter habilidades em comunicação, tanto para se relacionar com os profissionais de saúde e colaboradores da instituição hospitalar, quanto para dialogar com pacientes e seus familiares. É preciso ter uma postura ética, sensibilidade e empatia, a fim de garantir uma relação de confiança e respeito mútuo.

Nesse contexto, é fundamental que os profissionais da saúde estejam, cada vez mais, conscientes da necessidade de adotar práticas preventivas em seu cotidiano, a fim de minimizar os riscos de processos judiciais. Além disso, é imprescindível que sejam realizados investimentos em programas de prevenção de demandas jurídicas e em capacitação de equipes para a adoção de práticas de compliance, as quais podem evitar prejuízos significativos para as instituições de saúde.

Por outro lado, é importante destacar que, diante da complexidade do sistema de saúde e da crescente judicialização da saúde, o acompanhamento de um advogado especializado em Direito Médico pode fazer a diferença na prevenção e defesa médica. A atuação do advogado é de suma importância na elaboração de contratos, definição de políticas internas, acompanhamento de processos administrativos, dentre outras atividades que visam minimizar os riscos jurídicos.

Em suma, a prevenção e defesa médica devem ser vistas como um investimento necessário, pois, além de evitar prejuízos financeiros, podem garantir a proteção da imagem do profissional da saúde e da instituição, bem como a manutenção da qualidade do atendimento prestado.

A atuação do advogado especializado em Direito Médico é essencial para a promoção da justiça e equidade no sistema de saúde e, também, para garantir que os profissionais da saúde possam exercer suas atividades com segurança, ética e responsabilidade, respeitando sempre os princípios da bioética.

1. As diferenças conceituais entre "Direito Médico" e "Direito da Saúde"

Embora os termos "Direito Médico" e "Direito da Saúde" sejam usados, muitas vezes, de forma intercambiável, existem diferenças conceituais entre eles.

O "Direito Médico" refere-se ao conjunto de normas jurídicas que regulam a relação entre o médico e o paciente, incluindo a responsabilidade civil, penal e ética dos profissionais da saúde. É uma área do Direito que se concentra nas questões relacionadas ao exercício da medicina e à responsabilidade dos profissionais de saúde.

Já o "Direito da Saúde" é uma área mais abrangente, que engloba não apenas a relação entre médico e paciente, mas também toda a regulamentação que envolve o sistema de saúde, incluindo a criação e a regulação de hospitais, clínicas, planos de saúde e demais instituições que compõem o setor de saúde.

O Direito da Saúde também inclui questões relacionadas ao financiamento da saúde, à segurança dos pacientes e à proteção da saúde pública.

Dessa forma, pode-se dizer que o Direito Médico é uma parte do Direito da Saúde, mas não o seu todo. Enquanto o Direito Médico trata da relação médico-paciente, a área do Direito da Saúde é mais ampla, englobando diversas questões que envolvem a saúde e as instituições que atuam no setor.

Importante, ainda, trazer ao debate a relação entre o Direito Médico e a bioética que é muito próxima e interdependente.

A bioética é uma área do conhecimento que busca estudar e definir os valores éticos e os princípios morais que norteiam as práticas da medicina, da saúde e da pesquisa científica. Por sua vez, o Direito Médico é o ramo do direito que regula e disciplina as atividades médicas e que, portanto, deve estar alinhado com os princípios bioéticos.

Isso ocorre porque a bioética, ao estudar as questões éticas que envolvem a medicina, busca estabelecer padrões de conduta que garantam a dignidade humana e o respeito à vida. Esses padrões éticos são reconhecidos e consagrados pela comunidade médica e científica e devem ser observados pelos profissionais de saúde em suas práticas cotidianas.

Por sua vez, o Direito Médico, como ramo do direito que regula as atividades médicas, deve estar alinhado com os princípios éticos e bioéticos da prática médica, para garantir que as normas jurídicas estejam em consonância com os valores e princípios éticos da Medicina. Isso inclui, por exemplo, o respeito à autonomia do paciente, a proteção da privacidade e confidencialidade dos dados médicos, o sigilo profissional, o dever de informação e o consentimento informado do paciente.

Dessa forma, a bioética e o Direito Médico se complementam e se interdependem na medida em que buscam estabelecer padrões éticos e jurídicos que garantam a prática médica de forma segura, responsável e respeitosa.

2. Conceituando a defesa médica

Do ponto de vista jurídico, "defesa médica" se refere ao conjunto de medidas e ações adotadas por um profissional de saúde ou instituição médica para se protegerem de eventuais responsabilidades legais decorrentes de um tratamento ou procedimento médico.

A defesa médica pode incluir o registro correto de informações sobre o paciente e o tratamento, o cumprimento das normas e regulamentações de saúde, a adoção de protocolos de segurança e a contratação de seguros de responsabilidade civil, entre outras medidas.

É preciso, ainda, perceber que há diferenças no enfoque a ser adotado, mesmo em situações que são originadas de um único ato médico, uma intervenção ou um tratamento, a depender da esfera em esteja sendo analisado. Um mesmo ato poderá sofrer o escrutínio de processos administrativos, éticos, civis e penais, tendo, cada um deles, um objetivo específico, um ponto de vista próprio a ser analisado, um rito jurídico particular a ser seguido e um destinatário das explicações que precisa recebê-las em linguagem adequada à formação.

Em outras palavras: pode-se destinar argumentos, provas, teses e explicações para uma comissão administrativo-disciplinar composta por servidores leigos, para conselheiros com formação médica ou para um juiz de Direito. E cada um destes atores precisa ser atendido de maneira adequada para maximizar as chances de alcançar os objetivos propostos, seja atuando em favor da acusação, seja atuando em favor da defesa.

Assim, ainda que, em alguns dos casos, seja legalmente possível a postulação em causa própria, é extremamente recomendável a sua condução por profissional habilitado e efetivamente preparado para tal missão.

3. A prevenção

No contexto da defesa de profissionais de saúde em juízo, a "prevenção" pode ser definida como a adoção de medidas e práticas que visam minimizar os riscos de processos judiciais, protegendo a imagem do profissional, a instituição de saúde, e garantindo a qualidade do atendimento prestado ao paciente.

A prevenção pode envolver a adoção de práticas de gestão de risco, o cumprimento de normas e regulamentações, a elaboração de contratos claros e transparentes, a realização de capacitações e treinamentos para a equipe, a implementação de políticas internas de compliance, entre outras medidas.

A prevenção é importante, pois, além de evitar a exposição do profissional de saúde a processos judiciais, pode também evitar prejuízos financeiros para as instituições de saúde e garantir a manutenção da qualidade do atendimento prestado. A prevenção deve ser uma preocupação constante, tanto no âmbito individual do profissional de saúde, quanto no âmbito das instituições de saúde, e pode ser feita com o auxílio de advogados especializados em Direito Médico.

4. O *compliance*

A adoção de práticas de compliance, por seu turno, pode ajudar na prevenção de demandas judiciais contra médicos por meio da implementação de um conjunto de políticas e procedimentos destinados a assegurar a conformidade legal e ética das atividades da instituição ou do profissional de saúde.

Dentre as práticas de compliance que podem ser adotadas, destacam-se:

1. Estabelecimento de políticas e procedimentos claros e objetivos para a prestação de serviços de saúde, com o objetivo de evitar condutas irregulares e/ou ilegais;
2. Treinamento e capacitação dos colaboradores da instituição, incluindo médicos e outros profissionais de saúde, para que atuem de acordo com as políticas e procedimentos estabelecidos;
3. Monitoramento e avaliação contínua das atividades da instituição ou do profissional de saúde, com o objetivo de identificar e corrigir possíveis desvios e irregularidades;
4. Manutenção de registros precisos e completos sobre as atividades da instituição ou do profissional de saúde, incluindo informações sobre o paciente e o tratamento realizado;
5. Estabelecimento de mecanismos de comunicação efetivos para que os pacientes possam apresentar reclamações ou denúncias, bem como para que a instituição ou o profissional de saúde possa responder prontamente a essas demandas.

A adoção dessas práticas de compliance pode ajudar a prevenir demandas judiciais contra médicos, uma vez que servem para demonstrar o compromisso da instituição ou do profissional de saúde com a ética e a legalidade na prestação de serviços de saúde, o que pode aumentar a confiança e a credibilidade dos pacientes e reduzir os riscos de ações judiciais, ou mesmo alterar a percepção e o convencimento de magistrados e órgãos fiscalizadores sobre a qualidade das medidas adotadas para a prevenção de responsabilidades, sejam elas administrativas, civis, penais ou ético-deontológicas.

5. Programa de prevenção de demandas jurídicas

Assim, tendo em vista todo o arcabouço apresentado, a pergunta que subsiste é relativa a quais seriam as principais recomendações possíveis de serem apresentadas a clínicas, hospitais e profissionais de saúde para a prevenção jurídica, minimizando o risco legal associado à atividade.

É possível elaborar uma lista com, pelo menos, vinte recomendações de ordem prática que podem auxiliar o advogado encarregado da tarefa de orientar o médico ou os gestores de clínicas, hospitais e instituições de saúde a minimizar o risco legal associado à atividade em todas as suas esferas, sem considerá-la de modo algum fechada, finalizada ou taxativa:

1. Conheça e cumpra as normas e regulamentações aplicáveis à sua atividade, incluindo as leis aplicáveis à saúde, ao direito do consumidor, os códigos de ética profissional e as resoluções emitidas pelos Conselhos de fiscalização profissional.
2. Mantenha registros precisos e completos sobre as atividades da instituição ou do profissional de saúde, incluindo informações sobre o paciente e o tratamento realizado.
3. Implemente políticas e procedimentos claros e objetivos para a prestação de serviços de saúde, com o objetivo de evitar condutas irregulares e ilegais.
4. Realize treinamentos periódicos para atualização e capacitação de todos os colaboradores da instituição, incluindo médicos e outros profissionais de saúde.
5. Estabeleça mecanismos de comunicação efetivos para que os pacientes possam apresentar reclamações ou denúncias, bem como para que a instituição ou o profissional de saúde possa responder prontamente a essas demandas.
6. Adote medidas de segurança para prevenir riscos de incidentes ou eventos adversos, tais como quedas, infecções hospitalares, erros de medicação, entre outros.

7. Realize uma gestão eficiente do estoque de medicamentos e insumos, garantindo a qualidade dos produtos e a rastreabilidade dos lotes.

8. Adote medidas de prevenção e controle de infecções hospitalares, incluindo a higienização das mãos e a adoção de protocolos de isolamento.

9. Garanta a privacidade e a segurança das informações dos pacientes, cumprindo as disposições da Lei Geral de Proteção de Dados (LGPD).

10. Mantenha atualizado o cadastro dos pacientes, incluindo informações sobre os dados pessoais, médicos responsáveis, histórico de saúde e tratamentos realizados.

11. Estabeleça um plano de contingência para emergências, como desastres naturais, epidemias, entre outras.

12. Contrate um seguro de responsabilidade civil para cobrir eventuais danos causados aos pacientes.

13. Realize auditorias internas periódicas para avaliar a conformidade das atividades da instituição ou do profissional de saúde com as normas e regulamentações aplicáveis.

14. Monitore a atuação de terceiros, contratados pela instituição, como fornecedores e prestadores de serviços, para garantir a qualidade e a segurança dos serviços prestados.

15. Estabeleça um canal de comunicação efetivo com os colaboradores da instituição ou profissionais de saúde, incentivando a cultura de prevenção e a adoção de boas práticas.

16. Adote medidas de prevenção de erros médicos, como a dupla checagem de medicamentos e a realização de procedimentos cirúrgicos em conformidade com protocolos estabelecidos.

17. Realize uma gestão adequada dos prontuários médicos, garantindo o armazenamento adequado e o acesso seguro e controlado aos dados do paciente.

18. Estabeleça uma política clara de consentimento informado, obtendo o consentimento do paciente de forma clara e objetiva, antes de realizar qualquer procedimento médico.

19. Tenha em mente a importância da boa comunicação com os pacientes, fornecendo informações claras e precisas sobre diagnóstico, tratamento e prognóstico, além de esclarecer dúvidas e ouvir as queixas dos pacientes.

20. Realize uma avaliação de riscos e oportunidades no início do planejamento e implementação do programa de prevenção de demandas jurídicas, de forma a identificar os principais riscos e definir medidas de mitigação e contingenciamento.

6. Competências profissionais na advocacia

A listagem acima já se mostra uma tarefa hercúlea para aquele profissional que se dispõe a orientar a prática médica. Todavia, para que este se torne um trabalho bem-sucedido, não há que se olvidar da preparação do próprio profissional do direito. É preciso que este desenvolva (ou aprimore) as principais competências profissionais que um advogado necessita desenvolver ou possuir para atuar com excelência na prevenção de demandas jurídicas (erro médico, responsabilidade civil, responsabilidade penal e responsabilidade ética), atuando em favor dos profissionais de saúde.

Um advogado que atua com prevenção de demandas jurídicas na área de saúde deve possuir diversas competências, tanto em relação ao conhecimento técnico e jurídico, quanto em relação às habilidades pessoais e de relacionamento com o cliente.

Mais uma vez, é pertinente e didático estabelecer aqui um caminho a servir de orientação aos advogados, criando balizas e sinalizando atitudes sem, no entanto, ter a pretensão de esgotá-las:

1. Conhecimento aprofundado das normas e regulamentações que regem a atividade médica e de saúde em geral;
2. Domínio das leis e dos princípios do direito civil, penal e ético que se aplicam à prática médica;
3. Capacidade de análise e interpretação de prontuários e documentos médicos;
4. Conhecimento da doutrina e da jurisprudência dos tribunais em matéria de responsabilidade médica e hospitalar;
5. Habilidade para atuar em negociações e mediações de conflitos;
6. Capacidade de comunicação clara e objetiva, tanto com os clientes, quanto com os demais profissionais envolvidos em processos judiciais;
7. Habilidade para elaborar petições e recursos em processos judiciais;

8. Conhecimento de métodos alternativos de resolução de conflitos, como a arbitragem e a conciliação;
9. Conhecimento das técnicas de gestão de riscos e compliance;
10. Habilidade para trabalhar em equipe, coordenando as atividades de outros profissionais, como peritos e assistentes técnicos;
11. Conhecimento das melhores práticas de prevenção de demandas jurídicas na área de saúde;
12. Capacidade de avaliar riscos e oportunidades em processos de prevenção de demandas jurídicas;
13. Habilidade para liderar a implementação de programas de prevenção de demandas jurídicas em instituições de saúde;
14. Habilidade para elaborar e ministrar treinamentos e palestras para médicos e outros profissionais de saúde;
15. Capacidade de análise crítica de informações e argumentos apresentados em processos judiciais;
16. Habilidade para lidar com situações de estresse e pressão emocional;
17. Conhecimento das técnicas de negociação e resolução de conflitos;
18. Habilidade para elaborar acordos extrajudiciais e termos de compromisso em processos de prevenção de demandas jurídicas;
19. Capacidade de conduzir audiências e sustentações orais em tribunais;
20. Habilidade para manter a confidencialidade das informações obtidas em processos judiciais e durante a atuação profissional.

O mesmo raciocínio se aplica ao advogado que deseja atuar em favor de pacientes e contra hospitais, operadoras de planos de saúde e médicos. Deve, também, possuir ou desenvolver competências específicas que lhe permitam oferecer suporte jurídico adequado e defender os interesses do cliente de forma eficaz.

Para além do que já foi acima listado, com as devidas adaptações, é possível ainda incluir o conhecimento dos princípios, regras e normas (jurídicas e regulatórias) que regem o funcionamento dos planos de saúde e suas operadoras.

Cada uma dessas competências é fundamental para que o advogado possa atuar de forma eficiente na defesa dos interesses dos pacientes. O conhecimento aprofundado das normas e regulamentações que regem a atividade médica e de saúde é essencial para que o advogado possa analisar cada caso com precisão e identificar as possibilidades de defesa.

O domínio das leis e dos princípios do direito civil, penal e ético é necessário para a elaboração de argumentos sólidos e embasados em jurisprudência. A capacidade de comunicação e a habilidade para lidar com situações de estresse são fundamentais para que o advogado possa atuar com eficácia em processos judiciais e na interação com o cliente.

Considerações finais

Impossível não encerrar estas reflexões trazendo aqui, de maneira direta, um trecho do estudo anterior[3], já mencionado acima:

> O conhecimento do direito médico (ou direito da saúde, como preferem alguns) se expandiu a ponto de reunir aspectos dos mais diversos campos do conhecimento jurídico, não se restringindo mais ao binômio responsabilidade civil/responsabilidade penal. E mesmo tratando de responsabilidade civil, esta foge ao conhecimento básico da matéria, não versando, por exemplo, sobre uma simples discussão a respeito de indenização por extravio de bagagem. Há todo um conjunto de componentes - drama humano, expectativas, alto grau de conhecimento técnico específico etc. - que precisa ser levado em consideração.
>
> Ao falar em direito do médico, hoje somos remetidos ao estudo do direito do consumidor, do direito das patentes e da propriedade intelectual, às noções do direito internacional, ao direito constitucional, e, até, ao direito de família (discussões quanto às diretivas antecipadas de vontade, e a reprodução assistida *post mortem*, por exemplo, trazem consequências que se ramificam por diversos caminhos do espectro legal). Responder a uma demanda que envolva o exercício das profissões de saúde deixou de ser uma atividade para generalistas. Entender o que se passa, compreender os elementos "não jurídicos" de um processo desta envergadura, é tarefa que

3 Op. Cit, p. 294

requer reflexão e aprofundamento de estudos, especialmente em um momento em que a doutrina, tanto nacional quanto estrangeira, se notabiliza pela revisão de conceitos e pela produção de conhecimento, em resposta às novas demandas científicas e sociológicas de um mundo em transformação.

Referências

DANTAS, Eduardo. Direito Médico. 6ª ed., Ed. Juspodivm/GZ, Salvador, 2022.

A APLICAÇÃO DO *VISUAL LAW* NOS TERMOS DE CONSENTIMENTO LIVRE E ESCLARECIDO COMO FORMA DE OTIMIZAÇÃO DO PROCESSO INFORMACIONAL E CONSEQUENTE PREVENÇÃO DE LITÍGIOS

Evelyn Larissa Rufino[1]
Karla Kiuchi[2]

SUMÁRIO: Introdução. **1.** Evolução histórica. **2.** *Visual Law* e o Direito. **3.** Aplicação do *visual Law* nos termos de consentimento como forma de prevenção de litígios: estudo jurisprudencial. Considerações finais. Referências.

Introdução

Na relação médico-paciente, o ruído de comunicação é um dos principais problemas enfrentados no dia a dia das clínicas médicas. O dever informacional que, em regra, deveria ser realizado com muito afinco, de forma franca, objetiva e transparente, é tratado como mera burocracia.

Muitos profissionais encontram dificuldades em aplicar o Termo de Consentimento Livre Esclarecido, seja porque não possuem tempo ou porque não sabem que o documento deve existir dentro do seu estabelecimento de saúde.

Com o objetivo de demonstrar a importância do termo de consentimento, o presente trabalho busca enfatizar a necessidade da utilização,

---

1 Advogada; graduada em Direito pela Pontifícia Universidade Católica do Paraná (PUC-PR); especialista em Direito Médico pelo Instituto de Ensino Samantha Takahashi; membra da Comissão de Saúde da Ordem dos Advogados do Brasil, de Mato Grosso (OAB/MT); membra da Comissão de Direito Médico e Odontológico, 13° Subseção Uberlândia, OAB/MG; membra da Comissão de Direito, Inovação e Tecnologia, 13° Subseção Uberlândia, OAB/MG. Endereço eletrônico: evelynrufino@outlook.com.

2 Advogada especializada em Direito Médico; graduada pela Pontifícia Universidade Católica do Rio de Janeiro (PUC-RJ); pós-graduada em Direito Médico pelo Complexo de Ensino Renato Saraiva; pós-graduada em Compliance pela Fundação Getúlio Vargas (FGV); pós-graduada pela Escola da Magistratura do Estado do Rio de Janeiro; delegada da Comissão de Direito Médico e da Saúde da Ordem dos Advogados do Brasil (OAB), de Niterói; cursando especialização em Direito Médico no Instituto de Ensino Samantha Takahashi.

pelo médico, de um documento redigido de maneira personalizada e estratégica, bem como demonstrar a imprescindibilidade deste documento em sede judicial.

E ainda irá comprovar que já existem técnicas capazes de transformar os documentos e deixá-los mais acessíveis. Evidenciará que o *Visual Law* pode ser utilizado e aplicado como facilitador do processo informacional. Afinal de contas, será que os documentos precisam ser muito extensos para garantir a segurança jurídica do médico?

Além disso, o presente artigo irá demonstrar a importância do advogado especialista na construção de documentos que irão transformar a jornada do paciente, proporcionar tempo para o profissional de saúde e agregar valor aos serviços do médico.

1. Evolução histórica

Com os eventos ocorridos no holocausto nazista, praticados durante a Segunda Guerra Mundial (1933 -1945) com decorrentes violações da saúde e da vida de milhares de pessoas, assassinatos em massa, experimentos e tantos outros abusos, a Organização das Nações Unidas (ONU) declarou o reconhecimento de direitos humanos fundamentais e, dentre esses direitos, o direito à saúde passou a ser garantia do cidadão e dever do Estado[3].

Em razão do ocorrido, a comunidade internacional abriu os olhos para a necessidade de existir os direitos dos pacientes. O Código de Nuremberg[4] estabeleceu que "o consentimento voluntário do ser humano é absurdamente essencial". A relação paternalista entre médico e paciente, na qual o médico não sinalizava as condutas que eram tomadas, passou a ser cada dia mais democrática.

Além disso, em 1948, a Declaração de Genebra surge para complementar o Código de Nuremberg, com o objetivo de atualizar o juramento

---

3 MAPELLI JÚNIOR, Reynaldo. Judicialização da saúde e políticas públicas: assistência farmacêutica, integridade e regime jurídico-constitucional do SUS. São Paulo. 2015. 390f. Tese (Doutorado em Ciências - Programa de Radiologia) - Universidade de São Paulo. Disponível em: https://www.teses.usp.br. Acesso em: 18 set. 2022. p.15

4 Código de Nuremberg. Disponível em: http://www.bioetica.org.br/. Acesso em 26 de setembro de 2022.

de Hipócrates. A partir de então, o médico passa a ter o compromisso de respeitar a autonomia do paciente, assim como a sua dignidade.[5]

Amparado também pelo Pacto de San José da Costa Rica[6], o qual prevê que "toda pessoa tem o direito de que se respeite sua integridade física, psíquica e moral", o paciente passou a ter autonomia.

Através da Declaração Universal de Bioética e Direitos Humanos, adotado pela Organização das Nações Unidas para a Educação, a Ciência e a Cultura (UNESCO), o consentimento passa a ser fazer parte do vocabulário médico, especificamente em seu art. 6°, vejamos:

> Art. 6°. Consentimento. Qualquer intervenção médica de caráter preventivo, diagnóstico ou terapêutico só deve ser realizada com consentimento prévio, livre e esclarecido da pessoa em causa com base em informação adequada. Quando apropriado, o consentimento deve ser expresso e a pessoa em causa pode retirá-lo a qualquer momento e por qualquer razão, que daí resulte para ela qualquer desvantagem ou prejuízo[7].

Entretanto, somente em 2016 e através da Recomendação CFM n.º 1/2016, os médicos foram orientados pelo Conselho Federal de Medicina (CFM) a considerar o documento de consentimento livre e esclarecido nas decisões sobre assistência à saúde dos pacientes. Sendo assim, além de registrar todas as informações sobre o paciente em prontuário, os profissionais também deverão ter em seus consultórios o Termo de Consentimento Livre e Esclarecido.

1.2. A relação médico-paciente e o dever informacional

O direito à informação tem sede constitucional e está previsto em diversos ramos do Direito. De acordo com a Constituição Federal, "é as-

5 SOARES, Flaviana Rampazzo. Consentimento do paciente no direito médico: validade, interpretação e responsabilidade. Indaiatuba, SP: Editora Foco, 2021.

6 Decreto n° 678, de 6 de novembro de 1992, art. 5º, I, Disponível em: http://www.planalto.gov.br/ccivil_03/decreto/d0678.htm. Acesso em 26 de setembro de 2022.

7 Declaração Universal de Bioética e Direitos Humanos. Unesco. Disponível em: https://www.unesco.org/en. Acesso em 26 de setembro de 2022.

segurado a todos o acesso à informação e resguardado o sigilo da fonte, quando necessário ao exercício profissional" (art. 5, XIV).

Pode-se dizer que, em se tratando de Direito Médico, o direito à informação do paciente decorre do princípio bioético da autonomia que, por sua vez, tem respaldo no princípio constitucional fundamental da dignidade da pessoa humana.

O princípio da autonomia pode ser descrito como "(...) o reconhecimento de que a pessoa possui capacidade para se autogovernar. Assim, de modo livre e sem influências externas, preceitua-se o respeito pela capacidade de decisão do ser humano".[8]

Por meio deste princípio, o paciente passou a ocupar um lugar ativo na relação médico-paciente, que antes era hierarquizada. Assim, para que a autonomia possa ser exercida de fato, é essencial que ele seja bem-informado.

Posto isto, diz-se que o dever de informar do médico é inerente à relação médico-paciente, uma vez que este último possui o direito de ser informado sobre o procedimento, seus riscos e benefícios, cuidados pré, per e pós-operatórios, para que possa decidir aquilo que entenda ser o melhor para si.

Neste contexto, o Código de Ética Médica, em seu Capítulo IV[9], prevê que o médico não deve "deixar de obter consentimento do paciente ou de seu representante legal após esclarecê-lo sobre o procedimento a ser realizado, salvo em caso de risco iminente de morte" (art. 22), e ainda precisa "garantir ao paciente o exercício do direito de decidir livremente sobre sua pessoa ou seu bem-estar, bem como exercer sua autoridade para limitá-lo" (art. 24).[10]

Considerando a importância do consentimento livre e esclarecido, a autonomia do paciente e a dignidade da pessoa humana, a Recomendação 01/2016[11], do CFM, trouxe orientações sobre a forma da construção do Termo de Consentimento Livre e Esclarecido.

---

8 Sá, Maria de Fátima Freire e Naves, Bruno Torquato de Oliveira. Bioética e Biodireito – 5. ed. – Indaiatuba, SP: Editora Foco, 2021, pág. 26.

9 Código de Ética Médica. Disponível em: www.cem.cfm.org.br/. Acesso em 27 de out. de 2022.

10 Vide: www.cem.cfm.org.br/. Acesso em 27 de out. de 2022.

11 Recomendação 01/2016. Disponível em: https://portal.cfm.org.br/. Acesso em 27 de out. de 2022.

É de extrema importância que a informação e o esclarecimento fornecidos pelo médico sejam "substancialmente adequados, ou seja, em quantidade e qualidade suficientes para que o paciente possa tomar sua decisão, ciente do que ocorre e das consequências que dela possam decorrer"[12], conforme preceitua a Recomendação 01/2016, do CFM.

De acordo com as referidas orientações, o documento deve conter uma descrição objetiva do procedimento, dos seus riscos e benefícios, da duração, dos cuidados posteriores e deve possuir uma linguagem clara. Também há outras formalidades a serem observadas, dentre as quais a letra de tamanho, no mínimo 12, o que está em consonância com o Código de Defesa do Consumidor – CDC (art. 54, §3)[13], uma vez interpretado o referido artigo de forma sistemática.

Além disso, é fundamental que exista no documento, uma declaração, do paciente com sua assinatura de que está devidamente informado e que, além disso, é livre para não consentir ou revogar o seu consentimento a qualquer momento. Não se pode esquecer da declaração do médico de que explicou todo o procedimento, com sua assinatura, nome, endereço e contato telefônico.

Realizando as condutas descritas acima, o médico cumprirá com a Recomendação 01/2016, do Conselho Federal de Medicina que prevê:

> Na área da saúde, a dignidade do ser humano, entre outros princípios, encontra efetividade no esclarecimento, por parte do médico, dos procedimentos a que a pessoa se sujeitará, aos quais a pessoa deve dar seu consentimento, livre de qualquer influência ou vício.[14]

Por fim, muito embora haja discussão doutrinária sobre o tema, a jurisprudência é pacífica ao afirmar que a relação entre o médico e o

---

12 Recomendação 01/2016. Disponível em: https://portal.cfm.org.br/. Acesso em 27 de out. de 2022.

13 Art. 54. Contrato de adesão é aquele cujas cláusulas tenham sido aprovadas pela autoridade competente ou estabelecidas unilateralmente pelo fornecedor de produtos ou serviços, sem que o consumidor possa discutir ou modificar substancialmente seu conteúdo. § 3° Os contratos de adesão escritos serão redigidos em termos claros e com caracteres ostensivos e legíveis, cujo tamanho da fonte não será inferior ao corpo doze, de modo a facilitar sua compreensão pelo consumidor.

14 Vide: https://portal.cfm.org.br/. Acesso em 27 de out. de 2022.

paciente é de consumo. Assim, a relação é regida também pelo Código de Defesa do Consumidor. Portanto, além de tratar-se de um dever anexo à boa-fé, também está previsto expressamente no art. 6, inciso III e no art. 46 do Código de Defesa do Consumidor.[15]

1.3. *O processo do consentimento informado*

O consentimento livre e esclarecido é obtido por meio de um processo informacional amplo e o termo de consentimento nada mais é do que o documento que o formaliza, ou seja, documenta que a decisão do paciente se deu após ter sido devidamente informado e efetivamente esclarecido a respeito do tratamento ou cirurgia.

É preciso salientar que o consentimento livre e esclarecido é não só um direito informacional do paciente, em respeito à sua autonomia e à dignidade da pessoa humana, mas também um dever do médico, além de ser um documento que o protege em eventual processo ético-profissional ou processo judicial.

Um Termo de Consentimento Livre e Esclarecido - que observou todas as formalidades exigidas e realmente atingiu a sua finalidade de informar e esclarecer devidamente o paciente, tendo conseguido de fato retratar isto no documento - é capaz de demonstrar que o médico cumpriu sua obrigação em eventual reclamação acerca, por exemplo, de um resultado simplesmente não satisfatório para o paciente.

Posto isto, é importante ressaltar que não basta que o termo de consentimento seja elaborado com a melhor técnica possível, ele também precisa ser aplicado. E para que isso ocorra, o médico deve ser treinado para realizar o processo informacional, que é composto por três etapas.

Em primeiro lugar, o paciente deve estar em um ambiente que permita conceder o seu consentimento de forma livre e esclarecida. Ou seja, o médico não deve entregar para o paciente um documento extenso

15 Art. 6º São direitos básicos do consumidor:
III - a informação adequada e clara sobre os diferentes produtos e serviços, com especificação correta de quantidade, características, composição, qualidade, tributos incidentes e preço, bem como sobre os riscos que apresentem.
Art. 46. Os contratos que regulam as relações de consumo não obrigarão os consumidores, se não lhes for dada a oportunidade de tomar conhecimento prévio de seu conteúdo, ou se os respectivos instrumentos forem redigidos de modo a dificultar a compreensão de seu sentido e alcance.

(com letras miúdas e cheio de termos técnicos) para ele assinar, faltando poucos minutos para ele entrar em sala de cirurgia, por exemplo.

O próximo passo é dizer as informações sobre o procedimento que será realizado, dados sobre o diagnóstico, objetivos da intervenção médica, indicações, riscos, benefícios, recomendações e duração. Neste momento, o médico deverá conversar com o paciente sem termos técnicos e caso os utilize, deverá "traduzi-los" e garantir que o paciente entendeu.

Por tais razões, a forma mais adequada é realizar o dever informacional durante a consulta, entregar uma via do documento para o paciente e permitir que ele tenha tempo para refletir e retirar possíveis dúvidas. O ideal é que o paciente tenha um prazo, em média, de 10 dias para pensar com calma. Assim, o risco de o paciente tomar alguma decisão sob pressão cai por terra.

E, por fim, depois de proporcionar um ambiente adequado para o paciente pensar, tirar as dúvidas e informá-lo sobre o procedimento, existem duas opções: aprovação ou reprovação do paciente. Estes três passos também podem ser chamados de elementos do processo informacional, previsto pela Recomendação 01/2016 do CFM.

Apesar de aplicação do termo de consentimento parecer simples, muitos profissionais se deparam com um problema: documentos extensos e complexos demais. Mas já existe uma solução para essa questão e se chama *Legal Design*. Com o avanço das técnicas de comunicação, os documentos também já estão sendo aperfeiçoados e, dessa forma, é possível facilitar o processo informacional, assim como proporcionar mais tempo para o profissional.

2. *Visual Law* e o Direito

2.1. O profissional do Direito e a modernidade

A figura do advogado surgiu na Grécia antiga.[16] Na época, aqueles que tinham uma melhor capacidade argumentativa e retórica eram contratados para falar nos tribunais. Com o passar do tempo, a figura do advogado passou a ser comum nos tribunais, eles também

16 Universidade Federal do Rio Grande do Norte – Carreira jurídica sonho versus realidade: uma análise das condições laborais do jovem profissional da advocacia privada na cidade do rio grande – RS. Disponível em: https://repositorio.furg.br/. Acesso em: 6 de out. de 2022.

auxiliavam os cidadãos a entender as causas, já que os assuntos eram extremamente técnicos.

Desde então, fica configurada a função social do advogado, que é representar o seu cliente frente aos tribunais, ser um canal de acesso à justiça e, ainda, de traduzir o sistema jurídico para o seu cliente, cumprindo e tornando, de fato efetivo, o acesso à justiça para pessoas leigas.

O profissional do Direito deve estar sempre atento às inovações tecnológicas que acompanham a sociedade. E no exercício da advocacia não é diferente. Os processos que antes eram físicos, hoje são eletrônicos. As cargas dos processos foram substituídas por plataformas digitais, permitindo que o profissional movimente o seu processo de qualquer lugar do mundo.

As assinaturas que antes eram necessariamente feitas à caneta, hoje são realizadas com, apenas, um clique. Assim como as audiências que, atualmente, são realizadas de forma virtual. Através do projeto Justiça 100% digital[17], as partes podem escolher realizar todos os atos processuais de forma remota, sem comparecer ao fórum. E ainda o poder judiciário já se faz presente inclusive no Metaverso[18], possibilitando que as pessoas tenham acesso à justiça de qualquer localidade.

O advogado precisa acompanhar as inovações, sob pena de "ficar para trás". Trabalhar com um *software* jurídico, por exemplo, já é um grande diferencial na prestação de serviços do advogado, além de proporcionar uma experiência para o cliente. Se adequar às novas formas de comunicação também passou a ser um dever do advogado.

Hoje, aquele que sabe falar a "língua" do cliente ganha espaço no mercado. E, principalmente, o profissional que demonstra ser acessível alcança um grande destaque, pois geralmente o advogado é visto como aquela pessoa que fala difícil e usa termos em latim. Entretanto, com o passar do tempo, essa linguagem rebuscada e de difícil entendimento caindo em desuso.

---

17 Conselho Nacional de Justiça. Disponível em: https://www.cnj.jus.br/tecnologia-da-informacao-e-comunicacao/justica-4-0/projeto-juizo-100-digital/. Acesso em 29 de out. de 2022.

18 Justiça do Trabalho em Mato Grosso inaugura ambiente totalmente digital. Disponível em: https://g1.globo.com/jornal-nacional/noticia/2022/05/09/justica-do-trabalho-em-mato-grosso-inaugura-ambiente-totalmente-digital.ghtml. Acesso em 29 de out. de 2022.

Prova disso é o crescimento exponencial do *Legal Design* entre os profissionais do Direito. Ao utilizar essa técnica nos documentos e petições, o advogado permite que o cliente entenda como o seu problema será resolvido. O advogado cumpre com mais facilidade a função proposta lá na Grécia antiga, na qual o profissional facilitava o entendimento do que acontecia nos tribunais para o seu cliente.

2.2. Notas introdutórias sobre o Visual Law

A comunicação da nossa era mudou. Coelho e Holtz[19] afirmam que "passamos o dia conectado às telas e isso está mudando a forma como nos comunicamos e como escolhemos receber essas informações. Não precisamos mais utilizar o texto como recurso de linguagem". Em razão disso, os pacientes e clientes, automaticamente, necessitam de informações cada vez mais rápidas, compartilháveis e de fácil acesso.

Por mais que o mundo da medicina tenha uma linguagem técnica e de difícil promoção, essa realidade vem mudando com o passar dos anos e das gerações. Em meados de 2010, Margaret Hagan deu o pontapé inicial no que iria mudar todo o conceito de comunicação não só no mundo do Direito. Aplicando técnicas de *Design* nos documentos, nasceu o *Legal Design*.

Para Margaret Hagan,

> O Legal Design é a aplicação do design centrado ao homem no mundo do Direito, para tornar sistemas e serviços jurídicos mais centrados no ser humano, utilizáveis e satisfatórios. (...) O Design oferece métodos e prioridades para transformar o setor jurídico e obter resultados legais mais alinhados com as desejadas pelos usuários e criar novas visões ambiciosas sobre como serviços jurídicos podem ser fornecidos. Uma abordagem de design para serviços jurídicos coloca as pessoas e seus contextos como foco, questiona como seu *status quo* poderia ser melhorado e, em seguida, considera o potencial da tecnologia como uma intervenção[20].

19 COELHO, Alexandre Zavaglia e HOLTZ, Ana Paula Ulandowski. Legal Design e Visual Law. Comunicação entre o universo do direito e os demais setores da sociedade. Disponível em: legal-one-e-book-visual-law-2020.pdf. Acesso em: 12 de julho de 2022.

20 HAGAN, Margaret. Law By Design. Disponível em: https://lawbydesign.co/. Acesso em: 12 de junho de 2022.

A priori, o *Legal Design* foi criado para ser aplicado no mundo jurídico, nas petições, nos contratos e nas sentenças. Mas essa ferramenta também pode ser aplicada nos documentos médicos, principalmente nos Termos de Consentimento Livre e Esclarecido. É possível transformar os documentos, construí-los de forma que sejam, de fato, efetivos, para que os documentos cumpram com a sua função.

O *Visual Law* é uma das espécies do *Legal Design*. Através dessa técnica é possível unir a linguagem escrita com a linguagem visual[21]. Utilizar essa ferramenta não torna os documentos apenas "esteticamente bonitos", mas possibilita que o paciente entenda o que irá acontecer.

Ademais, como bem destaca Presgrave[22], "no *design*, antes de se buscar a estética, é preciso atingir a efetividade da informação de acordo com o destinatário, o que envolve empatia, criatividade e prototipação, tentativas e correções até o que objetivo seja alcançado".

Ao associar palavras e imagens, a comunicação se torna mais eficiente e natural para o nosso cérebro, fato este comprovado cientificamente.[23] De acordo com Wladimir Perez[24], em sua tese de doutorado, "Gramática Visual: a linguagem do visível":

> Mensagens são expressões de pensamentos (conteúdo e conceitos) expressas de maneira determinada (configurada) através do emprego de um código. Há muitos códigos na comunicação: imagens, gestos, acenos, a palavra, a escrita, etc. Precisamos escolher um ou outro código, sempre que nos comunicamos. O código mais comum é o verbal, no entanto ele

21 PRESGRAVE, Ana Beatriz. Visual Law: o design em prol do aprimoramento da advocacia. Brasília; OAB Editora, 2021. Disponível em: visual_Law_O_Design_Em_Prol_Do_Aprimoramento_Da_Advocacia_Oab_Nacional.pdf. Acesso em 01 de agosto de 2022.

22 PRESGRAVE, Ana Beatriz. Visual Law: o design em prol do aprimoramento da advocacia... pág. 37

23 COELHO, Alexandre Zavaglia e HOLTZ, Ana Paula Ulandowski. Legal Design e Visual Law. Comunicação entre o universo do direito e os demais setores da sociedade. Disponível em: legal-one-e-book-visual-law-2020.pdf. Acesso em: 12 de julho de 2022, pág. 18.

24 PEREZ, Wladmir. Gramática Visual. A linguagem do visível. Disponível em: https://core.ac.uk/download/pdf/30372563.pdf. Florianópolis, 2008. Acesso em: 12 de julho de 2022.

> está limitado pelo próprio meio ou código que o sustenta, a palavra. Ao contrário, o código visual é mais complexo e polissêmico, no entanto possibilita uma carga emocional maior.

O cérebro humano tem mais facilidade em reconhecer imagens do que as palavras. São, inclusive, mais fáceis de memorizar. De acordo com Coelho e Holtz, isso ocorre "porque a memória de longo prazo capta as palavras por um único canal (verbal), enquanto as imagens são captadas por dois canais (verbal e visual) e armazenadas em diferentes lugares do cérebro".[25]

No ano de 2021 foi publicado, pelo grupo VisuLaw, a pesquisa "Elementos visuais em petições na visão da magistratura estadual".[26] O estudo também foi realizado com juízes federais e o resultado apresentou que 70% dos juízes brasileiros apoiam a aplicação do *Visual Law* nas peças processuais.

No âmbito da magistratura federal, a mesma pesquisa também foi realizada e os resultados são expressivos. Dos 154 juízes que responderam à pesquisa, 43,8% aceita qualquer tipo de elemento visual nas petições. E, ainda, 77,12% declarou que os elementos visuais facilitam a análise das petições, desde que usados com moderação.

Em uma decisão recente do Tribunal de Justiça do Estado de São Paulo (TJ/SP), a magistrada intimou uma das partes do processo para que reduzisse o número de folhas da sua petição e que aplicasse o *Visual Law*. A juíza relatou que a petição de 60 laudas era uma "ofensa a celeridade processual", haja vista que todos os julgadores estão sobrecarregados com tantos processos[27].

Em suma, apesar de ser alvo de críticas, o *Visual Law* está cada dia mais presente no poder judiciário e na vida do advogado, haja vista que essa técnica pode ser aplicada em outros documentos também. Com base nisso, passaremos a analisar a viabilidade da aplicação do *Visual Law* nos Termos de Consentimento Livre e Esclarecido.

---

25 Ibidem

26 AZEVEDO, Bernardo de. *Elementos visuais em petições na visão da magistratura federal.* 2020

27 Tribunal de Justiça do Estado de São Paulo, Processo nº 1000368-38.2022.8.26.0481, Presidente Epitacio, 04 de fevereiro de 2022.

2.3. A razão da aplicabilidade do Visual Law nos termos de consentimento

O termo de consentimento precisa ser elaborado em uma linguagem acessível. Conforme esclarece Rampozzo, "cada destinatário possui capacidade de compreensão distinta e particular e isso deve refletir no nível de linguagem que será utilizada e na forma de comunicação a ser adotada." [28]

Durante o processo informacional, para se obter o consentimento do paciente, as informações fornecidas pelo médico, o esclarecimento, não devem ser fornecidas de forma puramente técnica. Como destaca Genival Veloso, "a linguagem própria dos técnicos deve ser decodificada para o leigo, se não ele tende a interpretações duvidosas e temerárias." [29]

Deste modo, o advogado, em conjunto com o médico, deve confeccionar os termos de consentimento de acordo com o perfil dos pacientes que serão atendidos. Uma vez identificado o padrão dos pacientes, as informações serão traçadas de modo a satisfazer o entendimento de outros pacientes que se encaixam naquela mesma condição socioeconômica.[30]

Segundo Michael D. Eisner, "produtos e serviços não passam de acessórios para envolver o cliente nesta nova era. Os clientes querem experiências memoráveis e as empresas devem se tornar encenadoras de experiências" [31]. Em síntese, uma vez que a clínica é encarada como uma empresa, o pilar "experiência do paciente" é fundamental e crucial.

Por isso a comunicação com o paciente deve ser uma das prioridades. É importante ressaltar que podem existir vários tipos de pacientes, por exemplo, aquele que está em busca de melhorias da sua condição estética (cirurgia plástica) e aquele que está com problemas de saúde e em busca de cuidados para a manutenção da vida.

No caso acima, o primeiro paciente, além de ansioso, tem uma expectativa de resultado. Já o segundo também está ansioso e aflito. Desse modo, é possível concluir que a capacidade de retenção de informação,

---

28 SOARES, Flaviana Rampazzo. Consentimento do paciente no direito médico: validade, interpretação e responsabilidade. Indaiatuba, SP: Editora Foco, 2021.

29 FRANÇA, Genival Veloso de. Direito médico. 13. e 15. ed. ver. atual. e ampl. Rio de Janeiro: Forense, 2016 e 2019.

30 Ibidem.

31 D. EISNER, Michael. O jeito Disney de encantar os clientes: do atendimento excepcional ao nunca parar de crescer e acreditar / Disney Institute; [prefácio de Michael D. Eisner; tradução Cristina Yamagami]. – São Paulo: Saraiva, 2011.

em ambos os casos, pode ficar reduzida, seja por excesso de euforia ou por excesso de tristeza e preocupação, e tudo isso precisa ser trabalhado pelo médico.

É por isso que o dever informacional pode se tornar complexo nesse ponto. E é neste momento que o formato do documento poderá facilitar a compreensão do paciente. No momento da consulta, o paciente estará exposto a várias informações, sejam positivas ou negativas. E, neste momento, o *Visual Law* pode ser aplicado para reduzir a sobrecarga de informações.

As pesquisas demonstram que os "textos longos, temas subjetivos, complexos e com muitos elementos costumam sobrecarregar o cérebro, pois a capacidade de processamento do ser humano é restrita".[32] Para resolver esse problema, as informações poderão ser organizadas através de tabelas, quadros, ícones, imagens, com o objetivo de ajudar o paciente a assimilar melhor as informações.

Ao construir o documento, o médico e o advogado devem sempre se lembrar de quem irá usufruir do documento, que neste caso é o paciente. Por esta razão, é fundamental que o advogado conheça o negócio do seu cliente, pois, caso o médico realize o atendimento de pessoas cegas, por exemplo, o termo de consentimento escrito não fará sentido, tampouco cumprirá com a sua função. Ato este que poderá, inclusive, ser alvo de processo judicial.

Infelizmente, muitos profissionais acham que, quanto mais extenso for o documento, mais segurança jurídica ele irá proporcionar para o seu cliente. No entanto, o que ocorre é que "a validade jurídica de um documento não depende do seu grau de complexidade. Transmitir ideias com clareza dá um certo trabalho, mas é sempre possível".[33]

Para além disso, um documento bem estruturado e com o dever informacional realizado de forma adequada, o médico também é capaz de trabalhar com a expectativa excessiva do paciente. O médico sempre deverá prezar pela simplicidade, objetividade e clareza das informações.

---

32 COELHO, Alexandre Zavaglia e HOLTZ, Ana Paula Ulandowski. Legal Design e Visual Law. Comunicação entre o universo do direito e os demais setores da sociedade. Disponível em: legal-one-e-book-visual-law-2020.pdf. Acesso em: 12 de julho de 2022, pág. 21

33 Ibidem

Assim como o resultado de qualquer procedimento, a expectativa do paciente também é subjetiva, significa que não há como presumir. Portanto, um Termo de Consentimento Livre e Esclarecido – que observou todas as formalidades exigidas e realmente atingiu a sua finalidade de informar e esclarecer devidamente o paciente, tendo conseguido, de fato, retratar isso no documento – é capaz de demonstrar que o médico cumpriu sua obrigação em eventual reclamação acerca, por exemplo, de um resultado adverso que tenha ocorrido.

3. Aplicação do *Visual Law* nos termos de consentimento como forma de prevenção de litígios: estudo jurisprudencial

A ausência do termo de consentimento infelizmente é uma realidade em muitos consultórios e clínicas. Além de comprometer a relação médico-paciente, conforme já descrito no decorrer do artigo, o médico também poderá ser condenado tanto na esfera judicial, quanto na esfera ético-profissional.

O Superior Tribunal de Justiça já tem o entendimento no sentido de que o médico só cumprirá de fato com o dever informacional quando "os esclarecimentos se relacionarem especificamente ao caso do paciente, não se mostrando suficiente a informação genérica".[34]

Para confirmar tal entendimento, recentemente, o referido tribunal decidiu novamente sobre a proibição do *"blanket consent"*, ou seja, do consentimento genérico, por entender que há violação ao direito fundamental à autodeterminação. No caso em tela, o Ministro Marco Aurélio Bellizze destacou:

> Impõe-se registrar, ainda, que a informação prestada pelo médico ao paciente, acerca dos riscos, benefícios e alternativas ao procedimento indicado, deve ser clara e precisa, não bastando que o profissional de saúde informe, de maneira genérica ou com termos técnicos, as eventuais repercussões no tratamento, o que comprometeria o consentimento informado do paciente, considerando a deficiência no dever de informação.[35]

34 STJ. 4° Turma. REsp n. 1.540.580. Rel.Min. Luis Felipe Salomão. J. em 02/08/2018. Disponível em www.stj.jus.br.

35 Superior Tribunal de Justiça. REsp 1.848.862-RN, Rel. Min. Marco Aurélio Bellizze, Terceira Turma, por unanimidade, julgado em 05/04/2022, DJe 08/04/2022.

Uma decisão do Tribunal de Justiça do Estado do Rio de Janeiro (TJ/RJ)[36], no mesmo sentido do STJ, condenou o médico ao pagamento de indenização por danos extrapatrimoniais em razão da inexistência do referido documento e consequente descumprimento do dever informacional, mesmo em casos nos quais não houve erro médico.

Com base nesse argumento, a Décima Nova Câmara Cível do Rio de Janeiro concluiu que,

> Em que pese a autora não tenha sofrido nenhum dano comprovado decorrente das falhas apontadas, o fato é que, o próprio STJ, no que diz respeito à ausência de termo de consentimento, já se manifestou no sentido de que tal omissão configura falha do dever de informar e acarreta em indenização por danos extrapatrimoniais.[37]

O médico que deixa de informar o paciente acerca dos riscos da cirurgia incorre em negligência e responde civilmente pelos danos resultantes da operação. Além disso, a violação do dever de informar poderá repercutir em um dano à saúde ou em um dano à autodeterminação. No primeiro caso, o dano poderá ocorrer em virtude de o paciente ter se submetido a algum procedimento, indevidamente, em decorrência da falta de informação. Já no segundo caso, o paciente corre o risco de sofrer dano material ou imaterial. [38]

Diante do exposto, as referidas condenações demonstram a importância de um Termo de Consentimento Livre e Esclarecido elaborado de forma adequada. Em última análise, presando pela garantia dos princípios bioéticos que pautam o consentimento do paciente, o *Visual Law* auxilia para que o termo de consentimento execute a sua finalidade almejada.

---

36 Tribunal de Justiça do Rio de Janeiro, autos n.º 0068309-41.2018.8.19.0001 - APELAÇÃO - Des (a). Marcelo Almeida - Julgamento:18/02/2020 - Décima Nona Câmara Cível

37 Tribunal de Justiça do Rio de Janeiro, autos n.º 0068309-41.2018.8.19.0001 - APELAÇÃO - Des (a). Marcelo Almeida - Julgamento:18/02/2020 - Décima Nona Câmara Cível

38 SOARES, Flaviana Rampazzo. Consentimento do paciente no direito médico: validade, interpretação e responsabilidade. Indaiatuba, SP: Editora Foco, 2021. pág. 238.

Considerações finais

O fator tempo é o que tem levado os indivíduos a traçar caminhos questionáveis. Na relação médico-paciente, cada milésimo de segundo importa, pois, para realizar uma leitura humanística do paciente, requer escuta, paciência e atenção.

E como fazer isso em 20 minutos de consulta? E, além de tudo isso, ainda entregar documentos e coletar assinaturas? De fato, o médico não consegue dar conta de tudo. E nem precisa.

É fundamental que o médico tenha uma assessoria jurídica com especialistas que serão contratados não apenas para entregar segurança jurídica, mas para proporcionar tempo para o profissional de saúde. O advogado que acompanha as inovações tecnológicas entende que o uso de técnicas como o *Visual Law* pode ser utilizado também para alavancar o negócio do seu cliente.

No caso do médico, a utilização de documentos que facilitem a compreensão pelo paciente se torna um diferencial de mercado. O que é de extrema valia para o profissional de saúde, considerando a concorrência que o médico vem enfrentando atualmente, cada detalhe vale ouro.

Mostrar e explicar para o paciente, com elementos visuais, todo o procedimento que será executado, além facilitar o processo informacional e construir uma relação transparente, também irá agregar valor ao atendimento. O valor da experiência irá permanecer na memória do paciente.

É possível concluir que o termo de consentimento sucinto que o médico encontra de forma gratuita na internet não é o suficiente, não só pelo fato de não suprir com as necessidades, mas também por colocar em risco a sua relação com o paciente. Ao contrário do que muitos profissionais pensam, o paciente nota quando o médico coleta a assinatura apenas por mera burocracia. E esse comportamento impacta diretamente na relação médico-paciente, pois essa conduta é capaz de gerar insegurança no paciente.

A realidade vivenciada pelos magistrados (trabalho em excesso e falta de tempo) demonstra que uma vez que a inovação vem para facilitar ela será sempre bem-vinda. Sendo assim, é possível reconhecer que o *Visual Law* veio para ficar. Com o passar do tempo o uso dessa ferramenta não será, apenas, mais um diferencial e se transformará em uma obrigação. A linguagem puramente técnica ficará para trás, não só no mundo do Direito.

Atualmente vivemos uma busca para reumanizar as relações, portanto, a utilização das técnicas do *Legal Design*, que tem como objetivo focar no ser humano, é um grande passo. Por derradeiro, é plausível que essa inovação seja levada até as clínicas médicas para que facilite a vida do profissional e impacte positivamente na relação médico-paciente.

Referências

AZEVEDO, Bernardo de. *Elementos visuais em petições na visão da magistratura federal.* 2020. pág. 10. Disponível em: https://bernardodeazevedo.com/conteudos/o-que-os-juizes-pensam-sobre-elementos-visuais-em-peticoes/. Acesso em: 7 de out. 2022.

BRASIL. Constituição (1988). Constituição da República Federativa do Brasil. Brasília: DF, Senado, 1988. Disponível em: http://www.planalto.gov.br/ccivil_03/constituicao/constituicao.htm. Acesso em: 9 de setembro de 2022.

BRASIL. Código de Defesa do Consumidor. Disponível em: http://www.planalto.gov.br/ccivil_03/leis/l8078compilado.htm. Acesso em: 25 de out. de 2022.

BRASIL. *Pacto de San José da Costa Rica. Decreto n° 678, de 6 de novembro de 1992,* art. 5º, I, Disponível em: http://www.planalto.gov.br/ccivil_03/decreto/d0678.htm. Acesso em 26 de setembro de 2022.

CÓDIGO DE NUREMBERG. Disponível em: http://www.bioetica.org.br/?siteAcao=DiretrizesDeclaracoesIntegra&id=2. Acesso em 26 de setembro de 2022.

COELHO, Alexandre Zavaglia e HOLTZ, Ana Paula Ulandowski. *Legal Design e Visual Law. Comunicação entre o universo do direito e os demais setores da sociedade.* Disponível em: legal-one-e-book-visual-law-2020.pdf. Acesso em: 12 de julho de 2022.

CONSELHO FEDERAL DE MEDICINA (CFM). *Código de Ética Médica.* Brasília, DF: CFM, 2010.Disponível em: www.cem.cfm.org.br/. Acesso em 27 de out. de 2022.

CONSELHO FEDERAL DE MEDICINA (CFM). *Recomendação 01/2016.* Brasília, DF: CFM, 2016. Disponível em: https://portal.cfm.org.br/. Acesso em 27 de out. de 2022.

CONSELHO NACIONAL DE JUSTIÇA (CNJ). *Projeto Justiça 100% digital.* Disponível em: https://www.cnj.jus.br/tecnologia-da-informacao-e-comunicacao/justica-4-0/projeto-juizo-100-digital/. Acesso em 29 de out. de 2022.

D. EISNER, Michael. *O jeito Disney de encantar os clientes: do atendimento excepcional ao nunca parar de crescer e acreditar* / Disney Institute; [prefácio de Michael D. Eisner; tradução Cristina Yamagami]. – São Paulo: Saraiva, 2011.

FRANÇA, Genival Veloso de. *Direito médico*. 13. e 15. ed. ver. atual. e ampl. Rio de Janeiro: Forense, 2016 e 2019.

HAGAN, Margaret. *Law By Design*. Disponível em: https://lawbydesign.co/. Acesso em: 12 de junho de 2022.

Justiça do Trabalho em Mato Grosso inaugura ambiente totalmente digital. Disponível em: https://g1.globo.com/jornal-nacional/noticia/2022/05/09/justica-do-trabalho-em-mato-grosso-inaugura-ambiente-totalmente-digital.ghtml. Acesso em 29 de out. de 2022.

MAPELLI JÚNIOR, Reynaldo. *Judicialização da saúde e políticas públicas: assistência farmacêutica, integridade e regime jurídico-constitucional do SUS*. São Paulo. 2015. 390f. Tese (Doutorado em Ciências – Programa de Radiologia) – Universidade de São Paulo. Disponível em: https://www.teses.usp.br. Acesso em: 18 set. 2022. p.15

PEREZ, Wladmir. *Gramática Visual. A linguagem do visível*. Disponível em: https://core.ac.uk/download/pdf/30372563.pdf. Florianópolis, 2008. Acesso em: 12 de julho de 2022.

PRESGRAVE, Ana Beatriz. *Visual Law: o design em prol do aprimoramento da advocacia*. Brasília; OAB Editora, 2021. Disponível em: visual_Law_O_Design_Em_Prol_Do_Aprimoramento_Da_Advocacia_Oab_Nacional.pdf. Acesso em 01 de agosto de 2022.

SÁ, Maria de Fátima Freire e NAVES, Bruno Torquato de Oliveira. *Bioética e Biodireito* – 5. ed. – Indaiatuba, SP: Editora Foco, 2021, pág. 26.

SOARES, Flaviana Rampazzo. *Consentimento do paciente no direito médico: validade, interpretação e responsabilidade*. Indaiatuba, SP: Editora Foco, 2021.

SUPERIOR TRIBUNAL DE JUSTIÇA (STJ). 4° Turma. REsp n. 1.540.580. Rel. (para acordão) Min. Luis Felipe Salomão. J. em 02/08/2018. Disponível em www.stj.jus.br. Acesso em 9 de out. de 2022.

TRIBUNAL DE JUSTIÇA DO ESTADO DE SÃO PAULO (TJSP). Processo nº 1000368-38.2022.8.26.0481, Presidente Epitacio, 04 de fevereiro de 2022. Disponível em: https://portal.tjsp.jus.br/Processos. Acesso em 9 de out. de 2022.

TRIBUNAL DE JUSTIÇA DO RIO DE JANEIRO (TJRJ). Disponível em: http://www.4tjrj.jus.br/EJURIS/ConsultarJurisprudencia.aspx?Version=1.1.19.0, autosn.º 0068309-41.2018.8.19.0001 – APELAÇÃO – Des (a). Marcelo Almeida – Julgamento:18/02/2020 – Décima Nona Câmara Cível. Acesso em 9 de out. de 2022.

UNESCO. Disponível em: https://www.unesco.org/en. Acesso em 26 de setembro de 2022.

UNIVERSIDADE FEDERAL DO RIO GRANDE DO NORTE – *Carreira jurídica sonho versus realidade: uma análise das condições laborais do jovem profissional da advocacia privada na cidade do rio grande – RS*. Disponível em: https://repositorio.furg.br/. Acesso em: 6 de out. de 2022.

APONTAMENTOS PRÁTICOS SOBRE O CONTRATO DE COPROPRIEDADE (OU UTILIZAÇÃO COMPARTILHADA) DE EQUIPAMENTOS MÉDICOS

Felippe Abu-Jamra Corrêa[1]

SUMÁRIO: Introdução. **1.** Partindo do começo: por favor, formalizem um contrato de compra do equipamento! Considerações finais. Referências.

Introdução

A atividade médica inegavelmente evoluiu de forma exponencial nas duas últimas décadas e em todos os sentidos em que se queira analisar: do ponto de vista de tecnologias, de medicamentos disponíveis, de como deve ser a relação entre médico e paciente, de como se deve informar o paciente, o levando a uma escolha esclarecida, enfim, seria possível se elencar uma série de mudanças paradigmáticas.

De forma geral e paradoxal, grande parte dos médicos, quando de seus negócios e vida cotidiana, seguem atuando de maneira quase informal, sem maiores formalizações ou qualquer instrumento que lhes garanta a mínima segurança jurídica.

Não é incomum, na prática do Direito Médico, se apresentarem situações nas quais um profissional médico recorre ao advogado para resolver uma situação que decorre justamente de um acordo "verbal" ou "tácito" sobre as mais diversas questões: desde a abertura de uma conta em uma instituição financeira, contratação (prejudicial) de alguma espécie de financiamento, um "acordo de boca" realizado com um paciente prevendo a devolução de valores sem qualquer contrato ou mesmo reci-

---

1 Advogado e sócio fundador de escritório especializado em Direito Médico; mestre em Direito Empresarial e Cidadania pelo Centro Universitário Curitiba (UNICURITIBA); integrante da Comissão Especial de Direito Médico e da Saúde do Conselho Federal da Ordem dos Advogados do Brasil (OAB) – (2016-2018); presidente da Comissão de Direito Médico da OAB/TO (2016-2018); ex-membro da Associação dos Escritórios de Defesa Médica (AEDM); membro fundador e diretor da Regional Norte do Instituto Miguel Kfouri Neto; membro da Comissão Nacional de Direito Médico da Associação Brasileira de Advogados (ABA) – (2020-2022).; professor e organizador de livros na área do Direto Médico. Endereço eletrônico: felippeacorrea@gmail.com.

bo, compra de equipamentos de alto valor agregado, cessão de salas ou centro cirúrgicos à colegas mediante uma contraprestação pecuniária...

E os argumentos e justificativas para não formalização dessas situações são igualmente variados. Sabe-se que o médico é um profissional, por natureza, atarefado. Que mesmo quando apresenta um viés mais acadêmico, acaba por focar em aspectos práticos daquilo que pesquisam, relegando a um segundo plano particularidades que entendem muito formais ou burocráticas. É algo da essência do profissional da Medicina.

Contudo, cabe ao profissional especialista em Direito Médico saber como oferecer segurança a essas situações, quebrando objeções e, de maneira prática, porém assertiva e segura, oferecer as melhores soluções ao cliente.

Dentre esse universo de possíveis problemas oriundos da informalidade excessiva, um dos que tem potencial altamente danoso é a copropriedade de equipamentos médicos, assunto pouco abordado entre os estudiosos, mas que, de tempos em tempos, se apresenta aos escritórios de advocacia especializados clamando por uma solução.

Não é incomum que um grupo de médicos - amigos ou não - se unam em prol de um objetivo comum que é adquirir um equipamento de forma coletiva. Essa compra em condomínio se dá por diversas razões, mas normalmente envolve o altíssimo custo dos aparelhos e sua utilização de forma mais racional, afinal, por vezes e também em razão do alto valor de operação, a máquina ficaria ociosa por alguns dias em determinada clínica, sendo mais viável, do ponto de vista econômico, a sua utilização em múltiplos estabelecimentos de saúde.

Ainda que a ideia central seja válida e economicamente acertada, é fato que envolve também aspectos complexos que, se não forem bem equacionados desde seu início por meio de documentação específica e adequada, pode gerar problemas de todas as ordens em curto espaço de tempo, sendo possível se falar em rompimento de "amizades" - que justamente levaram a aquisição do aparelho em condomínio - chegando, até mesmo, a uma possível responsabilização civil conjunta em caso de prejuízos ou danos causados pelo equipamento.

Por tudo isso, o presente artigo - que não possui pretensão alguma de ser acadêmico - se debruça sobre a importância da formalização de um instrumento seguro de propriedade e utilização compartilhada de equipamentos médicos, as consequências de sua inobservância e quais as principais cláusulas/previsões que um contrato dessa natureza deve apresentar. Todos os exemplos e casos citados aqui são reais, buscando se demonstrar, também, como se buscou a mitigação ou resolução dos problemas causados pela informalidade excessiva nessas situações.

A míngua de maiores artigos ou escritos sobre o tema o desafio de redigir algo sobre o assunto se mostra complexo (e arriscado), mas entendemos ser necessário e útil e a altura daquilo que o Treinamento Avançado em Direito Médico (TADM) nos exige.

1. Partindo do começo: por favor, formalizem um contrato de compra do equipamento!

Ainda que o título deste capítulo possa parecer brincadeira, infelizmente não é. Como já dito na introdução, a atividade médica, por vezes, é extremamente informal, a despeito dos enormes valores envolvidos - especialmente quando da compra de equipamentos médicos, sejam na área de diagnóstico, procedimentos ou mesmo de estética.

E essa constatação é muito relevante, gerando enormes problemas e, até, judicialização, quando estamos analisando a já dita aquisição de aparelhos. E nesse ponto sequer se está analisando ainda a copropriedade desses.

Muitas das vezes, se não na quase totalidade, a negociação, pagamento e compra de equipamentos são feitos por meio de simples mensagens ou e-mails, com ditos representantes de determinada empresa ou fabricante, sem que, ao final, se formalize um contrato real com direitos, deveres e obrigações das partes. Em diversas ocasiões, o documento ou "ordem de pedido" é apresentado em língua estrangeira e o pagamento exigido integralmente de forma antecipada.

A informalidade, em algumas ocasiões, é tamanha que, inclusive, o numerário de pagamento do valor total da máquina é feito em contas de terceiros, ou então, divididos em dois pagamentos: uma parte ao suposto fabricante - em conta estrangeira por meio de sistemas de pagamentos indicados por essa - e outra para uma empresa nacional a título de "treinamento" quando da entrega do equipamento.

Sem sequer adentrar no mérito contábil e tributário desse tipo de arquitetação - pois não é o foco do artigo -, todos os demais aspectos desse tipo de negociação se mostram altamente questionáveis e muito perigosos do ponto de vista jurídico.

Alguns exemplos práticos e reais já enfrentados por conta desse tipo de situação estão a seguir.

O médico procedeu a toda a negociação de maneira informal, mas, quando recebe o equipamento, ele apresenta inconsistências e um de seus assessórios (uma das ponteiras) veio avariada. Os pagamentos, nesse caso, haviam sido feitos, como já mencionado acima, de maneira fracionada, ou seja, uma parte para a empresa estrangeira e uma parte a uma empresa nacional que prestaria o "treinamento" quando da entrega do equipamento.

Diante do problema, se iniciou a discussão: quem deveria proceder ao reparo? A empresa nacional se eximia sob a escusa de que apenas era responsável pelo treinamento, ao passo que a empresa internacional (outrora, extremamente prestativa) desapareceu, deixando de responder aos *e-mails* e questionamentos. A grande dificuldade, no caso concreto, se baseou no fato de inexistir um instrumento real de compra e venda, com regras claras sobre esse tipo de situação. Tudo que restava de uma aquisição que ultrapassava o milhão de reais era uma *invoice* (ou uma ordem de compra/fatura emitida por empresa internacional) sem qualquer outro documento formalizado. Após muita discussão e, inclusive, localização de alguns representantes da empresa fabricante no Brasil via redes sociais, é que o problema foi resolvido.

Outra situação ainda mais grave deu conta de equipamento que foi, durante um lapso de tempo, comercializado no Brasil sem que estivesse com sua licença sanitária regular perante os órgãos de regulação. A informalidade de como os equipamentos eram trazidos e entregues aos médicos compradores beirava o amadorismo, e como se pode imaginar, não existiam documentos que realmente formalizavam a aquisição ou a responsabilidade dos vendedores.

O que houve nesse caso foi que, após denúncias recebidas pelos órgãos de fiscalização (Conselho Regional de Medicina – CRM, vigilância sanitária e delegacia de crimes contra a saúde), os profissionais que faziam uso desses equipamentos foram todos intimados a apresentar a documentação comprobatória de compra para se verificar se seus equipamentos estavam, ou não, abarcados dentro dos lotes que não possuíam autorização para comercialização no Brasil.

Em razão de não existir – por motivos óbvios – qualquer documento mínimo comprobatório, diversos médicos foram penalizados e respondem até o presente momento a processos éticos, penais e sanitários.

Por fim, e voltando ao foco de nosso estudo, não é incomum que no momento da compra, mesmo que ela esteja se operando de forma conjunta, ou seja, por vários médicos, o vendedor apresente objeções na negociação ou na emissão de documento fiscal em nome de múltiplos compradores, todas normalmente escusas sem justificativa plena e que apenas demonstram falta de vontade em atender ao adquirente, momento no qual a atuação de um advogado especialista já se mostra bastante útil.

Portanto, a sugestão é que os profissionais médicos e da saúde sempre formalizem ao máximo tais transações e consultem um advogado especialista para lhes assessorar na aquisição de equipamentos médicos, pois somente os últimos possuem o conhecimento técnico necessário para evitar todos os riscos e armadilhas apontados acima.

Se houver objeção em relação à contratação dos serviços jurídicos, é viável a exemplificação dos casos acima, bem como justificar que não faz sentido a aquisição de um bem de milhares de reais[2] de forma insegura, bastando a contratação de um advogado para garantir as melhores condições de negociação, formalização e concretização do negócio. Nunca o barato pode sair tão caro como nesses casos.

Como nos ensina Eduardo Dantas analisando situações atuais do direito médico:

> A atuação do advogado, o seu papel não apenas como operador do Direito, mas de mediador na administração da Justiça, na pacificação das relações sociais, ganha contornos muito mais relevantes ao defender bens jurídicos surgidos a partir de relações e conflitos ainda em formação. A melhor compreensão destes conceitos torna o exercício da medicina mais seguro, e com isso ganham todos, os próprios médicos, os pacientes, mas principalmente, a sociedade.[3]

Feitas tais considerações e partindo da premissa de que a compra do equipamento se deu de maneira segura e satisfatória a todos, parte-

2 Apenas a título ilustrativo, consulta na internet em 11/06/2024, localiza facilmente um dos aparelhos mais populares na área da dermatologia sendo comercializado, seminovo, por um milhão de reais. Outros equipamentos anunciados apresentam valores que variam de 100 a 900 mil reais. Consultado em https://vendas.lalaser.com.br/loja/.

3 DANTAS, Eduardo. **Direito Médico**. 6. Ed. Salvador: JusPodivm, 2022, p. 305.

-se, então, à análise de como formalizar um contrato de copropriedade entre vários proprietários ou usuários, e suas peculiaridades.

1.1. Do contrato de copropriedade

Ultrapassados os apontamentos sobre os problemas que a informalidade excessiva pode acarretar a atividade médica como um todo, cumpre agora como cerne do artigo, analisar a formalização e principais cláusulas de um contrato de copropriedade de equipamento.

Em termos práticos, o primeiro grande desafio do advogado é entender a real situação de fundo do negócio jurídico que se pretende estruturar: quantos são os compradores? As cotas de aquisição serão iguais? A utilização se dará de qual forma? É possível a sublocação? O pagamento do valor integral do aparelho se dará em que condições? No caso de desinteresse na continuidade enquanto cotista, como se dará o processo de avaliação e alienação dessa cota-parte?

Enfim, o planejamento e estratégia para elaboração do documento ideal partem do momento prévio a aquisição do equipamento, momento no qual estão ocorrendo as tratativas entre compradores e vendedor e, concomitantemente, entre os possíveis coproprietários do equipamento. Por isso a especialização do advogado em Direito Médico e da Saúde é fundamental, pois apenas ele saberá das nuances que a realidade médica e a operação da máquina acarretam e quais previsões contratuais serão adequadas.

Já do ponto de vista normativo, como ponto de partida, se entende que esse regramento terá como base principal o Código Civil, em seus artigos 1.314 e seguintes que justamente tratam do "condomínio geral", não descuidando, ainda, da aplicação de outros dispositivos aplicáveis ao caso, como, por exemplo, o próprio artigo 421 do diploma civil ou mesmo a Lei da Liberdade Econômica (13.874/2019, artigo 3º, VIII). O segundo desafio, portanto, ao operador do Direito, será justamente de analisar a situação concreta e compreender quais dispositivos legais farão mais sentido ao caso concreto que lhe for apresentado, cabendo sempre o cuidado em não criar cláusulas excessivamente prejudiciais a um dos coproprietários ou, ainda pior, que possam ser declaradas ilegais ou nulas posteriormente.

Com tais premissas estabelecidas é chegado o momento de formalizar o documento que irá regrar a propriedade e utilização conjunta do equipamento, sendo que, por tudo que já foi exposto até aqui, fica claro que é altamente recomendado (senão mandatório) que o contrato seja escrito. Ainda que se admita o contrato verbal ou tácito, fica evidente, pelo grau de complexidade do tema, que o a forma escrita é a adequada para situações como a que ora se estuda.

Visando deixar a conceituação um pouco menos abstrata - o que não é tarefa simples - se recorre a Pablo Gagliano e Rodolfo Pamplona Filho[4] que lecionam:

> (...) Entendemos que o contrato é um negócio jurídico por meio do qual as partes declarantes, limitadas pelos princípios da função social e da boa-fé objetiva, autodisciplinam os efeitos patrimoniais que pretendem atingir, segundo a autonomia das suas próprias vontades.
>
> (...)
>
> Em uma perspectiva civil-constitucional, devemos ter em conta que o contrato, espécie mais importante de negócio jurídico, apenas se afirma socialmente se entendido como um instrumento de conciliação de interesses contrapostos, manejado com vistas à pacificação social e ao desenvolvimento econômico.
>
> (...)
>
> Não podemos, dessa forma, considerá-lo como um instrumento de opressão, mas sim de realização.

No que se refere à copropriedade, os mesmos autores lecionam que "o condomínio é uma forma de propriedade conjunta ou copropriedade. E poderá resultar de um ajuste de vontades, caracterizando o condomínio voluntário ou convencional"[5].

Ou, nas palavras de Maria Helena Diniz, citada ainda por esses autores:

> Concede-se a cada consorte uma quota ideal qualitativamente igual da coisa e não uma parcela material desta; por conseguinte, todos os condôminos têm direitos qualitativamente

4 GAGLIANO, Pablo Stolze; PAMPLONA FILHO, Rodolfo. **Novo curso de direito civil: Contratos.** 2ª ed. São Paulo: Saraiva, 2019, p. 47/48.

5 GAGLIANO, Pablo Stolze; PAMPLONA FILHO, Rodolfo. **Manual de Direito Civil.** 3ª ed. São Paulo: Saraiva, 2019, p. 1124.

> iguais sobre a totalidade do bem, sofrendo limitação na proporção quantitativa em que concorre com os outros companheiros na titularidade sobre o conjunto[6].

Se vê, assim, que a ideia do contrato é justamente a formalização dos interesses dos envolvidos por meio de sua declaração de vontade, de modo a acomodar aos interesses de todos e garantir o atingimento do objetivo comum. Traduzindo quanto à copropriedade de equipamento médico, esse documento vai se revelar no instrumento normativo que irá regrar a propriedade, posse e regras de utilização do equipamento médico comum, inclusive com eventuais consequências por seu descumprimento.

Com a decisão de que esse é o caminho adequado ao caso específico de repartição de propriedade de um equipamento, veja-se a seguir quais as cláusulas ou regramentos principais que devem compor o documento.

1.2. Dos principais pontos a constarem do contrato

Como em qualquer contrato realmente personalizado, nos contratos de copropriedade de equipamento médico (ou contrato de uso compartilhado) não existe uma "receita de bolo" ou um modelo único a ser seguido. Se quer dizer que a análise do caso concreto, suas especificidades e as reais necessidades dos proprietários comuns será o ponto fundamental para elaboração de um documento seguro, mas, ao mesmo tempo, prático e útil. De nada adiantaria, especialmente na realidade médica, um documento robusto, porém genérico, carregado de palavras e termos jurídicos, que não regulamente em termos práticos as necessidades de sua utilização. O cenário médico é muito dinâmico e, por isso, exigirá soluções da mesma natureza.

Portanto, é imprescindível que o advogado especialista seja muito criterioso e técnico para elaborar o melhor documento possível que atenda às necessidades propostas, sendo alguns itens basilares nessa espécie de contrato.

6 Idem, p. 1124.

1.2.1. Descrição precisa do equipamento, das condições de aquisição e do percentual de propriedade de cada um dos sócios no equipamento

O primeiro ponto de atenção, como em qualquer contrato, é a especificação de seu objeto, ou seja, descrição pormenorizada do equipamento e suas especificações. É fundamental explicitar com a maior clareza de detalhes possível todas as características como nome, fabricante, ano, série, registro nos órgãos competentes, acessórios que o acompanham, enfim, a descrição completa do bem. Os dados podem ser obtidos da nota fiscal do produto – por isso a importância do contrato inicial de compra e venda que já foi referido nesse artigo.

Ainda que essa observação inicial pareça pueril ou, até desnecessária, imagine um cenário hipotético no qual um dos coproprietários possua, de forma privada, outro equipamento igual ou similar (porém mais antigo) ao que usa de forma compartilhada com os demais. E por um descuido, um de seus funcionários envia a outro coproprietário, ao final do período de utilização, equipamento similar, mas não o que é, efetivamente objeto de uso compartilhado. Ou ainda, um dos acessórios é extraviado ou trocado na clínica de um dos coproprietários. Fica evidente, assim, que é fundamental a descrição exata do equipamento nos mínimos detalhes possíveis para evitar conflitos dessa natureza.

A seguir, é igualmente importante que conste no contrato as condições de aquisição do bem: o pagamento será à vista ou parcelado? Todos pagarão nas mesmas condições, ou alguns irão formalizar o sinal de negócio tendo sua cota parte quitada de imediato enquanto outros seguem fazendo o pagamento das parcelas vincendas? A quem se fará o pagamento do valor total? Em caso de inadimplência de uma das parcelas por um dos sócios, como se dará o pagamento pelos demais?

Como exemplo prático pode-se imaginar o pagamento de equipamento que se dá de forma parcelada, e no contrato se inclua previsão de que, no caso de inadimplemento de uma das parcelas por um dos coproprietários, os demais farão a quitação dos valores pendentes, sendo, em contrapartida, devido reembolso pelo coproprietário inadimplente sem que possa utilizar o bem até a efetiva quitação.

Por fim, nessa parte ainda inicial do documento, é mandatório que conste de forma clara e precisa qual o percentual de propriedade de cada um dos adquirentes do bem; afinal, esse percentual não apenas terá impacto no quanto cada um deverá efetivamente quitar, bem como sobre tempo de utilização e ainda no que tange ao poder de decisão sobre o aparelho conforme percentual de cotas.

1.2.2. Das deliberações e tempo de duração do contrato

Por se tratar de uso compartilhado, se sugere que exista cláusula específica sobre as deliberações de uso, venda ou mesmo alterações no contrato de utilização compartilhada. Em outras palavras, e como em uma empresa, parece ideal estabelecer qual percentual de cotas poderá deliberar sobre um determinado assunto, afinal, tomada uma decisão sobre o bem, essa englobará e substituirá a vontade dos demais que deverão cumprir as deliberações.

Esse é um ponto sensível e, como já visto no momento de conceituação dos contratos, deve ser objeto de deliberação prévia e consciente de todos os proprietários, cabendo ao advogado aconselhar e assessorar nas decisões e, ao final, redigir o documento traduzindo a vontade dos sócios a termos claros e adequados ao ordenamento jurídico vigente.

É salutar igualmente prever um prazo de duração das estipulações que se instalam. Essas vigorarão por tempo indeterminado? Por prazo certo? Enquanto o equipamento não for alienado a terceiros? Tal estipulação evita grandes problemas futuros e, portanto, deve constar ainda do preâmbulo do que for pactuado.

1.2.3. Da divisão do tempo de uso, transporte, seguro e manutenção

Certamente o coração do contrato de copropriedade de um equipamento será a previsão de tempo de utilização por cada um dos adquirentes, afinal, o objetivo da aquisição de um aparelho de centenas de milhares de reais é colocá-lo em uso e gerar lucros[7].

Por conta disso, a forma de divisão do tempo de utilização por cada proprietário deve ser muito bem estabelecida e constar de forma clara no contrato. Cada um utilizará o equipamento por dias específicos da semana? A utilização será semanal? Como é feita a divisão prévia e controle? Por meio de planilha ou algum sistema eletrônico? Se algum dos sócios não puder fazer uso em um período que lhe foi estabelecido, poderá ele ceder a outro cotista, fazendo uso em momento posterior?

Na prática, esse pode se tornar um grande ponto de conflito, pelo que as previsões precisam de estrita clareza e uma maior descrição, se necessário.

7 Ainda que do ponto de vista estritamente ético, o CFM não concorde muito com tal afirmação.

Se recomenda que haja previsão clara sobre o horário da retirada do equipamento de um coproprietário pelo próximo usuário, hora de entrega, qual será a penalidade ao usuário que atrasa a entrega ao próximo, se é possível fazer a cessão do seu uso em favor de outro cotista, dentre outras.

Também é necessário que conste do contrato as regras para entrega e recebimento do equipamento como, por exemplo, a criação de protocolos para se demonstrar aos demais sócios as condições que o aparelho chegou e está saindo da clínica. Lembra-se que se está falando de equipamentos milionários e, portanto, não se deseja ter imputado a si uma quebra ou uma má utilização do bem.

Em caso prático que ilustra bem a pertinência dessa cláusula, houve situação na qual, ao receber o equipamento, uma clínica afirmou que a que fez uso anterior não esterilizou um dos acessórios (ponteiras) de forma adequada, e que isso poderia acarretar na contaminação de seus pacientes. Ainda mais, afirmou que, caso ocorresse qualquer prejuízo dessa natureza, a clínica anterior – que em tese não cumpriu com o protocolo de esterilização – seria responsabilizada por eventuais reclamações ou processos movidos pelos pacientes. Ou seja, questões evitáveis com um contrato e protocolos bem específicos de como se dá a entrega do equipamento e como provar que os protocolos sanitários foram, efetivamente, cumpridos.

Como o uso se dará de forma comum, outro ponto agudo e de possível atrito, diz respeito ao transporte do bem. Quem o fará e em que condições? Os próprios cotistas possuem condições de fazê-lo ou será obrigatório, por ordem contratual, que se utilizem de uma equipe especializada para fazer o transporte?

Dois casos práticos que ilustram a importância da previsão: o primeiro de um cotista que fazia o transporte por conta própria, no porta-malas de um utilitário, e que sofreu uma grave colisão traseira destruindo parcialmente o bem. Ou, ainda, o segundo, de uma cotista que preferiu a contratação de uma empresa de transportes que não possuía expertise exatamente em equipamentos médicos. Dias depois, outra cotista passava, por coincidência, em frente ao consultório do coproprietário e viu o transporte sendo feito de forma totalmente descuidada, inclusive com o equipamento sendo deixado sob a calçada da cidade sem qualquer proteção adequada. A situação foi fotografada e enviada a todos os cotistas quase gerando a exclusão da sócia que contratou a empresa sem qualificação para o transporte. Portanto, esse é um ponto que merece total atenção nas negociações e formalização do contrato.

De forma não menos importante, necessário que conste do contrato a obrigatoriedade de contratação de seguro específico para o equipamento - algo não muito simples de se fazer pela escassez de companhias que seguram esse tipo de bem - e, ainda, que todas as revisões e manutenções periódicas e obrigatórias sejam feitas apenas pelo fabricante ou prestador de serviço autorizado por esse. Igualmente vale constar que todos os custos para envio do equipamento para tais manutenções periódicas serão rateados conforme cotas - ou outra forma estabelecida - e ainda que, caso algum coproprietário dê causa de forma isolada ao dano, que esse deve arcar com os custos também de forma independente dos demais.

Essas providências evitam conflitos posteriores, bem como prejuízos coletivos em caso de quebra ou extravio do bem ou, ainda, perda de garantia ou reparos inadequados feitos por pessoas que não possuem qualificação para tanto.

1.2.4. Da possibilidade ou não de sublocação, do uso por terceiros dentro da clínica e dos danos causados aos pacientes

Como se trata de um bem coletivo, de uso compartilhado, é essencial que exista previsão sobre a possibilidade de sublocação ou não, afinal essa é uma prática bem sedimentada no meio médico e da saúde. Diante disso, parece adequado que o contrato tenha estipulações muito claras sobre tal possibilidade, se isso pode ser feito, ou se será prática totalmente vedada. Ou, ainda, se dependeria da aprovação da maioria dos cotistas em relação ao locatário pois pode ser, por exemplo, que se admita a locação apenas para profissionais médicos, e não a outros profissionais da saúde, como dentistas ou fisioterapeutas.

Em linhas gerais, o que se observa é uma opção pela vedação à sublocação, considerando que o equipamento já será utilizado por múltiplos profissionais que são justamente os proprietários. Além disso, seria injusto que uns se valessem do bem para amealhar valores com a sublocação enquanto outros se utilizam do equipamento para efetivamente trabalhar em suas clínicas, sem contar, ainda, todos os riscos adicionais de má utilização, transporte inadequado, manuseio incorreto, etc. por parte do locatário.

Considerados esses pontos e sem prejuízo de deliberação pelos sócios, a recomendação mais sensata é de que não se permita a sublocação, ou, em caso positivo, que o contrato apresente regras muito claras sobre como será permitido fazê-lo e quais as sanções ao coproprietário cedente em caso de prejuízos.

Aspecto igualmente relevante é sobre quem poderá manusear o bem comum dentro da clínica do coproprietário: qualquer funcionário fará manuseio ou apenas o sócio efetivo? Pela complexidade do manuseio, seria responsável permitir que um funcionário use o equipamento? Tais previsões fazem sentido e devem constar no contrato conforme deliberação da maioria.

Por fim, quanto aos danos causados aos pacientes, a questão parece não guardar muitos desafios, afinal, eventual prejuízo será apurado mediante culpa do profissional que estava operando o equipamento, inclusive por força do artigo 14, parágrafo 4º do CDC.

Contudo, sabe-se que, na prática, as questões envolvendo prejuízos ao paciente na área da saúde nunca são simples e não é de todo descartável a hipótese de um paciente mal-intencionado, ao saber que o equipamento é de múltiplos profissionais médicos, passe a pressionar a todos por hipotética eventual lesão ou queimadura que venha a sofrer pelo equipamento. Ainda pior, se houver alegação de que o equipamento não estava bem calibrado, seria essa culpa exclusiva do operador ou da coletividade de proprietários?

Além disso, e ainda na segunda hipótese: imagine-se que efetivamente o equipamento cause um dano a um paciente, não poderia um dos sócios alegar mau funcionamento e que, portanto, seria um problema coletivo buscar a divisão da eventual indenização com os demais?

Visando evitar tais discussões ou ruídos societários futuros, se aconselha que todas essas previsões constem do contrato de forma pormenorizada.

1.2.5. Das inadimplências e de suas consequências

Situação que já foi mencionada anteriormente nesse artigo, mas que merece alguma reflexão adicional, a inadimplência quase sempre se revela como um problema quando se fala em bem comum.

Buscando minimizar tais riscos, o contrato deve conter previsões muito claras sobre como os custos ordinários e extraordinários (sim, esses vão ocorrer) serão divididos e suportados pelos sócios. Custos com seguro, manutenções e transporte devem ser objetos de divisão e, igualmente, devem existir sanções para aquele que deixar de arcar com sua cota-parte correspondente, penalidades essas que podem refletir na suspensão do uso de utilização e, até mesmo, em casos extremos, na retirada forçada do mau pagador contumaz da sociedade.

1.2.6. Da dissolução da copropriedade, da avaliação e venda da cota ou da morte de algum dos coproprietários

A dissolução e continuidade da sociedade atormenta e gera problemas graves societários como um todo, não apenas em relação a empresas médicas. Isso porque, geralmente, se utilizam no Brasil contratos sociais padronizados, que pouco falam dessa situação específica, levando a grandes disputas societárias ou desentendimentos quando da saída (unilateral ou não) ou falecimento de um dos sócios.

Consoante ao equipamento médico, evidente que se fala desse problema de uma forma menos gravosa, mas não menos relevante. Imagine o potencial conflito causado pelo encerramento de um grupo que compra um equipamento de grande valor agregado e que o utiliza de forma partilhada. Como deve se extinguir a sociedade e se dar a partilha do bem? Todos devem abrir mão desse? É prudente deixar todas as definições para uma disputa judicial futura e que levará anos?

Certamente, o adequado é trazer tais previsões no contrato de aquisição e utilização compartilhada do bem, fazendo menção específica ao encerramento global da sociedade – por opção de todos – e como se dará alienação do bem nesses casos. Ou então, como se dará a saída voluntária e amistosa de um dos coproprietários, estipulando qual o prazo para tanto, quais serão os critérios válidos de avaliação e posterior venda de sua cota-parte. Essa se dará preferencialmente a um dos sócios ou então, poderá ser alienada diretamente a terceiros? Existem prazos e formas específicas para se exercer a preferência de compra? Esteja atento a tais previsões.

Nesse tocante específico, se destaca a oportunidade de, se for pertinente, especificar claramente o perfil aceito do possível comprador do que, por exemplo, apenas permitir a venda da cota-parte de um equipamento a outro profissional médico, até porque essa é uma exigência de manuseio e utilização de alguns fabricantes que não permitem a operação de suas tecnologias por outros profissionais da saúde.

De outro lado, se afigura adequado que no mesmo capítulo contratual se traga a previsão de uma dissolução forçada para casos nos quais um dos coproprietários apresente comportamento inadequado ou que coloque a integridade do equipamento comum em risco.

Por ser condição a ser ratificada por todos já no início da utilização, não caberá argumentação posterior discordante ou mesmo questionamentos acerca da validade dessa estipulação, sendo ferramenta útil de defesa dos interesses da maioria dos coproprietários.

As previsões de dissolução forçada podem ser diversas, mas normalmente versarão sobre descumprimento das regras do próprio acordo de utilização compartilhada, má utilização recorrente do bem, comportamento ou falta grave em seus deveres – se utilizando, aqui, como forma exemplificativa os artigos 1030 e 1085 do Código Civil – dentre outros motivos que os adquirentes entendam válidos para não mais desejar um de seus pares como sócio.

Nesse quesito são extremamente válidas a intervenção e a ponderação do advogado especialista, considerando que tal exclusão será medida extrema e, portanto, as previsões devem ser bastante técnicas e limitadas, prevendo, ainda, a justa compensação em caso de retirada. Tais cuidados garantem a efetividade da cláusula bem como diminuem o risco de eventual judicialização por descontentamento do excluído.

Por fim, outro ponto que merece atenção – indicada igualmente aos já citados contratos sociais genéricos – se refere ao falecimento, interdição ou incapacidade de um dos sócios.

Como padrão, os contratos trazem previsões muito amplas e sucintas, no sentido de que, com a impossibilidade ou falecimento de um dos sócios, seus herdeiros assumirão seus direitos e haveres ou, se tal providência não for possível, então se providenciará sua exclusão do negócio. Ora, nada mais inadequado, seja em um contrato social, seja em um pacto de utilização de equipamento médico de forma compartilhada.

Imagine, no caso hipotético do falecimento de um dos coproprietários em que há previsão genérica de ingresso de seus herdeiros em sua cota-parte, ocorre que seus herdeiros não são médicos e muito menos teriam como operar o equipamento médico em questão. Como equacionar a questão? Ainda que não seja questão impeditiva, inegável que geraria problema totalmente evitável se previsão expressa houvesse no contrato de uso compartilhado.

Nesse sentido, se mostra adequada uma cláusula completa e estruturada com as medidas a serem adotadas em caso de impossibilidade ou falecimento de um dos sócios, como, por exemplo, se os familiares vão ou não assumir sua cota-parte, se essa será diluída entre os demais sócios – mediante a justa remuneração aos herdeiros e em que prazo e condições –, ou ainda, se haverá sua livre comercialização no mercado.

Também relevante é constar a previsão específica quanto aos pagamentos ainda pendentes (se houver), bem como os custos de manutenção do equipamento enquanto não resolvida a situação de substituição do sócio ausente.

Esses são cuidados básicos que cotidianamente são negligenciados quando da aquisição de um equipamento ou formalização de uma sociedade, mas que podem gerar grandes problemas - inclusive pela carga emocional envolvida - em caso de ocorrência, cabendo, portanto, boa reflexão e estruturação documental por parte do advogado especialista.

1.2.7. Da administração e de eventuais restrições quanto à utilização

Quanto à administração do bem, é importante destacar se essa ocorrerá de forma individual e rotativa (por um dos sócios), de forma coletiva ou por decisões tomadas pela maioria das cotas.

Ainda é bastante útil a inclusão de cláusulas que versem sobre regras gerais de utilização e que visam proteger todos os sócios como um todo. Toma-se como exemplo um grupo de médicos que se une para aquisição de um equipamento estético de última tecnologia para utilização em uma cidade na qual esse aparelho ainda não era oferecido por nenhum outro profissional. Não seria prudente que se estabelecesse um valor mínimo por sessão ou por pacote de tratamento? Deixar que cada médico praticasse o valor que desejasse não poderia gerar uma concorrência "interna" e desleal, trazendo, em última análise, prejuízo ao investimento realizado e aos interesses dos coproprietários investidores?

Ainda exemplificativamente, seria possível a realização de permutas ou tratamentos que visassem exclusivamente publicidade (blogueiros e "celebridades") valendo-se do equipamento? Isso seria benéfico ao grupo ou apenas a um dos coproprietários, trazendo prejuízos aos demais?

São, portanto, discussões que devem existir previamente à formalização do instrumento de utilização compartilhada e que, conforme a vontade da maioria dos sócios, pode constar no documento tomando caráter normativo a partir da assinatura de todos.

1.2.8. Cláusulas gerais, foro ou cláusula arbitral

De forma derradeira e como em qualquer contrato, a parte final do documento comportará tudo aquilo que não seja vedado pela lei. O que se quer dizer é que todas as especificidades da sociedade voltada ao equipamento podem constar do acordo a ser firmado.

Lembra-se que alguns grupos que irão proceder a aquisição compartilhada são mais homogêneos e formados por profissionais com vínculo de proximidade. Em outras ocasiões, os grupos serão totalmente heterogêneos e a única ligação entre os envolvidos será econômica, visando a aquisição e exploração de um bem comum.

Por conta disso, a utilidade da experiência, sensibilidade e especialização do advogado que venha a atuar na elaboração do documento, percebendo as nuances da relação e o potencial de desentendimentos futuros da parceria.

O contrato, aliás, jamais será um instrumento de blindagem jurídica ou de proteção total aos envolvidos. Pelo contrário, será apenas um instrumento claro e que representa a vontade da maioria no momento da aquisição do bem, mas que, em caso de controvérsias inconciliáveis, estará sujeito ao controle do Poder Judiciário (ou da arbitragem, como falaremos abaixo).

Igualmente, não se está sugerindo aqui que se tente "encher linguiça", trazendo previsões desnecessárias ou que apenas podem gerar mais problemas do que soluções durante a convivência societária de utilização compartilhada.

De todo modo, na parte final, se for pertinente, pode-se trazer previsões como a proibição total de ceder, hipotecar, onerar, dar em garantia, enfim, trazer algum gravame à sua cota-parte do equipamento, sem que haja, no mínimo, consulta e autorização dos demais.

São cabíveis, ainda, cláusulas que tratem da necessidade de aditivo formal e, preferencialmente, escrito para toda e qualquer alteração substancial nos termos do acordo originário; e, ainda, que eventual demora para exercício regular de direito previsto no instrumento não configura, de forma alguma, renúncia a direito, mas mera liberalidade dos sócios.

Por fim, é possível se valer da já conhecida "cláusula de eleição de foro", sendo necessário se observar se o mais adequado será aquele de atuação de todos os sócios, ou outro mais pertinente em caso de coproprietários que estejam em localidades diferentes.

Ou então, como alternativa – cada vez mais usada por empresários e profissionais da saúde – é viável a estipulação expressa de cláusula arbitral, conforme prevê a Lei 9307/1996, levando eventuais conflitos decorrentes da relação de copropriedade para resolução pela via arbitral. Essa parece uma via mais rápida e que analisará controvérsias com maior grau de especialização que o Poder Judiciário, cabendo, uma vez mais, as ponderações e explicações do advogado nesse sentido.

Considerações finais

O presente artigo não possui, de forma alguma, a pretensão de ser exaustivo ou apresentar todas as possibilidades quanto a análise e formatação de um contrato de copropriedade de equipamento médico.

Pelo contrário, a tarefa não se mostra nada fácil, pois nos ressentimos de mais escritos sobre o tema, sendo ainda assunto incipiente e de pouca reflexão, o que não mais se justifica tendo em vista a ampla utilização da copropriedade de equipamentos no meio médico.

O grande gargalo prático é que a copropriedade se dá, muita das vezes, de maneira informal, e quando surgem dúvidas ou questionamentos entre os sócios, não existem soluções prévias ou definidas de maneira clara, tampouco um instrumento normativo que se aplique.

Diante desse cenário, ou se passa a tomar decisões aleatórias – e muitas vezes já impregnadas pelo fator emocional que, como se sabe, não leva às melhores escolhas – ou então se encerra a sociedade (de forma amistosa ou, pior, judicialmente), o que acarreta em prejuízos a todos os envolvidos.

Portanto, o objetivo singelo desse artigo foi jogar alguma luz nessa discussão e apontar, de forma breve e direta, os principais pontos que se entendem necessários e úteis em um contrato de copropriedade ou de propriedade e utilização compartilhada de equipamentos médicos.

Como também dissemos ao longo do texto, não existe "receita de bolo", mas, sim, a necessidade de compreender com atenção, experiência e espírito democrático e moderador as vontades e anseios de todos os sócios, e reduzir isso a um contrato de forma clara e precisa.

Nesse viés, os apontamentos do artigo, entendendo ser esses os pontos mais relevantes para inclusão nessa nova espécie de contrato, que tem se tornado cada vez mais comum no meio médico e da saúde, sem prejuízo de inserções adicionais e pertinentes pelo profissional que tiver conduzindo a elaboração desse importante documento.

Referências

DANTAS, Eduardo. **Direito Médico**. 6. Ed. Editora JusPodivm. São Paulo. 2022.

GAGLIANO, Pablo Stolze; PAMPLONA FILHO, Rodolfo. **Novo curso de direito civil: Contratos**. 2ª ed. São Paulo: Saraiva, 2019.

_____, **Manual de Direito Civil.** 3ª ed. São Paulo: Saraiva, 2019.

A IMPORTÂNCIA DO DIREITO MÉDICO PREVENTIVO PARA OS PROFISSIONAIS MÉDICOS QUE ATUAM EM COSMIATRIA E ESTÉTICA

Fernanda Brasil Bezerra[1]

SUMÁRIO: Introdução. **1.** Noções introdutórias sobre o Direito Médico Preventivo. **2.** Breves considerações sobre a especialidade de cosmiatria e estética. **3.** A importância da prevenção jurídica para o profissional médico especialista em cosmiatria. Considerações finais. Referências.

Introdução

1. Noções introdutórias sobre o Direito Médico Preventivo

O Direito Médico não se destina apenas a cuidar de processos judiciais por dano moral e/ou material decorrente da prestação de serviço de saúde. Vai muito além disso.

O Direito Médico Preventivo é uma área do direito médico que busca prevenir problemas jurídicos relacionados à prática médica por meio da adoção de medidas preventivas. Isso inclui o estabelecimento de protocolos para a prestação de cuidados de saúde, a implementação de sistemas de monitoramento, avaliação da qualidade do atendimento médico, a educação e treinamento de profissionais de saúde, e a implementação de políticas e programas de prevenção de doenças.

---

1 Advogada inscrita na Ordem dos Advogados do Brasil do Distrito Federal (OAB/DF) nº 30.010; sócia proprietária do escritório Fernanda Brasil Advocacia Médica, Brasília/DF, com atuação em todo o Brasil; pós-graduada em Direito Tributário pelo Instituto Brasileiro de Estudos Tributários (IBET); pós-graduada em Direito Penal pela Damásio Educacional de São Paulo; especialista em Direito Médico pela Universidade de Coimbra, Portugal; palestrante em Congressos Médicos; especialista em Direito Médico e Direito Médico Preventivo pelo Instituto Paulista de Direito Médico e da Saúde (IPDMS); curso de extensão "Treinamento Avançado em Direito Médico"- IEST; membra da Comissão de Direito Médico da OAB/DF; membra da Comissão Nacional de Direito Médico da Associação Brasileira de Advogados - ABA; coautora do livro "Direito Preventivo para Profissionais da Saúde", Ed. IPDMS, e coautora do livro "Diálogos entre Direito e Medicina Vol. II, GZ Editora. Endereço eletrônico: fernandabrasilb1@gmail.com

Podemos citar outro objetivo do Direito Médico Preventivo que é o de minimizar as chances de processos judiciais, fechando os pontos cegos jurídicos que a clínica ou profissional liberal da saúde possuam. Importante destacar aqui que não estamos falando em blindagem jurídica do médico, pois não existe uma fórmula que possa "blindar" os médicos do risco de serem processados. O que temos aqui é uma gestão de riscos, o que não significa, de forma alguma, eliminá-los, mas, sim, gerenciá-los para diminuir sua incidência, e para existirem meios sólidos de defesa em caso de uma eventual demanda.

A Cosmiatria é uma subespecialidade da área da Dermatologia, voltada exclusivamente para o tratamento e prevenção de problemas estéticos na pele. As pessoas têm buscado, cada dia mais e mais, uma perfeição nos seus resultados estéticos, exigindo, assim, do profissional médico, uma obrigação de resultado perfeito.

Nesse contexto, o Direito Médico Preventivo vem para auxiliar esse profissional a lidar com a expectativa exacerbada do seu paciente. O Direito Médico não abrange apenas demandas judiciais por más práticas de processos judiciais por dano moral e/ou material decorrente da prestação de serviço de saúde. Vai muito além disso. É preciso demonstrar a importância dos documentos médicos bem elaborados por um profissional qualificado e, assim, minimizar os riscos de um eventual processo.

1.1. Judicialização da Medicina

É fato notório que a "judicialização da Medicina" vem crescendo de forma exponencial a cada dia. O termo utilizado se refere ao crescente número de casos em que pacientes ou seus familiares entram com ações judiciais contra profissionais ou instituições de saúde, buscando compensação por danos ou pela não prestação dos serviços médicos considerados necessários.

No tocante aos médicos dermatologistas, a judicialização pode envolver processos judiciais por dano moral e/ou material decorrente da prestação de serviço de saúde e diagnósticos incorretos. Já para os especialistas em Cosmiatria, há também demandas nesta categoria, mas a judicialização tem maior peso no resultado insatisfatório do paciente.

2. Breves considerações sobre a especialidade de Cosmiatria e Estética

A Cosmiatria é uma área da Medicina que se dedica ao estudo e tratamento de problemas estéticos relacionados a pele, cabelo e unhas. Ela envolve uma série de procedimentos e técnicas para melhorar a aparência e saúde dessas estruturas sem a necessidade de intervenções cirúrgicas.

Nos últimos anos, a área da Cosmiatria tem experimentado um grande crescimento e despertando cada vez mais o interesse pelos profissionais da saúde. Muitos médicos têm se especializado nessa área para oferecer aos pacientes uma abordagem mais completa e personalizada, impulsionado, assim, a crescente demanda por tratamentos estéticos e pela evolução das tecnologias utilizadas nesses procedimentos.

Um dos fatores que contribuíram para esse crescimento foi a popularização dos tratamentos estéticos, que antes eram exclusividade de uma parcela mais privilegiada da população. Hoje em dia, é possível encontrar uma grande variedade de tratamentos em clínicas e consultórios, com valores mais acessíveis.

Diante desta explosão da área, também começaram os problemas relacionados às condutas médicas inadequadas quanto ao exercício da prática.

2.1. Limites éticos e jurídicos

Na relação jurídica médico-paciente, além da obrigação de prestar serviços médicos, o profissional tem diversos deveres extrapatrimoniais e responsabilidades extracontratuais considerados essenciais à natureza do contrato que celebra com o paciente.

Compreender a relação médico-paciente, sua evolução histórica e materialização na modernidade ajuda a entender a mudança de paradigma do atendimento médico, especialmente no que concerne à transferência de grande parcela da autonomia do profissional à pessoa do paciente. Sendo assim, médico e paciente, portanto, obrigam-se a deveres recíprocos, sendo que, entre ambos, existe uma relação jurídica propriamente dita.

Diante desta análise, podemos salientar que, dentre os pilares existentes no Direito Médico Preventivo, a base está na relação médico-paciente.

E na esteira do pensamento desta boa relação, na Cosmiatria, como em qualquer outra área da Medicina, existem limites éticos e jurídicos a serem seguidos pelos profissionais, que estão elencados no Código de

Ética Médica, Resoluções do Conselho Federal de Medicina (CFM) e leis. Com o aumento do acesso à informação e o uso crescente das redes sociais por médicos, a publicidade feita por estes profissionais deve ser de forma ética, não sensacionalista e sem caracterizar a autopromoção. É vedado, também, a promessa de resultado.

2.1.2. Limites na publicidade médica

Toda comunicação feita por qualquer meio de divulgação que envolva atividade profissional do médico é considerada publicidade na Medicina.

Os meios de comunicação evoluíram de forma ímpar nas últimas décadas, e as redes sociais transformaram a forma da sociedade de se relacionar. Na era atual, todos os profissionais precisam se adaptar a esta nova realidade da comunicação, inclusive os médicos. Mas sempre atentos aos padrões éticos inerentes à medicina, uma das mais nobres profissões.

O Conselho Federal de Medicina, na Resolução 2.336/23, Lei nº. 3.268/57 e Decreto-Lei nº. 4.113/42, elenca critérios a serem seguidos na publicidade médica, de forma ética e segura, com a finalidade de evitar práticas sensacionalistas e de autopromoção.

Neste sentido, a autopromoção pode ser definida como a utilização de meios de comunicação que visam angariar clientes, fazer concorrência desleal, demonstrar exclusividade de métodos e diagnósticos e terapêuticos, dentre outros.

Já o sensacionalismo, todavia, define-se como a apresentação de técnicas e meios científicos que possam causar intranquilidade, pânico ou medo na sociedade, bem como, usar, de forma abusiva, enganosa e insegura, representações visuais que possam induzir a promessa de resultados.

Tais práticas, dentre outras, se não observadas podem acarretar ao profissional médico algumas sanções, inclusive a penalidade mais grave: a de cassação do registro profissional.

A Comissão de Divulgação de Assuntos Médicos (CODAME), órgão responsável por supervisionar a divulgação (individual e coletiva) de assuntos específicos pelo meio de comunicação, dispõe de um manual prático para que os médicos possam fazer a publicidade de forma ética. Contudo, o auxílio de um advogado especialista se faz necessário para ser suporte e dirimir todas as dúvidas advindas do tema e evitar sanções éticas.

3. A importância da prevenção jurídica para o profissional médico especialista em Cosmiatria

O Direito Médico Preventivo está para os profissionais da saúde da mesma forma que a prevenção de uma doença está para os seres humanos. E quem já ouviu aquela máxima: "é melhor prevenir do que remediar"? Pois bem, o Direito Médico Preventivo tem se mostrado cada vez mais presente nas relações contratuais, extracontratuais, diretas e indiretas, entre profissionais da saúde e pacientes.

Nas "vitrines" de uma rede social muito conhecida e difundida aqui no Brasil, podemos ver clínicas e consultórios maravilhosos com projetos lindos de arquitetura, colaboradores sorridentes e médicos apresentando seu trabalho. Estes mesmos estabelecimentos arrastam milhares de seguidores que sonham em fazer um determinado procedimento estético. O cliente realiza seu sonho e em um determinado dia, chega uma notificação de sindicância, do Conselho Regional de Medicina (CRM), ao médico, proposta por paciente insatisfeito com o resultado do seu procedimento. E agora? O médico entra em desespero e de imediato entra em contato com seu advogado, que o indaga: Os documentos médicos deste paciente estão todos com você, doutor? Termos de consentimento, contrato de prestação de serviço e prontuário médico? Neste momento, o médico percebe que não tem a documentação solicitada, e aqui começa um difícil processo para o seu advogado apresentar sua melhor tese de defesa.

3.1. Formas de prevenção: ferramentas e condutas

3.1.1. Direito Médico Preventivo é diferente de medicina defensiva

A medicina defensiva é um termo utilizado para descrever o conjunto de práticas adotadas por médicos e outros profissionais da saúde, na tentativa de minimizar o risco de processos judiciais por negligência ou por dano moral e/ou material decorrente da prestação de serviço de saúde. Essas práticas incluem a realização de mais testes e procedimentos do que o necessário, o registro detalhado de todas as interações com os pacientes e o uso de linguagem específica em suas anotações médicas. A medicina defensiva é frequentemente criticada por aumentar os custos dos cuidados da saúde e por promover a prática excessiva e desnecessária de procedimentos médicos.

Por outro lado, o Direito Médico Preventivo é um conjunto de medidas tomadas para evitar processos judiciais contra médicos e outros profissionais da saúde. Isso pode incluir o treinamento de médicos em questões legais relevantes e a implementação de políticas que promovam a transparência e a comunicação eficaz entre médicos e pacientes. O objetivo, em questão, é a proteção tanto dos pacientes quanto dos profissionais de saúde, e a promoção de um ambiente de prática médica segura e responsável.

Nesta esteira, a medicina defensiva é uma abordagem reativa para minimizar os riscos de processos judiciais, enquanto o Direito Médico Preventivo é uma abordagem proativa, adotada pelos sistemas de saúde e seus profissionais com os mesmos objetivos da primeira.

Para obter uma proteção efetiva e segura, existem diversas formas e ferramentas de prevenção adotadas na prática médica e relacionadas às condutas dos profissionais, mas também alguns pontos específicos merecem atenção, como a documentação médica elaborada por um advogado especialista.

3.2.1. Contrato de prestação de serviços médicos

O contrato de prestação de serviços médicos é o documento que formaliza a relação entre o médico e o paciente, onde são estabelecidos os direitos e obrigações de ambas as partes envolvidas no processo de prestação de serviços de saúde. Neste documento é pactuado o objeto que está sendo contratado, o serviço que o médico está se comprometendo a realizar, o preço, a forma de pagamento e a possibilidade de estabelecer encargos moratórios em caso de atraso.

Para o paciente, o contrato de prestação de serviços médicos é importante porque ele estabelece os termos e condições para o atendimento médico, incluindo as responsabilidades do médico e da instituição de saúde, e o valor a ser pago pelo procedimento, o que garante que o paciente não seja surpreendido com custos adicionais.

Já para o médico, o contrato é importante porque ele estabelece as obrigações e responsabilidades do profissional, incluindo as normas éticas e legais que dever ser seguidas. Além disso, o contrato deve definir os termos de pagamento e as condições de trabalho, o que é fundamental para garantir que o médico seja remunerado de forma justa e adequada pelo seu trabalho.

Importante salientar que, apesar de não existir legislação específica que regulamente o contrato de tratamento, o artigo 61 do Código de Ética Médica, dispõe que constitui infração ética o médico que deixa de ajustar previamente com o paciente o custo estimado dos procedimentos. Desta forma, é altamente recomendável que esse profissional faça uso deste documento em sua prática clínica.

Outro ponto extremamente relevante sobre o contrato para os profissionais que trabalham com Cosmiatria é que, em um eventual processo judicial proposto por paciente insatisfeito com o resultado do procedimento, o médico, com o contrato de prestação de serviços e com o Termo de Consentimento Livre e Esclarecido (TCLE), elaborados por um advogado especialista, consegue-se comprovar tudo o que foi pactuado entre as partes e demonstrar que os riscos do procedimento foram todos informados previamente ao paciente.

3.2.2. Prontuário médico

A Resolução nº. 1.638/2002, do CFM[2], conceitua o prontuário médico como o documento único constituído de um conjunto de informações, sinais e imagens registradas e geradas a partir de fatos, acontecimentos e situações sobre a saúde do paciente e a assistência a ele prestada, de caráter legal, sigiloso e científico, que possibilita a comunicação entre membros da equipe multiprofissional e a continuidade da assistência prestada ao indivíduo.

Genival Veloso de França[3] define o prontuário médico como não apenas o registro da anamnese do paciente, mas todo acervo documental padronizado, organizado e conciso referente ao registro dos cuidados médicos prestados, assim como aos documentos pertinentes a essa assistência.

Neste ponto de vista, o prontuário médico é a materialização da relação médico-paciente. Diante desta situação, temos um dossiê formado por todo o conjunto de documentos relacionados ao paciente. Trata-se de um documento de extrema relevância no cuidado ao paciente que,

---

2 CONSELHO FEDERAL DE MEDICINA. Resolução CFM nº. 1.638, de 10 de julho de 2002. Define o prontuário médico e torna obrigatória a criação de Comissão de Revisão de Prontuários nas instituições de saúde. Diário Oficial da União: seção 1, Brasília, DF, n. 153, p. 184-5, 9 ago. 2002. Disponível em https://sistemas.cfm.org.br/normas/visualizar/resolucoes/BR/2002/1638 . Acesso em: 19 de março de 2023.

3 FRANÇA, Genival Veloso. Direito Médico. 16ª ed. Rio de Janeiro: Editora Forense; 2020. p. 25-26.

além de servir como prova jurídica ou administrativa, pode ser considerado como evidência de uma infração penal.

Importante salientar que do Código de Ética Médica, em seu artigo 87, dispõe que é vedado ao médico deixar de elaborar prontuário legível para cada paciente. O §1º orienta que o prontuário seja preenchido a cada avaliação, contendo os dados clínicos necessários para a boa condução do caso, devendo ser preenchido em ordem cronológica com data, hora, assinatura e número de registro do médico no Conselho Regional de Medicina. A falta de observância destes requisitos caracteriza infração ética.

É um documento sigiloso que só deve ser compartilhado com profissionais de saúde autorizados, além do próprio paciente, tendo o médico o direito de guarda, mas a propriedade é do paciente. No caso do prontuário físico, ele deve ser preservado pelo prazo mínimo de 20 anos, a contar do último registro realizado, enquanto que para os prontuários eletrônicos a guarda deve ser permanente (Resolução CFM nº. 1.821/2007[4] e Lei 13.787/2018)[5].

A Resolução CFM nº 1.638/2002 dispõe sobre as diretrizes que o médico deve seguir para o preenchimento correto do prontuário. Além dos requisitos pontuados por esta resolução, o médico deve fazer constar no prontuário todas as informações relevantes sobre o paciente, incluindo o histórico médico geral, informações sobre doenças anteriores, cirurgias e hospitalizações, entre outros problemas de saúde.

Ademais, é necessário também registrar o histórico dermatológico, as condições de pele anteriores, tratamentos e resultados anteriores, alergias ou reações a medicamentos, resultados de exames dermatológicos como biópsia, cultura de pele e testes alérgicos, diag-

---

4 CONSELHO FEDERAL DE MEDICINA. Resolução CFM nº. 1.821, de 11 de julho de 2007. Aprova as normas técnicas concernentes à digitalização e uso dos sistemas de informatizados para a guarda e manuseio dos documentos dos prontuários dos pacientes, autorizando a eliminação do papel e a troca de informação identificada em saúde. Diário Oficial da União: seção 1, Rio de Janeiro, RJ, n. 225, p. 252, 23 nov. 2007. Disponível em: https://sistemas.cfm.org.br/normas/visualizar/resolucoes/BR/2007/1821. Acesso em: 19 de março de 2023

5 BRASIL. Lei nº 13.787, de 27 de dezembro de 2018. Dispõe sobre a digitalização e a utilização de sistemas informatizados para a guarda, o armazenamento e o manuseio de prontuário de paciente. Diário Oficial da União: seção 1, Brasília, DF, 28 dez. 2018.

nóstico e tratamento atual, medicamentos prescritos, procedimentos e terapias adicionais.

Para os procedimentos estéticos, é altamente recomendável que o médico faça registro do paciente no prontuário com fotos de antes do procedimento. Este registro é de extrema importância para documentar a condição atual do paciente e servirá também como referência futura. Agindo dessa maneira, o médico consegue fornecer uma comparação visual clara do antes e depois do tratamento, mostrando ao paciente os resultados alcançados. Além disso, as fotografias podem ajudar a identificar qualquer problema que possa surgir durante ou após o procedimento, como inchaço, hematomas ou reações alérgicas.

Outro fator que evidencia a importância de fazer os registros fotográficos são em casos de demandas judiciais. As fotos do antes e depois podem ser usadas como provas para combater a alegação de um paciente que sofreu danos ou, até mesmo, por mera insatisfação com o resultado do procedimento.

3.2.3. Dever de informação e TCLE

Um dos deveres de conduta mais cobrados pelos magistrados que avaliam um procedimento médico contestado é o dever de informar, que também compreende o dever de prestar esclarecimentos.

O dever de informação do médico é uma obrigação ética e legal, que consiste em fornecer informações claras, precisas e completas aos pacientes sobre sua condição de saúde, as opções de tratamento disponíveis, e os riscos e benefícios associados a cada opção.

Este dever decorre do princípio da autonomia do paciente, que reconhece o direito do paciente de tomar decisões informadas sobre sua própria saúde. É fundamental que o médico forneça informações claras que permitam ao paciente compreender sua condição de saúde e tomar uma decisão consciente sobre o tratamento a seguir.

Além disso, o dever de informação também inclui informar o paciente sobre quaisquer possíveis efeitos colaterais do tratamento, bem como sobre quaisquer alternativas estejam disponíveis.

Neste ínterim, importante salientar que o não cumprimento do dever de informação pode levar o médico a responder processos éticos e legais, bem como a danos à saúde do paciente. É, portanto, fundamental que os médicos sejam diligentes em seu dever informacional e se comuniquem de forma clara e eficaz com seus pacientes.

3.2.3.1. Termo de Consentimento Livre e Esclarecido – TCLE

O termo de Consentimento Livre e Esclarecido (TCLE) é o documento de caráter explicativo, onde são abordadas todas as questões relativas ao tratamento/procedimento, proposto pelo médico ao seu paciente.

O consentimento informado como um processo de comunicação entre médico e paciente decorre do direito fundamental da autonomia do paciente, que consagra seu direito de escolher o seu próprio destino e decidir pelo tratamento mais vantajoso para sua situação. A ausência desse requisito por parte do médico configura infração ao artigo 31, do Código de Ética Médica, com exceção nas situações que configuram perigo iminente de morte.

Na relação médico-paciente, o TCLE é, portanto, o instrumento de exteriorização dos atos e das vontades das partes que se unem em favor de um objeto, qual seja, a prática médica. Assim, para que tenha validade jurídica, especialmente na seara médica, considerando tratar-se de manifestação de vontade de um contrato (negócio jurídico bilateral), o TCLE deve preencher alguns requisitos.

No Brasil, o TCLE é disciplinado pelas Resoluções nº. 466/12[6] e nº. 510/16[7] do CNS, que dispõem sobre o consentimento do paciente para participar de pesquisas científicas, e na Recomendação nº. 1/2016 do CFM[8], que estabelece o processo de consentimento livre e esclarecido na assistência médica.

Em ambos os casos, as informações que devem ser oferecidas ao paciente são, basicamente, existência de possibilidade de técnica (caso haja todas deverão ser descritas); riscos e responsabilidades do paciente antes, durante e depois do procedimento; possíveis consequências,

---

6 BRASIL. Ministério da Saúde. Conselho Nacional de Saúde. Resolução nº 466, de 12 de dezembro de 2012. Aprova diretrizes e normas regulamentadoras de pesquisas envolvendo seres humanos. Diário Oficial da União: seção 1, Brasília, DF, 13 jun. 2013.

7 BRASIL. Ministério da Saúde. Conselho Nacional de Saúde. Resolução nº 510, de 7 de abril de 2016. Dispõe sobre as normas aplicáveis a pesquisas em Ciências Humanas e Sociais. Diário Oficial da União: seção 1, Brasília, DF, 24 maio 2016.

8 CONSELHO FEDERAL DE MEDICINA. Recomendação CFM nº. 1 / 2016. Dispõe sobre o processo de obtenção do termo de consentimento livre e esclarecido na assistência médica, Brasília, 2016. Disponível em https://portal.cfm.org.br/images/Recomendacoes/1_2016.pdf. Acesso em: 20 de março de 2023.

benefícios e qualidade de vida após o procedimento; explicação da doença ou outra razão que motive a forma de tratamento.

Embora não exista uma forma prescrita para o TCLE, e com a finalidade de materializar o que foi informado ao paciente e para proteção das partes da relação contratual, a Recomendação nº. 01/2016[9] sugere que o TCLE deve ser elaborado de forma clara, precisa, com uso de linguagem acessível, redigido na fonte *Times New Roman*, Arial ou outras de formato similar; tamanho 12 ou maior, de forma que o documento seja de fácil visualização. Ademais, ainda que o termo seja preparado previamente, o CFM sugere que o documento contenha espaços em branco para serem preenchidos pelo paciente no momento da leitura, ou alternativas para assinalar, favorecendo e comprovando sua participação no processo.

Importante frisar, também, que o documento deve ser assinado por pessoa capaz, anterior a intervenção/procedimento, para que o paciente tenha tempo de ler com atenção e esclarecer todas as suas dúvidas com o médico. Importante constar que, pelo princípio da autonomia do paciente, o TCLE pode ser revogado a qualquer momento.

3.2.3.2. TCLE genérico x TCLE particularizado

Como já explicitado anteriormente, o TCLE possui algumas características para que seja reconhecido pelo judiciário como um processo informacional completo. Uma delas é que o documento seja personalizado, individualizado e particularizado, levando em consideração as características específicas de cada paciente. De todo modo, o principal objetivo do TCLE é dar o efetivo cumprimento ao dever informacional, portanto é extremamente importante que ele seja particularizado, considerando não apenas os fatores do procedimento em si, mas também as individualidades do paciente. Isso significa que não basta elaborar um documento padrão como vemos em muitos hospitais e clínicas, com informações genéricas, para que o paciente assine. É preciso que o médico se preocupe em especificar o procedimento, sua complexidade e riscos.

Em análise de jurisprudência atualizada dos tribunais brasileiros, podemos perceber o aumento significativo de condenações em processos por falha ao dever informacional. Nos casos analisados, verificamos que, apesar da defesa técnica ter juntado o TCLE ao processo, o magis-

9 Idem, n.p.

trado entendeu a invalidação do documento, por ser genérico e por não ter demonstrado que o paciente foi muito bem informado, esclarecido, e teve suas dúvidas sanadas sobre o procedimento proposto, concluindo-se, assim, pela condenação do médico a indenizar o paciente por falha no dever informacional. Julgado do STJ, REsp nº. 1540580 / DF[10].

Ademais, como já dito anteriormente, o dever informacional e o consentimento fazem parte de um processo e não de um ato meramente isolado, de tal forma que a comunicação entre médico e paciente deve ser muito clara e objetiva.

3.2.4. Termo de quitação e satisfação de serviços médicos

O termo de quitação e satisfação de serviços médicos, também intitulado como "termo de finalização do procedimento", é um documento valoroso na prática médica, mas pouco utilizado pelos profissionais da saúde.

Trata-se de um documento que materializa o sucesso da assistência e a ausência de reclamações, dando por encerrada a prestação do serviço contratado. Em outras palavras, significa que o contrato firmado entre as partes foi integralmente executado com sucesso. Neste documento, o paciente declara e assina a sua ciência e concordância com o encerramento do procedimento médico, declarando, ainda, a sua plena satisfação com os resultados alcançados.

O referido documento tem por finalidade, também, de estabelecer o marco inicial da contagem do prazo prescricional para ajuizamento de ação judicial indenizatória, de acordo com a teoria da *actio nata*, que estabelece que o início da contagem do prazo é a partir do conhecimento do fato. Ou seja, a partir da assinatura do termo de quitação, o paciente terá o prazo de cinco anos para ingressar com a demanda judicial.

Assim sendo, o documento aludido é imprescindível para que o paciente declare a satisfação do procedimento/tratamento e não tenha nada mais a exigir do serviço prestado, além de trazer maior segurança jurídica para o profissional da saúde.

10 SUPERIOR TRIBUNAL DE JUSTIÇA (STJ). REsp. 1540580 / DF, Rel. Min. Lázaro Guimarães (Desembargador convocado do TRF da 5ª Região), Rel. p/ Acórdão Ministro Luís Felipe Salomão, Quarta Turma, julgado em 02/08/2018, DJE 04/09/2018.

Considerações Finais

Diante de todo o exposto, resta clara a importância do preventivo jurídico para os profissionais médicos que atuam em Cosmiatria e Estética. Essa área da Medicina está em constante evolução e é comum que surjam novas tecnologias e procedimentos que possam apresentar riscos para os pacientes. Por isso, é essencial que os médicos estejam cientes das normas e regulamentações que regem a prática médica nessa área.

Além do mais, o Direito Médico Preventivo auxilia o profissional da saúde a evitar processos judiciais e sanções disciplinares, o que pode ter um impacto significativo na carreira e reputação desses profissionais. Ao adotar uma abordagem preventiva, os riscos do médico são minimizados e a segurança dos pacientes é garantida.

Referências

BRASIL. Lei nº 13.787, de 27 de dezembro de 2018. Dispõe sobre a digitalização e a utilização de sistemas informatizados para a guarda, o armazenamento e o manuseio de prontuário de paciente. Diário Oficial da União: seção 1, Brasília, DF, 28 dez. 2018.

BRASIL. Ministério da Saúde. Conselho Nacional de Saúde. Resolução nº 466, de 12 de dezembro de 2012. Aprova diretrizes e normas regulamentadoras de pesquisas envolvendo seres humanos. Diário Oficial da União: seção 1, Brasília, DF, 13 jun. 2013.

BRASIL. Ministério da Saúde. Conselho Nacional de Saúde. Resolução nº 510, de 7 de abril de 2016. Dispõe sobre as normas aplicáveis a pesquisas em Ciências Humanas e Sociais. Diário Oficial da União: seção 1, Brasília, DF, 24 maio 2016.

CONSELHO FEDERAL DE MEDICINA. Código de Ética Médica. Resolução CFM nº. 2.217, de 27 de setembro de 2018, modificada pelas Resoluções CFM nº. 2.222/2018 e 2.226/2019. Brasília. Conselho Federal de Medicina; 2019.

CONSELHO FEDERAL DE MEDICINA. Resolução CFM nº. 1.638, de 10 de julho de 2002. Define o prontuário médico e torna obrigatória a criação de Comissão de Revisão de Prontuários nas instituições de saúde. Diário Oficial da União: seção 1, Brasília, DF, n. 153, p. 184-5, 9 ago. 2002. Disponível em https://sistemas.cfm.org.br/normas/visualizar/resolucoes/BR/2002/1638 . Acesso em: 19 de março de 2023.

CONSELHO FEDERAL DE MEDICINA. Resolução CFM nº. 1.821, de 11 de julho de 2007. Aprova as normas técnicas concernentes à digitalização e uso dos sistemas de informatizados para a guarda e manuseio dos documentos dos prontuários dos pacientes, autorizando a eliminação do papel e a troca de informação identificada em saúde. Diário Oficial da União: seção 1, Rio de Janeiro, RJ, n. 225, p. 252, 23 nov. 2007. Disponível em https://sistemas.cfm.org.br/normas/visualizar/resolucoes/BR/2007/1821. Acesso em: 19 de março de 2023.

CONSELHO FEDERAL DE MEDICINA. Manual de Publicidade Médica. Resolução CFM nº. 1974 de 19 de agosto de 2011. Comissão Nacional de Assuntos Médicos, Brasília, 2011, 102.p. Disponível em https://sistemas.cfm.org.br/normas/visualizar/resolucoes/BR/2011/1974 . Acesso em: 20 de março de 2023.

CONSELHO FEDERAL DE MEDICINA. Recomendação CFM nº. 1 / 2016. Dispõe sobre o processo de obtenção do termo de consentimento livre e esclarecido na assistência médica, Brasília, 2016. Disponível em https://portal.cfm.org.br/images/Recomendacoes/1_2016.pdf. Acesso em: 20 de março de 2023.

DANTAS, Eduardo. Direito Médico, 6ª Edição, rev. ampl. e atual. Salvador. JusPodivum, 2022.

FRANÇA, Genival Veloso. Direito Médico. 16ª ed. Rio de Janeiro: Editora Forense; 2020. p. 25-26.

KFOURI, Miguel Neto. Responsabilidade civil do médico. 10ª ed. São Paulo: Revista dos Tribunais; 2019. p. 268 e seguintes.

RESOLUÇÃO CFM nº. 1.638, de 10 de julho de 2002. Disponível em https://sistemas.cfm.org.br/normas/visualizar/resolucoes/BR/2002/1638, acesso em 19 de março de 2023.

SILVA, Fábia Gama *et. Al.* A qualidade dos prontuários relacionada ao perfil dos processos Éticos-profissionais. Gazeta Médica da Bahia, p. 11-18, jan.-jul.2007. p. 12-13.

SUPERIOR TRIBUNAL DE JUSTIÇA (STJ). REsp. 1540580 / DF, Rel. Min. Lázaro Guimarães (Desembargador convocado do TRF da 5ª Região), Rel. p/ Acórdão Ministro Luís Felipe Salomão, Quarta Turma, julgado em 02/08/2018, DJE 04/09/2018.

TEPEDINO, Gustavo. A responsabilidade médica na experiência brasileira contemporânea. Rev. Jurídica. 2003; 51 (311): 18-43. p. 19.

MEDICINA 4.0 E O USO DA INTELIGÊNCIA ARTIFICIAL EM ÂMBITO HOSPITALAR

Fernanda Marques Rodrigues Neves[1]

SUMÁRIO: Introdução. **1.** Medicina 4.0. **2.** Inteligência artificial nos hospitais brasileiros. **3.** Limitações para o uso da inteligência artificial no cenário brasileiro. Considerações finais. Referências.

Introdução

A Medicina é uma das muitas áreas do conhecimento ligada à manutenção e restauração da saúde[2].

Entende-se saúde como um completo bem-estar, um estado cumulativo, não se tratando apenas de ausência de doença ou enfermidade[3].

Na atualidade, a era digital vem revolucionando a relação médico-paciente, com pacientes adentrando aos consultórios com possíveis diagnósticos buscados em pesquisas na internet, ou seja, o perfil do atual paciente é de uma pessoa com acesso à informação, ainda que sem a total compreensão que obviamente somente poderá vir após uma completa consulta médica.

Ao mesmo tempo, existe um Brasil com uma vasta extensão territorial, onde muitos pacientes se localizam a quilômetros de distância de uma unidade hospitalar e sequer possuem acesso à internet. Com isso, a medicina vem passando por uma enorme transformação com a introdução de novas tecnologias digitais e, a Medicina 4.0 chega para revolucionar as práticas de atendimento e execução de atividades no dia a dia profissional.

Esse novo formato está sendo impulsionado, dentre outros, pela digitalização, inteligência artificial e robótica. A Medicina está sendo transformada pelas tecnologias digitais de ponta que estão, cada vez

---

1 Advogada especialista em Direito Médico pelo Treinamento Avançado em Direito Médico; pós-graduanda em Direito Médico, Odontológico e da Saúde pela Escola Paulista de Direito. Endereço eletrônico: advogados.macae@gmail.com.

2 WIKIPÉDIA. Medicina. Disponível em: <https://pt.wikipedia.org>. Acesso em: 8 jan.2023.

3 ORGANIZAÇÃO MUNDIAL DA SAÚDE. Men Ageing And Health: Achieving healthacross the lifespan. 2001.

mais, integradas às nossas vidas. A tecnologia aplicada à saúde tem se apresentado com um perfil preventivo e que consegue diariamente auxiliar os pacientes com diagnósticos mais precisos e tratamentos mais eficientes.

A inteligência artificial, inserida nesse conceito, evita uma das maiores reclamações nas emergências hospitalares: a demora no atendimento, seja considerando o tempo de espera para ser atendido ou, ainda, o tempo para o diagnóstico.

Partindo da pesquisa da literatura, analisa-se a utilização dessas tecnologias, em especial a inteligência artificial no contexto hospitalar, abordando, ainda, os desafios da sua implementação no Brasil que vão desde sua aceitabilidade até sua limitação legislativa, trazendo uma reflexão, também, sob o enfoque dos excluídos digitais.

Diante da proposta apresentada, se questiona os limites do uso da inteligência artificial para que se possam compatibilizar seus desafios com uma aplicação segura.

1. Medicina 4.0

1.1. Conceito

A Medicina 4.0, adaptada do conceito de Indústria 4.0, também é conhecida como Saúde 4.0, *Health* 4.0 ou Saúde Digital.

A Medicina 4.0 visa desenvolver tecnologias que apoiem o fluxo de informações e a coordenação entre as diversas partes interessadas e envolvidas na jornada do paciente. Pode, ainda, ser definida como a implementação de plataformas integradas aos serviços de saúde em tempo real para mover tais serviços baseados em "dados empíricos" para uma "medicina de precisão". Isso se alinha com a mudança global de um modelo hospitalar orientado ao profissional para um modelo distribuído e centrado no paciente[4].

Nesse assunto estão as tecnologias do *Big Data* (BD), da Internet das Coisas (IoT), da Inteligência Artificial (IA) e, da Robótica.

4 AL-JAROODI, JAMEELA, MOHAMED, NADER, ABUKHOUSA, EMAN. Health 4.0: On the Way to Realizing the Healthcare of the Future, in IEEE Access, vol. 8, pp.211189-211210, nov., 2020. Disponível em: <https://ieeexplore.ieee.org/document/9262939>. Acesso em: 18 jan.2023.

1.2. Princípios e elementos da Medicina 4.0

O princípio norteador do *Health* 4.0 é conectar pacientes, dispositivos médicos, hospitais, clínicas, fornecedores farmacêuticos e médicos, além de outros componentes relacionados à saúde; todos esses prestadores estão criando uma rede de saúde inteligente. Ainda, permite a integração, o compartilhamento e a otimização do uso de recursos dos serviços de saúde, profissionais e gerenciamento de sistemas para operações aprimoradas e custos reduzidos[5].

Dessa forma, percebe-se que a Medicina 4.0 objetiva contribuir para melhorias na saúde, trazendo novas políticas públicas para o setor e, ainda, facilita a relação dos profissionais da saúde com os pacientes que buscam o atendimento, além de melhorar a própria saúde da população já que, com diagnósticos mais ágeis, as chances de benefícios para a saúde do paciente aumentam.

Dois são os elementos da Medicina 4.0[6]:

a) inteligência, ou seja, usar técnicas de IA para melhorar o diagnóstico, tratamento, coordenação e comunicação entre pacientes, médicos e outras partes interessadas, para alcançar uma gestão de cuidados de saúde inteligente individualizada e centrada no paciente;

b) interconexão, para integrar todos os aspectos da assistência à saúde para construir uma rede de informações eficaz.

1.3. Aplicação da Medicina 4.0 em âmbito hospitalar

O uso de tecnologias dentro de um ambiente hospitalar não é uma novidade, uma vez que, ali, são utilizados computadores e aparelhos que trabalham com tecnologia avançada como os tomógrafos, os equipamentos de ressonância magnética, etc.

Essa utilização decorre da progressão histórica da Revolução Industrial, desde o conceito de Indústria 1.0, ainda com uma utilização manual, para a Indústria 2.0 com o uso do motor e, evoluindo para a

5 Idem, n.p.

6 LI, J.; CARAYON, P. Health Care 4.0: A Vision for Smart and Connected Health Care. IISE Transactions on Healthcare Systems Engineering, 11:3, p. 171-180, 2021. Disponível em: <https://www.tandfonline.com>. Acesso em: 20 jan.2023.

Indústria 3.0, inserindo o computador, até se chegar à Indústria 4.0 que traz operações autônomas e inteligentes.

Nessa fase da medicina inteligente, os hospitais estão aplicando a Medicina 4.0 em diagnósticos mais precisos e tratamentos mais eficientes com o uso de tecnologias para melhorar a jornada do paciente e também a precisão das avaliações médicas.

Não se trata apenas de uma tecnologia, mas de um conjunto de inovações que trazem benefícios no cuidado com a saúde.

Um dos expoentes da medicina inteligente está na capacidade de armazenamento e processamento de dados, criando o conceito de *Big Data* (BD) que significa um compilado de dados onde é possível se extrair informações de saúde, possibilitando que o médico, por exemplo, possa vir a ter acesso a vários estudos, artigos científicos, imagens de exames e resultados que possibilitem uma rápida estratégia para o tratamento do paciente.

O processamento desses dados é feito pela inteligência artificial através de algoritmos que, conforme recebem informações, vão se aperfeiçoando, o que se chama *machine learning* (aprendizado da máquina), que propõe diagnósticos cada vez mais assertivos. Esses sistemas computadorizados inteligentes ajudam a reduzir ou, até mesmo, evitar erros nos diagnósticos, pois a interpretação dos exames de imagem fica mais facilitada por toda essa base de dados que o médico pode ter acesso.

Exemplos de *softwares* inteligentes foram desenvolvidos para o diagnóstico da COVID-19, na China, usando tecnologia baseada em inteligência artificial:

> Para programar o algoritmo, foram inseridos dados de milhares de pacientes contaminados e suas respectivas tomografias de tórax. Assim, o sistema inteligente foi capaz de ler a imagem da tomografia e distinguir, em quinze segundos, entre pacientes infectados com o novo corona vírus e aqueles com outras doenças pulmonares.[7]

7 NOGAROLI, R.; SILVA, R. Inteligência Artificial na análise diagnóstica: benefícios, riscos e responsabilidade do médico. In: Debates Contemporâneos em Direito Médico e da Saúde. / Miguel Kfouri Neto, Rafaela Nogaroli, coordenação. São Paulo: Editora Revista dos Tribunais, 2ª edição, 2020, p.92, jan., 2020.

Todo esse volume de dados se intensificou muito no contexto pós-pandemia, onde toda comunidade científica e de engenharia se apressou em ampliar as tecnologias que já vinham sendo usadas por empresas como IBM, com a plataforma *Watson Health*[8], atualmente denominada *Merative*[9], o *Google* com o *Deep Mind*, que, inclusive, aprende com a experiência da máquina.

A plataforma *Watson* assimilou dezenas de livros-textos em Medicina e milhares de prontuários de pacientes do *Sloan Kettering Memorial Cancer Hospital*, criando uma rede de oncologia consultada em todo o mundo. Já o *Deep Mind*, do *Google*, com o registro de um milhão e seiscentos mil pacientes atendidos no *National Health Service* (NHS), trouxe novos sistemas de apoio à decisão clínica, uma vez que ao analisar os dados dos pacientes emitem alertas sobre a evolução dos pacientes[10].

Na adoção de tecnologias, a Internet das Coisas (IoT) também está entre as principais ferramentas para transformar o setor de saúde.

No Brasil, o Decreto Federal n. 9.854, de 25 de junho de 2019, instituiu o Plano Nacional de Internet das Coisas (IoT) com a finalidade de implementar e desenvolver a Internet das Coisas no país, que prioriza quatro áreas: indústria, agronegócio, saúde e cidades.

O supracitado instrumento normativo conceitua a IoT como sendo a "infraestrutura que integra a prestação de serviços de valor adicionado com capacidades de conexão física ou virtual de coisas com dispositivos baseados em tecnologias da informação e comunicação existentes e nas suas evoluções, com interoperabilidade"[11].

---

8 IBM. IBM Watson Health. Disponível em: <https://www.ibm.com>. Acesso em: 22 jan.2023.

9 A Merative, anteriormente IBM Watson Health, é uma empresa independente desde 2022. A Merative oferece produtos e serviços que ajudam os clientes a facilitar pesquisas médicas, pesquisas clínicas, evidências do mundo real e serviços de saúde, por meio do uso de inteligência artificial, análise de dados, computação em nuvem, e outras tecnologias de informação avançadas. Todas as informações futuras relacionadas aos produtos Watson Health estarão disponíveis em www.merative.com.

10 VEDOVATE, Shirley Vaz. A inteligência artificial e as transformações no setor da saúde no futuro. A tecnologia na Saúde. In *Revista Científica Integrada*, Volume 5, edição 1, 2021.

11 BRASIL. Presidência da República. Decreto n. 9854/2019 de 25 de junho de 2019. *Diário Oficial da União*, Brasília, 26 de junho, p.10, 2019.

São objetivos do referido plano: melhorar a qualidade de vida das pessoas e promover ganhos de eficiência nos serviços; promover a capacitação profissional e a geração de empregos na economia digital; incrementar a produtividade e fomentar a competitividade das empresas brasileiras desenvolvedoras de IoT; buscar parcerias com os setores público e privado para a implementação da IoT; aumentar a integração do país no cenário internacional, por meio da participação em fóruns de padronização, da cooperação internacional em pesquisa, desenvolvimento e inovação e da internacionalização de soluções de IoT desenvolvidas no país. O monitoramento do paciente em tempo real, bem como a manutenção preditiva de equipamentos médicos são exemplos de IoT usados na medicina, em especial em ambiente hospitalar.

Com o uso de sensores integrados que controlam todas as variáveis capazes de afetar a vida útil dos equipamentos, a IoT traz alertas e notificações de inconformidades antes mesmo do equipamento parar de funcionar, através da manutenção preditiva.

O Robô Laura, idealizado pelo analista de sistemas Jacson Fressatto, após a perda de sua filha Laura, com apenas 18 dias de vida, para uma sepse[12], usa IoT e inteligência artificial para análise preditiva na saúde. No blog do referido robô se esclarece sobre a análise preditiva:

> (...) ela ajuda a identificar pacientes que terão maior necessidade de intervenção médica ou demandas de saúde futuramente. Usando padrões ocorridos no passado para determinar probabilidades de ocorrência de eventos futuros, a análise preditiva está longe de ser um método de "adivinhação" ou "achismo". Aplicada à saúde, ela pode, por exemplo: a) construir o perfil de saúde do paciente; b) mapear regiões com maior incidência de determinadas patologias; c) prever taxas de ocupação dos leitos; d) aplicar a medicina preventiva para evitar deterioração clínica". (...) Mas, o grande impacto da análise preditiva é a possibilidade de fazer previsões para hierarquizar o cuidado, ajudando a categorizar urgências, aumentando a eficiência e otimizando recursos da equipe médica e assistencial. (...) Além de tudo isso, a análise preditiva também auxilia gerenciando a cadeia de suprimentos. O uso de ferramentas analíticas para monitorar a cadeia de

12 Termo denominado na medicina para os casos de infecção generalizada.

> suprimentos e tomar decisões baseadas em dados sobre os gastos pode economizar para hospitais, quase US$ 10 milhões por ano, apontou uma pesquisa realizada pela *Navigant Consulting*, em 2017. No fim, tudo isso se reúne para a melhoria no gerenciamento de recursos financeiros, materiais, logísticos e de cuidado[13].

Então, o que se verifica é que os procedimentos burocráticos e repetitivos, antes realizados de forma manual, agora, com a evolução tecnológica, permitem que os médicos que perdiam tempo com essas atividades se dediquem mais aos seus pacientes, afastando a ideia de que o uso de máquinas torna a relação médico-paciente mais distante e fria.

O paciente que recebe o diagnóstico de seu caso clínico de forma mais assertiva e rápida tem uma jornada mais segura, uma vez que pode experimentar a desaceleração da progressão ofensiva de várias doenças.

2. Inteligência artificial nos hospitais brasileiros

A inteligência artificial (IA) permite que sistemas informatizados reproduzam o comportamento humano em tarefas do dia a dia e chega para agregar valor aos cuidados com a saúde.

Segundo Luiz Carlos Lobo[14]:

> A Inteligência Artificial envolve várias etapas ou competências, como reconhecer padrões e imagens, entender linguagem aberta escrita e falada, perceber relações e nexos, seguir algoritmos de decisão propostos por especialistas, ser capaz de entender conceitos e não apenas processar dados, adquirir "raciocínios" pela capacidade de integrar novas experiências e, assim se auto aperfeiçoar, resolvendo problemas ou realizando tarefas.

13 Disponível em: <https://laura-br.com>. Acesso em: 22/01/2023.

14 LOBO, L. C. Inteligência Artificial e Medicina. In: *Revista Brasileira de Educação Médica*. Disponível em: <Doi: http://dx.doi.org/10.1590/1981-52712015v41n2esp>. Acesso em: 22/01/2023.

No Brasil, diversas unidades hospitalares, em âmbito privado e até mesmo no público, já fazem uso da IA. Não há neste artigo a intenção de esgotar todas as possibilidades, mas apenas trazer alguns bons exemplos do uso dessa tecnologia no ambiente hospitalar em nosso país.

O Hospital 09 de Julho, referência em medicina de alta complexidade, localizado em São Paulo, utiliza inteligência artificial para ampliar a segurança dos pacientes. O sistema, que foi desenvolvido em conjunto com a *Microsoft*, monitora pacientes por câmeras, detectando quando eles estão fora do leito ou prestes a cair da cama e, com isso, sensores inteligentes emitem um sinal através de um aparelho móvel para a equipe de enfermagem, permitindo que a equipe hospitalar possa verificar o que está ocorrendo, reduzindo os riscos de queda[15].

A ampliação do conhecimento com o uso da IA permite uma maior prevenção de doenças, com avaliação do histórico familiar para detectar com precisão a maior ou menor probabilidade daquele paciente em adquirir câncer, por exemplo. Esse é o chamado diagnóstico preditivo, que dá apoio ao aspecto preventivo das ações médicas. Antes se tratava a doença, hoje se olha para o indivíduo na tentativa de evitar ou amenizar males não manifestados, permitindo o planejamento de vida de acordo com o potencial de sua saúde e doença e, principalmente, objetivando tomar providências para o tratamento e eventual cura de uma doença prevista.

Recentemente, a Beneficência Portuguesa de São Paulo divulgou que deu início a um projeto de inteligência artificial em parceria com a empresa coreana Lunit®, visando a detecção precoce e acompanhamento de pacientes com câncer de mama, com taxa de precisão de diagnóstico de 97%[16].

A tecnologia também vem sendo usada como assistente de diagnósticos de várias doenças, como, por exemplo, nos casos de hanseníase, onde o Instituto Oswaldo Cruz (IOC), em parceria com a *Microsoft AI for Healthe* e a Fundação Novartis, desenvolveu o *AI4Leprosy* para detectar os casos suspeitos dessa doença[17] onde, em artigo publicado na revista

15 HOSPITAL NOVE DE JULHO. Inteligência artificial é usada para evitar quedas. Disponível em: <https://www.h9j.com.br>. Acesso em: 18 jan.2023.

16 BENEFICÊNCIA PORTUGUESA DE SÃO PAULO. BP adota Inteligência Artificial com 97% de precisão para diagnóstico de câncer de mama. Disponível em: <https://www.bp.org.br>. Acesso em: 10 mar.2023.

17 AGENCIA FIOCRUZ DE NOTÍCIAS. Estudo utiliza inteligência artificial para acelerar o diagnóstico da hanseníase. 2002. Disponível em: <https://agencia.fiocruz.br>. Acesso em: 23 jan.2023.

científica *The Lancet Regional Health – Americas*[18], se esclarece que o referido assistente de diagnóstico apresenta uma combinação de imagens de pele e dados clínicos, coletados seguindo um processo padronizado e acertando mais de 90% dos casos nos testes realizados. Um dos autores do estudo, o doutor em oncologia com ênfase em bioinformática e pós-doutorando do Laboratório de Hanseníase do IOC, Paulo Thiago Souza Santos, explica que:

> A inteligência artificial pode enxergar mais do que o olho humano. Para o computador, cada ponto da imagem é um *bit*, traduzido em um número. Uma pessoa sem treinamento pode não perceber a diferença entre duas cores muito próximas, mas quando o computador transforma essas cores em números, ele 'vê' uma diferença clara. "É com base nisso que podemos treinar a máquina para tentar fazer um diagnóstico diferencial", diz o pesquisador.

Com o uso da IA, será possível, então, que no Sistema Único de Saúde (SUS), onde muitas vezes os diagnósticos iniciais de hanseníase são feitos por clínicos gerais e não por um especialista, possa encaminhar os pacientes com mais clareza em virtude do acesso prévio a uma base de dados com as imagens das lesões.

A IA dessas novas tecnologias ainda auxilia a equipe médica e assistencial a identificar pacientes com queda dos sinais vitais e deterioração clínica, o que possibilita antecipar a intervenção médica, o que torna mais rápida a gestão de cuidados, otimizando resultados clínicos e financeiros.

O já citado Robô Laura foi projetado para ajudar as equipes na identificação mais rápida dos casos de sepse com o monitoramento em tempo real dos dados vitais dos pacientes, permitindo um atendimento mais ágil, evitando o agravamento da doença e morte de pacientes. O robô se conecta remotamente aos equipamentos e sistemas utilizados pelo hospital, processa as informações dos pacientes e pode identificar situações de risco. Ocorrendo uma alteração grave no quadro clínico do paciente,

18 BARBIERI, R; et al. Reimagining leprosy elimination with AI analysis of a combination of skin lesion images with demographic and clinical data. The Lancet Regional Health – Americas, vol. 9, mai., 2022, 100192, ISSN 2667-193X. Disponível em: <https://www.sciencedirect.com>. Acesso: em 21 jan.2023.

o robô emite um alerta nos monitores espalhados pelo hospital. Caso o paciente não receba atendimento, o robô encaminha mensagens por SMS e *e-mails* para equipes específicas e, ainda assim, se não for atendido, procura a coordenação e direção do hospital[19].

A farmacêutica MSD se uniu a *startup* Laura e desenvolveu o *Laura Stewardship Powerd by MSD* voltado para médicos, com a finalidade de gerenciar melhor os medicamentos por meio da IA e *machine learning* otimizando as decisões dos médicos no combate a resistência microbiana no uso de antibióticos[20].

A rede pública não está de fora. Em 2020, o Ministério da Ciência, Tecnologia, Inovações e Comunicação (MCTIC), o Hospital das Forças Armadas (HFA) e a Rede Nacional de Ensino e Pesquisa assinaram um contrato para promover a aplicação da inteligência artificial em hospitais públicos, universitários e filantrópicos no Brasil, melhorando o atendimento de pacientes em Unidades de Tratamento Intensivo. Na primeira etapa, três hospitais das Forças Armadas receberam a tecnologia, e a implementação faz parte do projeto Inova HFA, voltado para o apoio e a adoção imediata de inovação na saúde[21].

A Fundação Instituto de Pesquisa e Estudo de Diagnóstico por Imagem (FIDI), responsável por gerir sistemas de diagnóstico por imagem na rede pública de saúde, em parceria com empresa israelense AIDOC possui um projeto de inteligência artificial que contribui na priorização de pacientes com lesões cerebrais graves, onde é possível identificar as lesões antes mesmo de o radiologista ter acesso às imagens.

Na Revista Medicina S/A, uma reportagem explica como funciona o fluxo, desde a realização do exame até seu diagnóstico[22]:

> (...) ao realizar um exame, as imagens seguem para o servidor da FIDI, que identifica se é uma tomografia de crânio, oculta os dados do paciente e envia para o servidor na nuvem da

19 LAURA. Disponível em: <http://laura-br.com/>. Acesso em: 21 jan.2023.

20 MSD. Inteligência artificial para gerenciar o uso de antibióticos. Disponível em: <https://www.msd.com.br>. Acesso em: 21 jan.2023.

21 PORTAL HOSPITAIS BRASIL. Sistema de inteligência artificial ajuda a salvar vidas em hospitais públicos no Brasil. Disponível em: https://portalhospitaisbrasil.com.br>Acesso em: 21 jan. 2023.

22 MEDICINA S/A. FIDI amplia projeto de IA na rede pública de saúde. 2019. Disponível em: https://medicinasa.com.br>. Acesso em: 22 jan.2023.

> AIDOC. As imagens são analisadas pela inteligência artificial e devolvidas para o servidor da FIDI com as marcações das lesões, se houver. O exame é reidentificado com os dados do paciente e segue para a central de laudos da FIDI. Na central de laudos, o sistema prioriza automaticamente o exame que apresenta quadro grave, permitindo ao médico radiologista analisar e laudar mais rapidamente para acelerar o atendimento ao paciente.

O Prontuário Eletrônico do Paciente (PEP) é considerado um marco histórico no atendimento ao paciente e no gerenciamento hospitalar para acesso ao histórico do paciente de forma muito mais rápida e, também, como um banco de dados do próprio paciente com a inserção de novas informações a cada novo atendimento. O PEP auxilia no cumprimento do protocolo clínico, pois os dados digitais facilitam o cruzamento de informações e a análise da conduta médica, que deixa de ser fragmentada.

Na rotina hospitalar, o PEP substitui o prontuário de papel, pondo fim na circulação das fichas e, assim, não há mais risco de atrasos por conta do processo de leva e traz de documentos, pois as informações ficam muito mais seguras quando armazenadas num único local.

Na IA aplicada à cirurgia robótica, temos o Hospital Israelita Albert Einstein, em São Paulo, que possui um Centro de Excelência em Cirurgia Robótica que, desde março de 2008, realiza cirurgias minimamente invasivas que pode beneficiar pacientes na diminuição da dor e do desconforto no pós-operatório, na diminuição de perdas sanguíneas durante a cirurgia, no menor tempo de permanência no hospital e, ainda, oferece a oportunidade do paciente retornar mais rápido às suas atividades diárias[23].

Hospitais brasileiros já estão sendo premiados internacionalmente pelo uso de IA nos seus protocolos de atendimento. A Elsevier, empresa de análise de informações especializada em ciência e saúde, e a HIMSS (*Healthcare Information and Management Systems Society*) anunciaram o vencedor do primeiro *HIMSS-Elsevier Digital Healthcare Award* 2019 do Brasil e da América Latina, na informação e tecnologia em saúde: Hospital Márcio Cunha/Fundação São Francisco Xavier com o projeto:

23 HOSPITAL ISRAELITA ALBERT EINSTEIN. Centro de Excelência em Cirurgia Robótica. Disponível em: <https://www.einstein.br>. Acesso em: 18 jan.2023.

"Detecção preditiva de sepse – Integração entre o Hospital Márcio Cunha e o Robô Laura". Outros dois hospitais brasileiros também ficaram entre os finalistas, o Hospital Erasto Gaertner e o Hospital Unimed de Volta Redonda, esse último utilizando a *"Automação de Protocolos Clínicos"* com a criação de formulários inteligentes no prontuário – os formulários abordam o diagnóstico e fornecem uma prescrição médica, de forma individualizada ao paciente[24].

A HIMSS desenvolveu um conjunto de modelos de maturidade de saúde compostos por oito estágios cada um, de zero a sete. O principal deles é o EMRAM (*Electronic Medical Record Adoption Model*), criado com o intuito de guiar a transformação digital em instituições de saúde com hospitalização. Alcançar o estágio 6 e 7 deste modelo de maturidade é o que traz o reconhecimento como sendo um hospital digital.

Aqui no Brasil, somente 07 hospitais são considerados 100% digitais, são eles:

a) Beneficência Portuguesa (SP);

b) Beneficência Portuguesa Mirante (SP);

c) Hospital Márcio Cunha (MG);

d) Hospital Santa Paula (SP);

e) Hospital Dr. Miguel Soeiro da Unimed Sorocaba (SP)

f) Unimed Recife III (PE);

g) Unimed Volta Redonda[25].

3. Limitações para o uso da inteligência artificial no cenário brasileiro

Os benefícios na utilização da IA são muitos, tais como: redução de custos operacionais, otimização das tarefas, mais agilidade e precisão nos diagnósticos, eficiência nos tratamentos, melhora a experiência do paciente, etc., sendo que, aqui no Brasil, como visto acima, o uso dessa tecnologia já está avançando a passos largos, em especial após a pandemia do COVID-19.

24 ELSEVIER. HIMSS-Elsevier Digital Healthcare Award Brazil and Latin America 2019 winner and finalists announced. May, 2019. Disponível em: <https://www.elsevier.com>. Acesso em: 21 jan.2023.

25 HEALTHCARE Information and Management Systems Society (HIMSS). EMR adoption model. Disponível em: <https://www.himssla.org>. Acesso em: 21 jan.2023.

No entanto, ainda é possível encontrar diversas limitações quanto ao uso dessa tecnologia, por vários fatores, dentre eles a aceitabilidade da sociedade, aqui se inserindo os próprios médicos, os pacientes, os Conselhos de Medicina e, também, o legislador que ainda não procurou avançar em trazer segurança aos usuários.

Quando é descrita a aceitabilidade nesse contexto, não são apenas inseridos aqueles profissionais da saúde que ainda não são afeitos ao uso de tecnologias, como também o próprio paciente desconfiado ou, até mesmo, o que está inserido num contexto de exclusão digital.

No Brasil, com suas várias peculiaridades regionais, ainda existem resquícios das antigas fichas médicas e também de prontuários em papel e, por qual motivo não dizer daqueles profissionais de saúde que são tecnológicos, mas que ainda deixam de usar, por exemplo, termos de consentimento informado ao argumento de que precisam imprimir ou, até mesmo, de que o paciente não irá ler.

Vanice Valle (2021), tratando sobre a incorporação de NTICS (Novas Tecnologias de Informação e Comunicação) que estão em andamento na Saúde Digital[26] no SUS, fala das barreiras culturais que podem ser criadas e afirma que:

> é de ser entendida mais do que a simples troca do meio – físico para o digital. O movimento exige um esforço de aprendizado digital compreendendo a aquisição de competências que transcende em muito o simples domínio do manuseio de uma ou outra ferramenta tecnológica.[27]

Ao mesmo tempo em que uma parte do Brasil avança no uso dessas tecnologias, ainda existem locais que não possuem sequer acesso à internet, a demonstrar a enorme limitação que ainda encontramos com o uso das novas tecnologias.

26 O termo Saúde Digital é mais abrangente do que e-Saúde e incorpora os recentes avanços na tecnologia, como novos conceitos, aplicações de redes sociais, Internet das Coisas (IoT), Inteligência Artificial (IA), entre outros.

27 VALLE, V. L. do. Três axiomas para o agir administrativo fundado em novas tecnologias de informação e comunicação. In: *International Journal of Digital Law*, Belo Horizonte, ano 2, n. 1, p.11-28, jan/abr.2021, p.18.

A TV Senado recentemente tratou da exclusão digital trazendo dados nacionais que demonstram que um quarto da nossa população não tem acesso à internet. Isso significa que 47 milhões de brasileiros estão fora da rede mundial de computadores[28].

O Tribunal de Contas da União em fiscalização, que buscou conhecer a política pública de banda larga no Brasil, apontou que a maior parcela dos denominados excluídos digitais são pessoas que possuem menor renda, têm acima de 60 anos, possuem menor grau de instrução, residem em regiões do país menos desenvolvidas (Norte e Nordeste) e em cidades pequenas situadas em regiões remotas ou zonas rurais, não deixando, ainda, de considerar aqueles que possuem inabilidade no uso das ferramentas[29].

O governo brasileiro, no entanto, já começa a se movimentar para potencializar o uso de sistemas com IA para o desenvolvimento do cenário público nacional, promovendo o avanço científico e uso da tecnologia.

A Estratégia Brasileira de Inteligência Artificial (EBIA), apresentada em abril de 2021 pelo Ministério da Ciência, Tecnologia e Inovações, garante que a tecnologia será utilizada com foco em ações para todos os cidadãos, estimulando a pesquisa objetiva, a inovação e solucionando problemas concretos no país[30].

O próprio governo federal, na referida estratégia, aponta alguns desafios, trazendo dados que demonstram que, em 2019, enquanto os Estados Unidos investiram 224 milhões de dólares em *startups* de IA e a China, 45 milhões de dólares, o Brasil investiu apenas 01 milhão de dólares. Ainda informa que o Brasil é o país do agrupamento econômico atualmente composto por cinco países: Brasil, Rússia, Índia, China e África do Sul (BRICS) com a classificação mais baixa no GTCI 2020 (Índice de Competitividade Global de Talentos), pela sua baixa capacida-

28 TV SENADO. Exclusão digital: o que fazer para ampliar o acesso dos brasileiros à Internet. Disponível em: <https://www12.senado.leg.br>. Acesso em: 21 jan.2023.

29 AMAZONAS ATUAL. Escolas e hospitais do Norte estão entre excluídos digitais do País. Disponível em: https://amazonasatual.com.br>. Acesso em: 21 jan.2023.

30 BRASIL. Ministério da Ciência, Tecnologia e Inovações. Estratégia Brasileira de Inteligência Artificial – EBIA. 2021. Disponível em: https:<www.gov.br>. Acesso em: 10 mar. 2023

de de atrair talentos (ocupa a 96ª posição) e ao seu limitado conjunto de habilidades profissionais e técnicas (101ª posição)[31].

No Brasil, fora a deficiência estrutural, as políticas públicas deverão pensar ainda numa legislação, regulação e uso ético da IA visando a proteção da salvaguarda de direitos fundamentais, a proteção de dados pessoais, a prevenção de discriminação, a segurança jurídica na responsabilidade civil por eventuais danos que possam ser causados no uso de tecnologias disruptivas, como é o caso da IA.

No poder legislativo está sendo debatido o Projeto de Lei 21/2020 que trata sobre o Marco Legal da IA, assim como o Projeto de Lei 814/2020 que trata da implementação da plataforma digital única no SUS, com informação de saúde dos pacientes, e, mais recentemente, foram apresentados mais dois projetos de lei (759/2023 e o 1153/2023), o primeiro visando regulamentar os sistemas de IA e o segundo tratando sobre normas gerais para a pesquisa, o desenvolvimento e a aplicação da inteligência artificial, e seu uso consciente e ético no âmbito da União, do Distrito Federal, dos estados e dos municípios.

Mas até mesmo a regulamentação se mostra complexa na medida em que o rápido avanço tecnológico pode tornar uma legislação em seu nascedouro já obsoleta.

A IA deve ser centrada no ser humano, os sistemas precisam ser confiáveis e, ainda que tenhamos a utilização do auxílio da máquina em diagnósticos, se mostra desejável que as decisões médicas sejam sempre explicadas e interpretadas pelo próprio profissional, frente ao impacto negativo que pode ser gerado na vida do paciente por uma decisão falha.

A falibilidade dos algoritmos, eventos imprevisíveis e a inclusão de dados incorretos também são limitações que merecem atenção, em especial para se saber como se comportará nosso Poder Judiciário na análise da responsabilidade civil nessas situações. Não podemos deixar de dizer que o ato médico jamais poderá ser substituído pela IA.

Rafaella Nogaroli e Rodrigo da Guia Silva afirmam que a combinação da IA com a expertise e o conhecimento médicos tem, portanto, o potencial de reduzir consideravelmente as taxas de erro. Ainda afirmam que não se trata de pugnar por uma substituição dos profissionais de saúde por sistemas de IA, mas tão somente de reconhecer os potenciais

31 Idem, n.p.

benefícios dessa nova tecnologia no que tange, sobretudo, ao auxílio dos profissionais na tomada de decisão[32].

Com isso, se verifica que o uso das tecnologias vai até o momento em que a figura do médico ainda continua sendo necessária, no que diz respeito à orientação a ser dada ao seu paciente. A IA será sempre um apoio para decisões mais ágeis, para prevenção, para reduzir a demora nos atendimentos, dentre outros, mas nunca para substituir o médico.

Podemos dizer que a tecnologia da IA é uma *longa manus* do médico, pois, como dito por Miguel Kfouri Neto ao tratar sobre cirurgia robótica, *"é o médico quem continua a comandar o ato cirúrgico, valendo-se de instrumentos robóticos com extensão de suas próprias mãos"*[33], ou seja, o paciente nunca será atendido num hospital exclusivamente por robôs, apenas utilizará da inteligência desses para melhorar e agilizar a tomada de decisões.

A recente lei n. 14.533/2023 instituiu o Programa Nacional de Educação Digital para inserir a educação de novas tecnologias nas escolas, o que já sinaliza como será o futuro. No entanto, essa educação digital e tecnológica também deve ser constantemente aplicada nas faculdades de Medicina, nas residências médicas, nas especializações na área médica e, também, nos treinamentos da equipe hospitalar para que se tenha uma medicina segura.

Considerando, portanto, que o uso da inteligência artificial é algo real e que já acontece em nosso país, a preocupação deve se dirigir a manter sempre uma educação contínua dos médicos, até porque, por trás da máquina sempre terá um ser humano programando os algoritmos e outros tantos interpretando as respostas.

Considerações Finais

Avaliando os benefícios trazidos com a Medicina 4.0 e suas tecnologias, em especial a IA, é possível concluir que o maior legado a ser deixado na saúde será a transformação do papel do médico na experiência do seu paciente.

32 NOGAROLI, R.; SILVA, R. Inteligência Artificial na análise diagnóstica: benefícios, riscos e responsabilidade do médico. p.92.

33 KFOURI NETO, M. *Responsabilidade Civil dos Hospitais*. 5ª Ed., p.290.

O ambiente hospitalar será (e já está sendo) mais responsivo e sustentável por conseguir antecipar necessidades, gerenciar recursos e evitar desperdícios, trazendo, portanto, uma maior qualidade no atendimento.

O Brasil, como observado, já está avançando no uso das tecnologias que compõe o conceito de Medicina 4.0 e muitas pessoas já estão sendo impactadas com sua utilização.

No entanto, o nosso país ainda possui atrasos relevantes que precisam ser rapidamente sanados, como a questão dos excluídos digitais. O governo federal vem elaborando estratégias orientadas pelas determinações da Organização Mundial da Saúde, mas pouco ainda se vê na execução propriamente dita em prol da ampliação do acesso, para que essas novas tecnologias cheguem a todos, pois muitos sequer possuem o básico: conexão com a internet.

A legislação que regula a IA ainda não chegou, mas muito ainda há de ser feito em paralelo a isso, como a elaboração do arcabouço legal necessário para que as tecnologias possam ter condições estruturais de serem implementadas, até porque elas podem ajudar a reduzir as desigualdades que ocorrem no Brasil no que se refere à saúde.

No Município de Tarumã, interior de São Paulo, até 2018, 23,5% das mortes de seus habitantes estavam relacionados a problemas cardiológicos, pois não tinham médicos disponíveis para o atendimento e também para laudar os exames de eletrocardiograma em tempo hábil, em especial para os casos de infarto em que a rapidez no diagnóstico salva vidas. Nesse município foi implementada a tele cardiologia onde, a cada exame cardiológico realizado, os seus dados eram enviados para uma central que tinha cardiologistas 24 horas, permitindo que o atendimento a pacientes mais graves fosse priorizado.[34]

Os bons modelos[35] que já são implementados no SUS devem ser estimulados Brasil afora, em especial nos locais onde há a falta do mínimo para um eficaz atendimento médico-hospitalar, por apresentarem

34 PORTAL TELEMEDICINA. Como a tecnologia pode ajudar a melhorar o acesso à saúde. Disponível em: <https://portaltelemedicina.com.br>. Acesso em: 21 jan.2023.

35 O Município de Guarapuava, no interior do Paraná, já é considerado uma cidade modelo que. através de convênio com *startups*, vem levando tecnologia para a rede pública de saúde.

insuficiência de recursos, baixa quantidade de profissionais pelo difícil acesso e a precariedade dos serviços.

A falta de estrutura no SUS, que compreende mais de 70% do atendimento de saúde no Brasil; a falta de familiaridade dos médicos, em especial os mais antigos, com as novas tecnologias; a complexidade digital que muitas vezes não traz uma transparência no porquê das respostas, são as diversas limitações que precisam ser sanadas para que a Medicina 4.0 e a inteligência artificial possam ser efetivadas, pois elas irão auxiliar na redução das desigualdades.

Apenas com uma tecnologia inclusiva a todas as regiões do Brasil é que será possível trazer equidade, para que a desigualdade no atendimento não continue a existir no sistema de saúde nacional, se efetivando o desenvolvimento pleno da cidadania, já que o direito à saúde é inerente a todos.

Referências

AGENCIA FIOCRUZ DE NOTÍCIAS. *Estudo utiliza inteligência artificial para acelerar o diagnóstico da hanseníase.* 2002. Disponível em: <https://agencia.fiocruz.br>. Acesso em: 23 jan.2023.

AL-JAROODI, JAMEELA, MOHAMED, NADER, ABUKHOUSA, EMAN. Health 4.0: On the Way to Realizing the Healthcare of the Future, in IEEE Access, vol. 8, pp. 211189-211210, nov., 2020. Disponível em: <https://ieeexplore.ieee.org/document/9262939>. Acesso em: 18 jan.2023.

AMAZONAS ATUAL. *Escolas e hospitais do Norte estão entre excluídos digitais do País.* Disponível em: https://amazonasatual.com.br>. Acesso em: 21 jan.2023.

BARBIERI, R; et al. Reimagining leprosy elimination with AI analysis of a combination of skin lesion images with demographic and clinical data. *The Lancet Regional Health – Americas*, vol. 9, mai., 2022, 100192, ISSN 2667-193X. Disponível em: <https://www.sciencedirect.com>. Acesso: em 21 jan.2023.

BENEFICÊNCIA PORTUGUESA DE SÃO PAULO. *BP adota Inteligência Artificial com 97% de precisão para diagnóstico de câncer de mama.* Disponível em: <https://www.bp.org.br>. Acesso em: 10 mar.2023.

BRASIL. Ministério da Ciência, Tecnologia e Inovações. *Estratégia Brasileira de Inteligência Artificial – EBIA.* 2021. Disponível em: https:<www.gov.br>. Acesso em: 10 mar. 2023.

BRASIL. Presidência da República. Decreto n. 9.854, de 25 de junho de 2019. *Diário Oficial da União*, Brasília, p. 10, 26 jun. 2019. Disponível em: <http://www.planalto.gov.br>. Acesso em: 22 jan. 2023.

ELSEVIER. *HIMSS-Elsevier Digital Healthcare Award Brazil and Latin America 2019 winner and finalists announced.* May, 2019. Disponível em: <https://www.elsevier.com>. Acesso em: 21 jan.2023.

HEALTHCARE *Information and Management Systems Society (HIMSS). EMR adoption model.* Disponível em: <https://www.himssla.org>. Acesso em: 21 jan.2023.

HOSPITAL ISRAELITA ALBERT EINSTEIN. *Centro de Excelência em Cirurgia Robótica.* Disponível em: <https://www.einstein.br>. Acesso em: 18 jan.2023.

HOSPITAL NOVE DE JULHO. *Inteligência artificial é usada para evitar quedas.* Disponível em: <https://www.h9j.com.br>. Acesso em: 18 jan.2023.

IBM. IBM Watson Health. Disponível em: <https://www.ibm.com>. Acesso em: 22 jan.2023.

KFOURI NETO, Miguel. *Responsabilidade Civil dos Hospitais.* 5ª Ed., p.290, jun., 2022.

LAURA. Disponível em: <http://laura-br.com/>. Acesso em: 21 jan.2023.

LI, J.; CARAYON, P. Health Care 4.0: A Vision for Smart and Connected Health Care. *IISE Transactions on Healthcare Systems Engineering*, 11:3, p. 171-180, 2021. Disponível em: <https://www.tandfonline.com>. Acesso em: 20 jan.2023.

LOBO, L. C. Inteligência Artificial e Medicina, *in Revista Brasileira de Educação Médica.* Rev. bras. educ. med. 41, abr. - jun., 2017. Disponível em: <Doi 10.1590/1981-52712015v41n2esp>. Acesso em: 20 jan.2023.

MEDICINA S/A. *FIDI amplia projeto de IA na rede pública de saúde.* 2019. Disponível em: https://medicinasa.com.br>. Acesso em: 22 jan.2023.

MERATIVE. Disponível em:<www.merative.com>. Acesso em: 10 mar.2023.

MSD. *Inteligência artificial para gerenciar o uso de antibióticos.* Disponível em: <https://www.msd.com.br>. Acesso em: 21 jan.2023.

NOGAROLI, R.; SILVA, R. Inteligência Artificial na análise diagnóstica: benefícios, riscos e responsabilidade do médico. *In: Debates Contemporâneos em Direito Médico e da Saúde.* / Miguel Kfouri Neto, Rafaela Nogaroli, coordenação. São Paulo: Editora Revista dos Tribunais, 2ª edição, 2020, p.92, jan., 2020.

ORGANIZAÇÃO MUNDIAL DA SAÚDE. *Men Ageing And Health: Achieving health across the life span.* 2001.

PORTAL HOSPITAIS BRASIL. *Sistema de inteligência artificial ajuda a salvar vidas em hospitais públicos no Brasil.* Disponível em: https://portalhospitaisbrasil.com.br>. Acesso em: 21 jan. 2023.

VALLE, V. Três axiomas para o agir administrativo fundado em novas tecnologias de informação e comunicação. *International Journal of Digital Law,* Belo Horizonte, vol. 2, n. 1, p.11-28, jan. - abr. 2021, p.18.

VEDOVATE, S. A inteligência artificial e as transformações no setor da saúde no futuro. A tecnologia na Saúde. In *Revista Científica Integrada*, vol. 5, Edição 1, 2021.

PORTAL TELEMEDICINA. *Como a tecnologia pode ajudar a melhorar o acesso à saúde.* Disponível em: <https://portaltelemedicina.com.br>. Acesso em: 21 jan.2023.

TV SENADO. *Exclusão digital: o que fazer para ampliar o acesso dos brasileiros à Internet.* Disponível em: <https://www12.senado.leg.br>. Acesso em: 21 jan.2023.

WIKIPÉDIA. Medicina. Disponível em: <https://pt.wikipedia.org>. Acesso em: 8 jan.2023.

A "TUTELA DA SAÚDE" COMO HIPÓTESE PARA O TRATAMENTO DE DADOS PESSOAIS NA LEI GERAL DE PROTEÇÃO DE DADOS PESSOAIS

José Luiz de Moura Faleiros Júnior[1]
Nathalia Recchiutti Gonsalves[2]
Alessandra Torres[3]

SUMÁRIO: Introdução. **1.** Notas introdutórias sobre a Lei Geral de Proteção de Dados Pessoais e seu escopo. **2.** A "tutela da saúde" entre o rol de hipóteses ("bases legais") para o tratamento de dados pessoais. **3.** Peculiaridades e contexto de aplicação. Considerações finais. Referências.

Introdução

A figura designada na Lei Geral de Proteção de Dados Pessoais – Lei nº 13.709, de 14 de agosto de 2018 – como "tutela da saúde" é uma das hipóteses elencadas no Capítulo II da lei quanto aos "requisitos para o tratamento de dados". O regime estruturado em função da dicotomia

---

1 Advogado; professor e pesquisador; mestre em Direito pela Universidade Federal de Uberlândia (UFU); doutorando em Direito Civil pela Universidade de São Paulo (USP), do Largo de São Francisco; e doutorando em Direito, na área de estudo 'Direito, Tecnologia e Inovação', pela Universidade Federal de Minas Gerais (UFMG).

2 Advogada; enfermeira; auditora hospitalar com ênfase em planos de saúde; pós-graduada em Auditoria e Gestão em Saúde pela Universidade TUIUTI/PR; especialista em Direito Médico; membra do grupo de pesquisas "Direito da Saúde e Empresas Médicas" do Centro Universitário Curitiba (UNICURITIBA); membra da Comissão de Saúde da Ordem dos Advogados do Brasil (OAB/SJP); membra da Comissão de Direito Médico da Associação Brasileira de Advogados (ABA), Região Sul; formação em Conciliação e Mediação Judicial pela ESA/OAB-PR; e pós-graduanda em Direito Médico, Odontológico e da Saúde (EPD).

3 Graduada em Comunicação Social – habilitação em Jornalismo e Publicidade e propaganda pela Laureate International Universities (LIU); especialista em *marketing* (LIU); pós-graduada em Assessoria de Comunicação pela Escola de Comunicação e Artes (LIU); especialista Técnica em Turismo pela Universidade Federal de Santa Catarina (UFSC); graduada em Direito pela Estácio de Sá; pós-graduanda em Direito Processual do Trabalho pela Universidade Cândido Mendes-RJ; pós-graduanda em Direito Médico e da Saúde pela Escola Paulista de Direito (EPD); e pesquisadora no grupo de pesquisas Direito da Saúde e Empresas Médicas (UNICURITIBA).

conceitual entre dados pessoais e dados pessoais sensíveis é o fator preponderante para que se busque maior clareza na definição do escopo de cada regime e nos contextos de aplicação desta hipótese de tratamento e das demais.

Assim, por não haver necessária primazia do consentimento ou de qualquer outra hipótese para o tratamento de dados pessoais, importa saber os limites para os quais a figura designada, na lei, como "tutela da saúde" tem maior valor. É disso que se extraem o tema-problema e a hipótese desse artigo que almeja aclarar as situações de lastro ao tratamento de dados pessoais em função do que se entende por "tutela da saúde". Para tanto, serão apresentados conceitos e esclarecimentos sobre aspectos importantes da lei e de sua incidência.

Em termos metodológicos, trabalhar-se-á com o método dedutivo, partindo-se de aspectos introdutórios e conceituais sobre a lei para avançar no sentido de delineamentos mais aprofundados sobre a hipótese de tratamento de dados pessoais escolhida. Ao final, uma conclusão será apresentada.

1. Notas introdutórias sobre a Lei Geral de Proteção de Dados Pessoais e seu escopo

A Lei Geral de Proteção de Dados Pessoais (LGPD) brasileira - Lei nº 13.709, de 14 de agosto de 2018 - define, em seu art. 5º, duas espécies conceituais de dados pessoais: (i) dado pessoal, que é toda informação relacionada à pessoa natural identificada ou identificável (inc. I); (ii) dado pessoal sensível, que diz respeito à origem racial ou étnica, à convicção religiosa, à opinião política, à filiação a sindicato ou a organização de caráter religioso, filosófico ou político, ao dado referente à saúde ou à vida sexual, ao dado genético ou biométrico, quando vinculado a uma pessoa natural (inc. II).

Bem antes da LGPD, a Lei de Acesso à Informação (LAI) (Lei nº 12.527, de 18 de novembro de 2011) já previa, em seu artigo 4º, inciso I, conceito bastante similar, mas com inversão entre os vocábulos "informação e "dados": "I - informação: dados, processados ou não, que podem ser utilizados para produção e transmissão de conhecimento, contidos em qualquer meio, suporte ou formato". Ainda, tem-se, na LAI, o conceito de "informação pessoal" no art. 4º, inciso IV, que a define como "aquela relacionada à pessoa natural identificada ou identificável" - e esta é uma definição mais aproximada da que inspirou a edição dos dois incisos iniciais do artigo 5º da LGPD.

O que não se nega é que o repertório do artigo 5º, inciso II (dados pessoais sensíveis), é bastante amplo e, em razão da muito conhecida influência da experiência europeia na edificação da lei brasileira, chama a atenção o fato de o legislador ter estruturado o modelo dicotômico entre dados pessoais e dados pessoais sensíveis quando, de forma diversa, tem-se uma categoria mais ampla de dados pessoais e apenas três categorias destacadas e conceituadas de forma mais detida para que lhes seja atribuída proteção mais acentuada, no Regulamento Geral sobre a Proteção de Dados (RGPD) da União Europeia (EU), Regulamento 2016/679. As três categorias são as seguintes: dados genéticos, dados biométricos e dados relativos à saúde.

Eis os conceitos do RGPD europeu:

> Artigo 4.º
>
> *UE Regulamento Geral sobre a Proteção de Dados*
>
> "– Definições"
>
> Para efeitos do presente regulamento, entende-se por:
>
> 1) «Dados pessoais», informação relativa a uma pessoa singular identificada ou identificável («titular dos dados»); é considerada identificável uma pessoa singular que possa ser identificada, direta ou indiretamente, em especial por referência a um identificador, como por exemplo um nome, um número de identificação, dados de localização, identificadores por via eletrónica ou a um ou mais elementos específicos da identidade física, fisiológica, genética, mental, económica, cultural ou social dessa pessoa singular;
>
> (...)
>
> 13) «Dados genéticos», os dados pessoais relativos às características genéticas, hereditárias ou adquiridas, de uma pessoa singular que deem informações únicas sobre a fisiologia ou a saúde dessa pessoa singular e que resulta designadamente de uma análise de uma amostra biológica proveniente da pessoa singular em causa;
>
> 14) «Dados biométricos», dados pessoais resultantes de um tratamento técnico específico relativo às características físicas, fisiológicas ou comportamentais de uma pessoa singular que permitam ou confirmem a identificação única dessa

> pessoa singular, nomeadamente imagens faciais ou dados dactiloscópicos;
>
> 15) «Dados relativos à saúde», dados pessoais relacionados com a saúde física ou mental de uma pessoa singular, incluindo a prestação de serviços de saúde, que revelem informações sobre o seu estado de saúde.[4]

É inegável que a doutrina jurídica sempre se defrontou com a polêmica distinção conceitual entre "dado" e "informação"[5]. A despeito disso, a evolução tecnológica que marcou os anos recentes, em especial a partir da década de 1990 – quando a internet se popularizou – elevou a importância da compreensão dos aspectos mais peculiares da informação, desafiando o reenquadramento do direito fundamental à privacidade. Por isso, optou o legislador por conferir proteção jurídica mais acentuada aos dados pessoais adjetivados como "sensíveis", identificados, em sintonia com o conjunto protetivo albergado pelo ordenamento brasileiro a partir do reconhecimento da proeminência dos direitos da personalidade e de importante amálgama contido no repertório de fundamentos do artigo 2º da LGPD e na conceituação do artigo 17 da lei, que enuncia a titularidade atribuída à pessoa natural sobre seus dados a partir de três direitos fundamentais importantíssimos: privacidade, liberdade e intimidade.

A doutrina não é pacífica em relação à natureza do rol do inciso II do artigo 5º da LGPD – se taxativa ou exemplificativa –, o que revela a correlação das hipóteses listadas às projeções da personalidade do indivíduo, conjecturando a almejada proteção do titular de dados – que é, segundo os arts. 5º, V, e 17 da lei, apenas a pessoa natural, e não a jurí-

---

4 EUROPA. *Regulamento Geral sobre a Proteção de Dados (2016/679(UE))*. Disponível em: https://gdpr-text.com/pt/read/article-4/ Acesso em: 29 out. 2022.

5 Segundo Doneda, "o termo *informação* presta-se igualmente em certos contextos a contribuir na representação de determinados valores", ao passo que "o termo dado apresenta conotação um pouco mais primitiva e fragmentada, como se fosse uma informação em estado potencial, antes de ser transmitida; o dado estaria, portanto, associado a uma espécie de "pré-informação", anterior à interpretação e a um processo de elaboração". DONEDA, Danilo. O direito fundamental à proteção de dados pessoais. *In:* MARTINS, Guilherme Magalhães; LONGHI, João Victor Rozatti (Coord.). *Direito digital*: direito privado e Internet. 2. ed. Indaiatuba: Foco, 2019, p. 37.

dica[6] – em função do fenômeno que a doutrina investiga há anos sobre a construção dessas projeções a partir dos incessantes fluxos de dados.

Para Laura Schertel Mendes, "(...) a vitalidade e a continuidade da Constituição dependem da sua capacidade de se adaptar às novas transformações sociais e históricas, possibilitando uma proteção dos cidadãos contra novas formas de poder que surgem na sociedade"[7]. Noutros termos, constata-se que a nova tecnologia das comunicações eletrônicas inaugurou uma nova era[8], não sendo mais possível desconsiderar o enquadramento da proteção de dados como categoria autônoma dos direitos da personalidade (liberdade positiva), em contraste ao direito fundamental à privacidade (liberdade negativa)[9].

Nesse sentido, o consentimento é frequentemente lembrado[10], porquanto listado, na LGPD, como hipótese de tratamento para dados pessoais (art. 7º, I) e para dados pessoais sensíveis (art. 11, I), a partir de conceito estruturado na própria lei (art. 5º, XII), como sendo a "manifestação livre, informada e inequívoca pela qual o titular concorda com o tratamento de seus dados pessoais para uma finalidade determinada".

---

6 Registre-se a crítica em sentido contrário de TOMASEVICIUS FILHO, Eduardo; SOUSA, Mariana Almirão de. A proteção de dados da pessoa jurídica e a Lei Geral de Proteção de Dados. *Consultor Jurídico*, 22 jan. 2021. Disponível em: https://www.conjur.com.br/2021-jan-22/opiniao-protecao-dados-pessoa-juridica-lgpd. Acesso em: 29 out. 2022.

7 MENDES, Laura Schertel. *Privacidade, proteção de dados e defesa do consumidor*: linhas gerais de um novo direito fundamental. São Paulo: Saraiva, 2014, p. 169.

8 BRZEZINSKI, Zbigniew K. *Between two ages*: America's role in the technetronic era. Nova Iorque: Viking Press, 1971, p. 11.

9 BIONI, Bruno Ricardo. *Proteção de dados pessoais*: a função e os limites do consentimento. Rio de Janeiro: Forense, 2019, p. 92-93.

10 MIRAGEM, Bruno; MADALENA, Juliano. Artigo 7º. In: MARTINS, Guilherme Magalhães; LONGHI, João Victor Rozatti; FALEIROS JÚNIOR, José Luiz de Moura (Coord.). *Comentários à Lei Geral de Proteção de Dados Pessoais*. Indaiatuba: Foco, 2022, p. 68. Os autores destacam: "A Lei Geral de Proteção de Dados está estruturada em dois vértices fundamentais: i) a proteção do titular de dados pessoais; ii) o reconhecimento da licitude do tratamento de dados pessoais, segundo as condições de quem define. A delimitação das hipóteses legais de tratamento, por sua vez, resulta da relação que se reconhece entre a proteção de dados pessoais e os direitos fundamentais do seu titular, em especial, relacionando-os à proteção da vida privada (art. 5º, X, da Constituição da República), à inviolabilidade do sigilo de dados (art. 5º, XII, da Constituição da República), sem prejuízo de sua projeção sobre os direitos de liberdade e igualdade".

Todavia, também está prevista a possibilidade de tratamento dos dados pessoais (art. 7º, VIII) e dos dados pessoais sensíveis (art. 11, II, "f") pela "tutela da saúde", configurada, nos dois casos, "exclusivamente, em procedimento realizado por profissionais de saúde, serviços de saúde ou autoridade sanitária".

Tais dúvidas demandam análise cautelosa para que não se amplie demasiadamente o escopo de uma ou outra hipótese de tratamento de dados, em detrimento das outras, em efusivo reconhecimento das virtudes de uma ou de outra, pois a LGPD "pouco trouxe no que diz respeito à proteção dos dados de saúde, focando principalmente na continuidade da exploração econômica pelo setor"[11]. Nos tópicos subsequentes, serão apresentadas considerações distintivas e mais detalhadas sobre a hipótese de tratamento de dados escolhida e algumas reflexões críticas sobre seu escopo de incidência.

2. A "tutela da saúde" entre o rol de hipóteses ("bases legais") para o tratamento de dados pessoais

A informação isoladamente considerada, sem contexto, não sendo suficiente para identificar de forma direta ou potencial a pessoa natural à qual diz respeito[12], é despicienda para os fins descritos na LGPD brasileira. O contexto informacional que inspirou o legislador a definir vasto repertório de fundamentos (art. 2º), conceitos (art. 5º), princípios (art. 6º) e direitos (art. 18) relativos à proteção de dados pessoais no país encontra seu lastro no reconhecimento de que é inescapável e irrefreável a mudança provocada pela transformação digital.

Dito isso, mister anotar que a tutela da saúde apresenta contornos próprios e inegavelmente desafiadores no contexto da proteção de dados pessoais. Isso porque tais dados são considerados sensíveis, mas, embora haja "base legal" que lhes é especialmente direcionada (art. 11, II, "f", da LGPD), por vezes, será o consentimento a melhor opção para o seu tratamento.

11 CHAVES, João Guilherme Pereira. Responsabilidade civil por danos à personalidade no tratamento de dados pelo setor da saúde. *In:* TOMASEVICIUS FILHO, Eduardo (Coord.). *A Lei Geral de Proteção de Dados brasileira*: análise setorial. São Paulo: Almedina, 2021, v. 1, p. 324.

12 CATALÀ, Pierre. Ebauche d'une théorie juridique de l'information. *Informatica e Diritto*, Nápoles, ano IX, jan./apr. 1983, p. 20.

Para que não haja dúvidas, é importante lembrar que o legislador distinguiu as bases legais – consideradas tecnicamente "requisitos" para o tratamento de dados – em hipóteses específicas para os dados pessoais conceituados no artigo 5º, inc. I, e para os dados pessoais sensíveis, que o artigo 5º, inc. II, descreve. As primeiras estão listadas no artigo 7º da lei e as segundas no artigo 11.

Eis um resumo[13]:

Art. 7º. O tratamento de dados pessoais somente poderá ser realizado nas seguintes hipóteses:	**Art. 11. O tratamento de dados pessoais sensíveis somente poderá ocorrer nas seguintes hipóteses:**
I – mediante o fornecimento de consentimento pelo titular;	I – quando o titular ou seu responsável legal consentir, de forma específica e destacada, para finalidades específicas;
II – para o cumprimento de obrigação legal ou regulatória pelo controlador;	II – sem fornecimento de consentimento do titular, nas hipóteses em que for indispensável para: a) cumprimento de obrigação legal ou regulatória pelo controlador;
III – pela administração pública, para o tratamento e uso compartilhado de dados necessários à execução de políticas públicas previstas em leis e regulamentos ou respaldadas em contratos, convênios ou instrumentos congêneres, observadas as disposições do Capítulo IV desta Lei;	b) tratamento compartilhado de dados necessários à execução, pela administração pública, de políticas públicas previstas em leis ou regulamentos;
IV – para a realização de estudos por órgão de pesquisa, garantida, sempre que possível, a anonimização dos dados pessoais;	c) realização de estudos por órgão de pesquisa, garantida, sempre que possível, a anonimização dos dados pessoais sensíveis;

13 BRASIL. Lei nº 13.709, de 14 de agosto de 2018. Lei Geral de Proteção de Dados Pessoais (LGPD). Disponível em: http://www.planalto.gov.br/ccivil_03/_ato2015-2018/2018/lei/l13709.htm Acesso em: 29 out. 2022.

V - quando necessário para a execução de contrato ou de procedimentos preliminares relacionados a contrato do qual seja parte o titular, a pedido do titular dos dados;	d) exercício regular de direitos, inclusive em contrato e em processo judicial, administrativo e arbitral, este último nos termos da Lei nº 9.307, de 23 de setembro de 1996 (Lei de Arbitragem);
VI - para o exercício regular de direitos em processo judicial, administrativo ou arbitral, esse último nos termos da Lei nº 9.307, de 23 de setembro de 1996 (Lei de Arbitragem);	-
VII - para a proteção da vida ou da incolumidade física do titular ou de terceiro;	e) proteção da vida ou da incolumidade física do titular ou de terceiro;
VIII - para a tutela da saúde, em procedimento realizado por profissionais da área da saúde ou por entidades sanitárias;	f) tutela da saúde, exclusivamente, em procedimento realizado por profissionais de saúde, serviços de saúde ou autoridade sanitária; ou (Redação dada pela Lei nº 13.853, de 2019);
IX - quando necessário para atender aos interesses legítimos do controlador ou de terceiro, exceto no caso de prevalecerem direitos e liberdades fundamentais do titular que exijam a proteção dos dados pessoais; ou	-
X - para a proteção do crédito, inclusive quanto ao disposto na legislação pertinente.	g) garantia da prevenção à fraude e à segurança do titular, nos processos de identificação e autenticação de cadastro em sistemas eletrônicos, resguardados os direitos mencionados no art. 9º desta Lei e exceto no caso de prevalecerem direitos e liberdades fundamentais do titular que exijam a proteção dos dados pessoais.

Nota-se que certos detalhes foram negligenciados pelo legislador, que é até mesmo repetitivo e confuso em alguns aspectos de diferenciação dos dados pessoais "comuns" em relação aos dados pessoais sensíveis. A presença da palavra "somente" nos *caputs* dos dois dispositivos indica a taxatividade das hipóteses apresentadas. Entretanto, quanto aos dados pessoais sensíveis, a redundância que se sustentou decorre da necessidade de indicação da finalidade do tratamento, que já consta do art. 9º, inciso I, da lei, e reaparece no art. 11, inciso I, quando se lê que a manifestação do consentimento para a coleta de dados deve se dar "de forma específica e destacada, para finalidades específicas".

Caso não haja condições para a aplicação da hipótese de tutela da saúde, o consentimento do titular de dados surgirá como alternativa plausível para a realização do tratamento de dados. E, nesse particular, convém ressaltar que o consentimento é tido pelo legislador como verdadeiro "gatilho" para a filtragem da coleta indevida de dados.

Em síntese, optou-se por admitir o tratamento, mediante coleta consentida de dados pessoais, inclusive de dados pessoais sensíveis (arts. 5º, X, e 11, I), mas exige-se a observância de finalidade específica (que é, aliás, princípio expresso da lei). Tudo parte da necessidade de um "novo olhar" sobre a informação. Na medida em que o consentimento passa a ser o critério fundamental para a coleta, torna-se essencial que o indivíduo saiba discernir os limites e os riscos que enfrentará ao fornecer seus dados a determinado agente.

Nesse aspecto, merece menção a distinção que se faz entre o consentimento para a realização do atendimento médico e o consentimento relativo ao tratamento de dados pessoais. Sobre o tema, Flaviana Rampazzo Soares explica que:

> é possível afirmar que o [consentimento do paciente no atendimento em saúde] está sujeito à LGPD no que tange aos dados e informações a ela relacionados, e não quanto ao objeto e objetivo do consentimento em si (que é um específico atendimento), e a incidência da LGPD se circunscreverá ao que disser respeito ao tratamento de dados.[14]

---

14 SOARES, Flaviana Rampazzo. Consentimento no direito da saúde nos contextos de atendimento médico e de LGPD: diferenças, semelhanças e consequências no âmbito dos defeitos e da responsabilidade. *Revista IBERC*, Belo Horizonte, v. 4, n. 2, p. 18-46, maio/ago. 2021, p. 34.

Outro ponto especialmente peculiar é a utilização de incisos (dez, ao todo) para listar as bases legais do artigo 7º e, quanto às bases legais do artigo 11, terem sido utilizados incisos e alíneas. Um detalhe, a esse respeito, salta aos olhos: no caso dos dados sensíveis, o consentimento aparece em inciso próprio (art. 11, inc. I), ao passo que todas as demais bases legais de tratamento aparecem listadas nas sete alíneas (de "a" até "g") do inciso seguinte (art. 11, inc. II).

O artigo 59, parágrafo único, da Constituição da República, trouxe ao legislador o comando de que "[l]ei complementar disporá sobre a elaboração, redação, alteração e consolidação das leis." É importante lembrar que tal nome já existe e é importantíssima, embora seja pouco lembrada: trata-se da Lei Complementar nº 95, de 26 de fevereiro de 1998, cujo artigo 10 assim enuncia:

> Art. 10. Os textos legais serão articulados com observância dos seguintes princípios:
>
> I – a unidade básica de articulação será o artigo, indicado pela abreviatura "Art.", seguida de numeração ordinal até o nono e cardinal a partir deste;
>
> II – os artigos desdobrar-se-ão em parágrafos ou em incisos; os parágrafos em incisos, os incisos em alíneas e as alíneas em itens;
>
> III – os parágrafos serão representados pelo sinal gráfico "§", seguido de numeração ordinal até o nono e cardinal a partir deste, utilizando-se, quando existente apenas um, a expressão "parágrafo único" por extenso;
>
> IV – os incisos serão representados por algarismos romanos, as alíneas por letras minúsculas e os itens por algarismos arábicos;
>
> V – o agrupamento de artigos poderá constituir Subseções; o de Subseções, a Seção; o de Seções, o Capítulo; o de Capítulos, o Título; o de Títulos, o Livro e o de Livros, a Parte;
>
> VI – os Capítulos, Títulos, Livros e Partes serão grafados em letras maiúsculas e identificados por algarismos romanos, podendo estas últimas desdobrar-se em Parte Geral e Parte Especial ou ser subdivididas em partes expressas em numeral ordinal, por extenso;
>
> VII – as Subseções e Seções serão identificadas em algarismos romanos, grafadas em letras minúsculas e postas em negrito ou caracteres que as coloquem em realce;

> VIII – a composição prevista no inciso V poderá também compreender agrupamentos em Disposições Preliminares, Gerais, Finais ou Transitórias, conforme necessário.[15]

Percebe-se que o inciso II é bastante claro ao hierarquizar a subdivisão dos incisos em alíneas e, dessas, em itens. Não há, portanto, horizontalidade entre incisos e alíneas. Isso leva ao seguinte questionamento a partir de interpretação literal e sistemática dos artigos 7º e 11 da LGPD: teria o legislador, ao elencar o consentimento em inciso próprio do artigo 11 e as demais bases em alíneas de outro inciso, optado por conferir maior valor (e consequente preponderância) ao consentimento? A pergunta é de difícil resposta e há pouca investigação a esse respeito, mas nos parece que sim, especialmente se analisada em função do contexto informacional ilustrativamente apresentado nas primeiras linhas desse artigo.

Para além disso, falta maior clareza sobre o que se entende por "tutela da saúde", especialmente pelo fato de os conceitos dos artigos 7º, VIII, e 11, II, "f" restringirem o escopo da norma "exclusivamente" aos "procedimentos". O primeiro termo, um advérbio, atrelado ao segundo, um substantivo, abrem margem a discussões sobre a extensão do próprio conceito de "procedimento" em matéria de saúde, que, a rigor, não se confunde com a própria finalidade para o tratamento de dados pessoais, necessariamente orbital em relação ao atendimento clínico da pessoa. Além disso, é curiosa a repetição da hipótese no rol de incisos do artigo 7º, pois dados relativos à saúde são considerados sensíveis por expressamente constarem do descritivo conceitual da lei como tal.

Não se nega que, no acervo de dados, orbitalmente tratado para viabilizar a tutela da saúde na realização de procedimento de saúde, dados pessoais "comuns" e dados pessoais sensíveis estejam imiscuídos e seja impossível separá-los para atribuir tutela diversa a cada conjunto. Porém, para os fins específicos da hipótese de tutela da saúde, o próprio conceito de dado relativo à saúde é importantíssimo e, nesse aspecto, o RGPD europeu foi bem mais detalhista e elucidativo do que a LGPD brasileira, pois identificou uma condicionante-chave para a caracterização

15 BRASIL. Lei Complementar nº 95, de 26 de fevereiro de 1998. *Dispõe sobre a elaboração, a redação, a alteração e a consolidação das leis, conforme determina o parágrafo único do art. 59 da Constituição Federal, e estabelece normas para a consolidação dos atos normativos que menciona.* Disponível em: http://www.planalto.gov.br/ccivil_03/leis/lcp/lcp95.htm Acesso em: 29 out. 2022.

desses dados, qual seja, "que revelem informações sobre o seu *estado* de saúde"[16] (destaque nosso).

3. Peculiaridades e contexto de aplicação

A hipótese que melhor justifica o tratamento dos dados relativos à saúde é aquela que aparece na alínea "f" do inciso II do artigo 11, cuja redação também contém condicionantes específicas: deve se dar em *procedimento* realizado por *profissionais da área da saúde, serviços de saúde* ou *autoridade sanitárias*[17]. Nota-se, de plano, a necessidade de conceituação do termo "procedimento" para que se discuta a invocação dessa hipótese. Ademais, importa ressaltar que a referida alínea foi objeto de alteração pela Medida Provisória nº 869/2018 (posteriormente convertida na Lei nº 13.853/2019) para incluir os "serviços de saúde" no rol de pessoas autorizadas a se valerem dela.

O escopo de aplicação da LGPD, já elucidado no tópico anterior, considera a proteção de dados pessoais e de dados pessoais sensíveis. Excetuam-se, contudo, os dados abarcados pelas hipóteses descritas no art. 4º da lei, o que deixa clara a abrangência protetiva almejada pelo legislador. Já com relação aos princípios[18] aplicáveis ao tratamento de dados pessoais, o art. 6º da LGPD indica o objetivo do legislador de restringir o tratamento de dados pessoais, exigindo-se que haja sua observância cogente para que seja reconhecida a licitude da atividade.

Desdobramento da preocupação com a neutralidade da rede[19], o princípio da não discriminação ganha contornos especiais quando se

16 EUROPA. *Regulamento Geral sobre a Proteção de Dados (2016/679(UE))*. Disponível em: https://gdpr-text.com/pt/read/article-4/ Acesso em: 29 out. 2022.

17 BRASIL. Lei nº 13.709, de 14 de agosto de 2018. *Lei Geral de Proteção de Dados Pessoais (LGPD)*. Disponível em: http://www.planalto.gov.br/ccivil_03/_ato2015-2018/2018/lei/l13709.htm Acesso em: 29 out. 2022.

18 O rol de princípios trazido pela lei contempla os seguintes postulados: finalidade, adequação, necessidade, livre acesso, qualidade dos dados, transparência, segurança, prevenção, não discriminação, responsabilização e prestação de contas.

19 Prevista no art. 9º do Marco Civil da Internet (Lei nº 12.965/2014), a neutralidade da rede define as balizas da privacidade, refreando o poderio informacional de algumas poucas grandes corporações e visando garantir que todas as informações que trafegam na rede sejam tratadas da mesma forma, navegando à mesma velocidade, ou seja, na velocidade da contratação, evitando-se que determinadas corporações se sobreponham ao próprio Estado. LLOYD, Ian J. *Information technology law*. 6. ed. Oxford: Oxford University Press, 2011, p. 40-43.

está a investigar a tutela dos dados pessoais sensíveis, pois, devido à sua natureza, tais dados revelam um acirramento dos riscos de estratificação pessoal e estigmatização de pessoas a partir de perfis traçados pelo processamento de dados coletados.[20]

O consentimento é tido pelo legislador como gatilho para a filtragem da coleta indevida de dados. Optou-se por admitir o tratamento, mediante coleta consentida de dados pessoais, inclusive os dados pessoais sensíveis (arts. 5º, XX e 11, I), mas exige-se a observância de finalidade específica.

Tudo parte da necessidade de um novo olhar quanto à informação. Na medida em que o consentimento passa a ser o critério fundamental para a coleta, torna-se essencial que o indivíduo saiba os limites e os riscos que enfrentará com o fornecimento de determinado conjunto de dados.

O problema – já sinalizado pela doutrina – é que o cidadão comum não está acostumado a se importar tanto com informações digitais quanto com aquelas armazenadas no papel, mesmo quando elas revelam os mesmos fatos: "ter um estranho invadindo sua casa é inevitavelmente mais violador do que ter um acesso ao seu e-mail".[21]

O debate é amplo e merece investigações mais aprofundadas.[22] Há outras questões a serem consideradas, como a desnecessidade da forma escrita para o consentimento (v. artigo 8º da LGPD), ou a distinção entre os adjetivos "específica" e "destacada" que a lei atribui à forma do consentimento no artigo 11, inciso I. Igualmente polêmica é a consideração das ações de cada agente de tratamento (controlador ou operador, segundo conceitos do art. 5º, VI e VII), que podem ser implicados com responsabilização civil solidária, por expressa previsão do artigo 42, §1º, o que faz surgir enorme celeuma quanto ao enquadramento, por exemplo, do empregado ou do servidor público

20 RODOTÀ, Stefano. *A vida na sociedade da vigilância*: a privacidade hoje. Tradução de Danilo Doneda e Luciana Cabral Doneda. Rio de Janeiro: Renovar, 2008, p. 56.

21 SUMNER, Stuart. *You*: for sale. Protecting your personal data and privacy online. Waltham: Syngress/Elsevier, 2016, p. 10, tradução livre. No original: *"Having a stranger break into your house is inevitably more violating than having one hack into your email."*

22 MULHOLLAND, Caitlin Sampaio. Dados pessoais sensíveis e a tutela de direitos fundamentais: uma análise à luz da Lei Geral de Proteção de Dados (Lei 13.709/18), *Revista de Direitos e Garantias Fundamentais*, Vitória, v. 19, n. 3, p. 159-180, set./dez. 2018, p. 160-162.

no conceito de "operador" que a lei apresenta. Esses são assuntos inquietantes, mas para outro momento.

Quanto ao mais, sem dúvidas, a reiteração de boa parte do conteúdo do art. 7º no art. 11 indica a intenção do legislador ao atribuir especial cuidado aos dados pessoais sensíveis: optou-se por atribuir maior proteção àquela categoria de informações tida por mais valiosa! No caso de dados pessoais sensíveis, o contexto em que os dados foram mantidos ou usados acaba se revelando mais importante do que os dados em si.

Uma lista de nomes e endereços, por exemplo, normalmente não seria considerada sensível, mas essa visão poderia mudar se se referisse aos movimentos de pessoas proeminentes e estivesse nas mãos de uma organização terrorista, por exemplo.

A par disso, deve-se fazer expressa menção aos estudos de Helen Nissenbaum que defende existir um valor social atribuível às informações pessoais, servindo como uma 'régua' para a conceituação do que seja apropriado ou não.

Nesse plano, a autora defende a utilização de uma "privacidade contextual" como processo decisional heurístico no qual o centro de análise redunda na captura do significado completo da privacidade e nos sucedâneos de eventual violação.[23]

Significa dizer que, para além de diversas situações específicas e, evidentemente, danosas, é de se esperar que a averiguação de eventual violação – especialmente para fins de aferição da responsabilidade civil – transcenda a mera verificação objetiva do fato e adentre aos meandros contextuais do dano e da utilização do dado.

Aspecto derradeiro a se considerar diz respeito aos §§4º e 5º do artigo 11 da LGPD:

> Art. 11. (...)
>
> § 4º É vedada a comunicação ou o uso compartilhado entre controladores de dados pessoais sensíveis referentes à saúde com objetivo de obter vantagem econômica, exceto nas hipóteses relativas a prestação de serviços de saúde, de assistência farmacêutica e de assistência à saúde, desde que observado o § 5º deste artigo, incluídos os serviços auxiliares de

23 NISSENBAUM, Helen. *Privacy in context*: technology, policy and the integrity of social life. Stanford: Stanford University Press, 2010, p. 231-233.

> diagnose e terapia, em benefício dos interesses dos titulares de dados, e para permitir: (Redação dada pela Lei nº 13.853, de 2019)
>
> § 5º É vedado às operadoras de planos privados de assistência à saúde o tratamento de dados de saúde para a prática de seleção de riscos na contratação de qualquer modalidade, assim como na contratação e exclusão de beneficiários. (Incluído pela Lei nº 13.853, de 2019).[24]

O tratamento de dados pessoais está conceituado no artigo 5º, inciso X, da LGPD: trata-se de "toda operação realizada com dados pessoais, como as que se referem a coleta, produção, recepção, classificação, utilização, acesso, reprodução, transmissão, distribuição, processamento, arquivamento, armazenamento, eliminação, avaliação ou controle da informação, modificação, comunicação, transferência, difusão ou extração".

Nota-se que o mero acesso ou o armazenamento em dispositivo já permitem o enquadramento da ação como atividade de tratamento de dados pessoais. Porém, o §4º faz remissão a um conceito diverso: o de uso compartilhado. Essa figura também está descrita na lei, no artigo 5º, inciso XII: "uso compartilhado de dados: comunicação, difusão, transferência internacional, interconexão de dados pessoais ou tratamento compartilhado de bancos de dados pessoais por órgãos e entidades públicos no cumprimento de suas competências legais, ou entre esses e entes privados, reciprocamente, com autorização específica, para uma ou mais modalidades de tratamento permitidas por esses entes públicos, ou entre entes privados".

Significa dizer que o controlador que tenha acesso a dados relativos à saúde deve mantê-los consigo, não lhe sendo permitido compartilhá-los com terceiros para o atingimento de finalidades econômicas. As exceções estão claramente listadas no próprio §4º que ainda faz menção ao subsequente §5º, o qual veda a implementação desses dados para aferição de riscos.

Sobre o tema, Analluza Dallari destaca o seguinte:

24 BRASIL. Lei nº 13.709, de 14 de agosto de 2018. *Lei Geral de Proteção de Dados Pessoais (LGPD).* Disponível em: http://www.planalto.gov.br/ccivil_03/_ato2015-2018/2018/lei/l13709.htm Acesso em: 29 out. 2022.

Planeja-se um sistema de saúde unificado, interoperável e fluído para aumentar a competitividade e eficiência do setor, o que pode trazer muitos benefícios para a saúde como um todo e para a jornada de cuidado individual e coletivo. Nesse sentido os princípios dispostos na atual Política Nacional de Informação e Informática em Saúde (PNIIS), instituída pela Portaria GM/MS nº 1.768/2021. A PNIIS define os princípios e diretrizes norteadores para os setores público e privado efetivarem a integração dos sistemas de informação em saúde, promovendo a inovação, apoiando a transformação digital dos processos de trabalho em saúde e aprimorando a governança no uso da informação, das soluções de tecnologia da informação e da saúde digital, bem como a transparência, a segurança e o acesso às informações em saúde pela população e melhoria da saúde do cidadão. Mas a instituição de um sistema de *open health* no país não escapa à adequada aplicação da LGPD e ao escrutínio do poder fiscalizador do Estado e, muito provavelmente, as *healthtechs* que desenvolvem e fornecem soluções em TICs comporão o complexo sistema de saúde digital do Sistema Único de Saúde.

O prazo para a contribuição da sociedade, oferecido pela Nota Técnica nº 31/2022/CGN/ANPD encerrou-se em 22 de agosto de 2022. É bastante provável que a área da saúde esteja contemplada na Agenda Regulatória da ANPD para o biênio 2023-2024 e, além do artigo 11, § 4º da LGPD e 13 da LGPD, o artigo 11, § 3º da Lei também deve ser observado. Para esta tarefa, é primordial que a ANPD estabeleça diálogo com outros atores setoriais fundamentais para a adequada interpretação e regulamentação da LGPD sobre a área da saúde, até para evitar entraves desenecessários para o setor: Ministério da Saúde, Agência Nacional de Saúde Suplementar, Conselho Nacional de Saúde, Agência Nacional de Vigilância Sanitária entre outros (Conep, Conass, Conasems, associações privadas).[25]

25 DALLARI, Analluza Bolivar. Interpretação do artigo 11, parágrafo 4º da LGPD no contexto pós-pandemia. *Consultor Jurídico*, 26 ago. 2022. Disponível em: https://www.conjur.com.br/2022-ago-26/analluza-bolivar-artigo-11-lgpd-contexto-pos-pandemia Acesso em: 29 out. 2022.

Por certo, toda essa preocupação denota o cuidado especial do legislador com os dados relativos à saúde, o que permite um retorno à indagação anteriormente lançada: o consentimento deve preponderar para o tratamento dessas espécies de dados? A partir de tudo o que se observou, a prudência parece impor uma interpretação do rol de bases legais do inciso II do artigo 11 da LGPD conjugada aos princípios que a própria lei descreve, com destaque para o da prevenção (art. 6º, VIII) e para o da responsabilidade e prestação de contas (art. 6º, X).

Sendo possível a obtenção do consentimento, este deve nortear as atividades de tratamento (e também as de uso compartilhado, nas restritas hipóteses do trecho final do art. 11, §4º da LGPD), primando pela proteção do titular. A hipótese relativa à tutela da saúde, contida no art. 11, II, "f" da lei, considerada em caráter suplementar e adstrita aos "procedimentos" lá mencionados, deve ser adotada em situações restritas e mais específicas, dispensando-se o consentimento apenas por total inviabilidade (técnica, prática ou de tempo) para obtê-lo.

Considerações finais

Nesse breve percurso investigatório, procurou-se destacar a diferença de regimes e requisitos para o tratamento de dados pessoais "comuns" e de dados pessoais sensíveis, com realce às diferentes hipóteses definidas pelo legislador para cada regime, nos artigos 7º e 11 da LGPD, especialmente a "tutela da saúde". Suas diferenças em relação ao consentimento, além da disparidade de elementos caracterizadores do próprio conceito de "dados relativos à saúde" na lei brasileira, permitiram que se identificasse o valor do detalhamento conceitual trazido pelo artigo 4º, nº 15, do RGPD europeu para que se possa avançar na interpretação da lei brasileira.

Em temas como o tratamento de dados pessoais, a identificação do contexto de incidência dos princípios da lei amplia possibilidades para que se possa aferir adequadamente um conceito como o de "tutela da saúde", e, nesse conceito, não há dúvidas do escopo mais restritivo da lei, que se vale do advérbio "exclusivamente" ao se referir os "procedimentos" em matéria de saúde como único contexto para que se aplique tal hipótese de tratamento de dados. É possível afirmar, a partir disso, que o termo "procedimento" se configura como um critério objetivo para a invocação da hipótese; além dele, há um critério subjetivo, que envolve a caracterização do agente de tratamento como profissional de saúde, serviço de saúde ou autoridade sanitária.

Ausente um dos critérios, a hipótese designada na lei como "tutela da saúde" não terá pertinência e o agente de tratamento deverá recorrer a outra. É por essa razão que se deve reafirmar a importância do consentimento como hipótese de tratamento de dados pessoais supletiva, devendo ser adotada sempre que necessário e viável, inclusive e especialmente para a segurança jurídica do profissional de saúde ou do serviço de saúde, uma vez que as autoridades sanitárias podem recorrer a condicionantes aplicáveis ao regime administrativo ao qual se submetem em razão da função que cumprem.

Referências

BIONI, Bruno Ricardo. *Proteção de dados pessoais*: a função e os limites do consentimento. Rio de Janeiro: Forense, 2019.

BRASIL. Lei nº 13.709, de 14 de agosto de 2018. *Lei Geral de Proteção de Dados Pessoais (LGPD).* Disponível em: http://www.planalto.gov.br/ccivil_03/_ato2015-2018/2018/lei/l13709.htm Acesso em: 29 out. 2022.

BRASIL. Lei Complementar nº 95, de 26 de fevereiro de 1998. *Dispõe sobre a elaboração, a redação, a alteração e a consolidação das leis, conforme determina o parágrafo único do art. 59 da Constituição Federal, e estabelece normas para a consolidação dos atos normativos que menciona.* Disponível em: http://www.planalto.gov.br/ccivil_03/leis/lcp/lcp95.htm Acesso em: 29 out. 2022.

BRZEZINSKI, Zbigniew K. *Between two ages*: America's role in the technetronic era. Nova Iorque: Viking Press, 1971.

CATALÀ, Pierre. Ebauche d'une théorie juridique de l'information. *Informatica e Diritto*, Nápoles, ano IX, jan./apr. 1983.

CHAVES, João Guilherme Pereira. Responsabilidade civil por danos à personalidade no tratamento de dados pelo setor da saúde. *In:* TOMASEVICIUS FILHO, Eduardo (Coord.). *A Lei Geral de Proteção de Dados brasileira*: análise setorial. São Paulo: Almedina, 2021, v. 1.

DALLARI, Analluza Bolivar. Interpretação do artigo 11, parágrafo 4º da LGPD no contexto pós-pandemia. Consultor Jurídico, 26 ago. 2022. Disponível em: https://www.conjur.com.br/2022-ago-26/analluza-bolivar-artigo-11--lgpd-contexto-pos-pandemia Acesso em: 29 out. 2022.

DONEDA, Danilo. O direito fundamental à proteção de dados pessoais. *In:* MARTINS, Guilherme Magalhães; LONGHI, João Victor Rozatti (Coord.). *Direito digital*: direito privado e Internet. 2. ed. Indaiatuba: Foco, 2019.

EUROPA. *Regulamento Geral sobre a Proteção de Dados (2016/679(UE))*. Disponível em: https://gdpr-text.com/pt/read/article-4/ Acesso em: 29 out. 2022.

LLOYD, Ian J. *Information technology law*. 6. ed. Oxford: Oxford University Press, 2011.

MENDES, Laura Schertel. *Privacidade, proteção de dados e defesa do consumidor*: linhas gerais de um novo direito fundamental. São Paulo: Saraiva, 2014.

MIRAGEM, Bruno; MADALENA, Juliano. Artigo 7º. In: MARTINS, Guilherme Magalhães; LONGHI, João Victor Rozatti; FALEIROS JÚNIOR, José Luiz de Moura (Coord.). *Comentários à Lei Geral de Proteção de Dados Pessoais*. Indaiatuba: Foco, 2022.

MULHOLLAND, Caitlin Sampaio. Dados pessoais sensíveis e a tutela de direitos fundamentais: uma análise à luz da Lei Geral de Proteção de Dados (Lei 13.709/18), *Revista de Direitos e Garantias Fundamentais*, Vitória, v. 19, n. 3, p. 159-180, set./dez. 2018.

NISSENBAUM, Helen. *Privacy in context*: technology, policy and the integrity of social life. Stanford: Stanford University Press, 2010.

RODOTÀ, Stefano. *A vida na sociedade da vigilância*: a privacidade hoje. Tradução de Danilo Doneda e Luciana Cabral Doneda. Rio de Janeiro: Renovar, 2008.

SOARES, Flaviana Rampazzo. Consentimento no direito da saúde nos contextos de atendimento médico e de LGPD: diferenças, semelhanças e consequências no âmbito dos defeitos e da responsabilidade. *Revista IBERC*, Belo Horizonte, v. 4, n. 2, p. 18-46, maio/ago. 2021.

SUMNER, Stuart. *You*: for sale. Protecting your personal data and privacy online. Waltham: Syngress/Elsevier, 2016.

TOMASEVICIUS FILHO, Eduardo; SOUSA, Mariana Almirão de. A proteção de dados da pessoa jurídica e a Lei Geral de Proteção de Dados. *Consultor Jurídico*, 22 jan. 2021. Disponível em: https://www.conjur.com.br/2021-jan-22/opiniao-protecao-dados-pessoa-juridica-lgpd. Acesso em: 29 out. 2022.

DIREITO MÉDICO PREVENTIVO COMO FORMA DE PROTEÇÃO JURÍDICA: UMA ANÁLISE NA ESPECIALIDADE DE GINECOLOGIA E OBSTETRÍCIA

Marcela Machado Nascimento[1]
Patrícia de Paiva Abade[2]

SUMÁRIO: Introdução. **1.** Judicialização da Medicina. **2.** Direito Médico Preventivo. **3.** O Direito Médico Preventivo na percepção dos médicos ginecologistas e obstetras – breve estudo de caso. Considerações finais. Referências.

Introdução

A crescente judicialização da Medicina é um fenômeno mundial que ganha contornos cada vez mais importantes[3]. Países como Brasil e Estados Unidos enfrentam os desafios de resolver os conflitos ético-jurídicos derivados da relação médico-paciente.

Os números são tão alarmantes que, de acordo com o Conselho Nacional de Justiça (CNJ)[4], os processos decorrentes da má prestação de serviços de Saúde no Brasil totalizam 26 mil demandas por ano. Nos Estados Unidos, por exemplo, são 85 mil casos anuais.[5]

---

1 Pós-graduada em Direito Civil e Processo Civil pelo Legale Educacional; pós-graduada em Direito Médico, Odontológico e da Saúde pela EPD; especialista em Direito Médico pelo Treinamento Avançado em Direito Médico Samantha Takahashi; membra da Comissão de Direito Médico da Ordem dos Advogados do Brasil, do Rio de Janeiro (OAB/RJ); e membra da Comissão Estadual de Direito Médico e da Saúde da Associação Brasileira de Advogados (ABA) do Rio de Janeiro. Endereço eletrônico: marcelamn.adv@gmail.com.

2 Advogada atuante em Direito Médico; mestra em Criminologia pela Universidade do Porto, Portugal; pós-graduada em Direito da Saúde e Propriedade Intelectual, ambos pela Pontifícia Universidade Católica do Rio de Janeiro (PUC-RJ); e especialista em Direito Médico pelo Treinamento Avançado em Direito Médico Samantha Takahashi. Endereço eletrônico: pp.abade@gmail.com.

3 DANTAS, Eduardo. *Direito médico.* Rio de Janeiro: GZ Editora, 384p, 2021.

4 CONSELHO NACIONAL DE JUSTIÇA. *Judicialização da Saúde no Brasil: perfil das demandas, causas e propostas de solução.* 2019.

5 US Medical Malpractice Case Statistics. Justpoint, 2021. Disponível em: https://justpoint.com/knowledge-base/us-medical-malpractice-case-statistics/. Acesso em 07/01/2024.

Esta forma atinge cifras vultuosas gerando aos médicos, clínicas e Hospitais um dispêndio financeiro significativo, bem como danos, muitas vezes irreparáveis à imagem e à reputação desses profissionais. O referido quadro vem se agravando durante os últimos anos e a nossa sociedade vem se firmando dentro deste perfil excessivamente litigante.

O significativo aumento pode ser explicado pela mudança ocorrida na relação médico-paciente ao longo das últimas décadas. Se, por um lado, a modernidade trouxe com ela uma série de avanços e inovações tecno-científicas que culminaram na massificação dos hospitais e clínicas e na especialização médica, por outro, houve a difusão de informações aos pacientes, o acesso à justiça e a valorização de princípios bioéticos, como o direito à autonomia dos pacientes. Todos esses fatores somados fizeram com que a relação médico-paciente se alterasse drasticamente, culminando no distanciamento entre esses dois atores sociais[6].

É nesse contexto de afastamento que surge a necessidade dos médicos de adotarem uma postura preventiva de forma a evitar litígios e fortalecer a relação médico-paciente. Dito isso, o Direito Médico Preventivo tem como papel central promover mudança na cultura médica capaz de minorar os riscos da judicialização de possíveis erros médicos e de estabelecer um relacionamento mais ético e duradouro entre as partes.

Deste modo, esta pesquisa dá continuidade a um importante debate acerca da necessidade de implementar o Direito Médico Preventivo no dia a dia dos profissionais da saúde. Todavia, há que se dizer que este tema ainda é pouco explorado nas literaturas médicas e jurídicas, com pouquíssimos trabalhos abordando o assunto, e as estatísticas são quase inexistentes em relação aos números da judicialização da Medicina. Sendo, portanto, fundamental o desenvolvimento de pesquisas sobre o tema, sobretudo jurisprudencial e exploratória.

Assim, optou-se por fazer um estudo quali-quantitativo com dados obtidos através de uma amostra não probabilística na modalidade de amostragem por conveniência. A pesquisa contou com 41 participantes, todos médicos especialistas na área de Ginecologia e Obstetrícia, atuantes no Estado do Rio de Janeiro. A coleta de informações se deu através do questionário *online Google Forms*, de modo totalmente anônimo,

---

6 SPINA, Viviam Paula Lucianelli; SÁ, Eduardo Costa. Perfil das demandas judiciais cíveis por erro médico em Ginecologia e Obstetrícia no Estado de São Paulo. *Saúde Ética & Justiça*, v. 20, n. 1, p. 15-20, 2015.

e contou com 26 perguntas fechadas com o objetivo de perceber se os médicos se preocupam com a adoção de algumas medidas para evitar litígios, sendo estas previstas no Direito Médico Preventivo, e, ainda, se estes prezam pela valorização da relação médico-paciente.

Neste aspecto, traçou-se quatro tipos de questionamentos. São eles: se os ginecologistas e obstetras estão familiarizados com o Direito Médico Preventivo, se existe o cumprimento efetivo do dever informacional na relação médico-paciente e o comprometimento de atuar com mais zelo nesta relação, se os médicos investem em soluções e medidas preventivas para evitar litígios, como, por exemplo, na adequação de sua clínica ou consultório, a utilização de documentos médicos e consultoria jurídica especializada, a fim de evitar contratempos com possíveis condenações no judiciário e, finalmente, se os médicos se preocupam com o preenchimento adequado do prontuário médico.

1. Judicialização da Medicina

A judicialização da Medicina pode ser entendida como um fenômeno em crescente desenvolvimento na atualidade e que diz respeito aos problemas advindos da relação médico-paciente, sobretudo a ocorrência de demandas judiciais[7].

Neste sentido, Dantas[8] assevera que os números da judicialização comprovam não apenas que o relacionamento entre esses atores sociais não está, em boa parte das vezes, adequado, como, por outro lado, existe uma conscientização por parte da sociedade em relação a qualidade do atendimento desses profissionais.

1.1. Evolução histórica

A partir da constatação deste fenômeno, faz-se necessário perceber as mudanças na relação médico-paciente ao longo dos anos. O doutrinador Eduardo Dantas[9] preleciona que o médico sempre foi visto como uma figura de elevado destaque social até a primeira metade do século

7 OLIVEIRA, Euclides Benedito. Direito à Saúde: Garantia e Proteção pelo Poder Judiciário. *Revista de Direito Sanitário*. vol. 2, n. 3, p. 37-57, nov. 2001.

8 DANTAS, Eduardo. *Direito médico*. Rio de Janeiro: GZ Editora, 384p, 2021, p. 64.

9 Idem, ibidem, p. 61

XX e, com isso, as suas prescrições e recomendações eram respeitadas pela sociedade.

Existia a figura do médico de família que era aquele profissional da saúde de confiança e que atendia todos os membros do agregado familiar. Havia, pois, o entendimento de que a opinião médica deste profissional estava acima de qualquer suspeita, imprimindo na relação médico-paciente um laço de confiança extrema e de amizade. Neste período, era praticamente impensável que um paciente viesse a processar este profissional por erro médico.

A modernidade trouxe uma nova perspectiva para a relação médico-paciente devido a um conjunto de fatores, como as transformações tecnológicas, médicas e científicas, o atendimento médico massificado em clínicas e hospitais, o aumento da especialização médica, a disponibilidade de informação aos pacientes, a facilitação ao acesso à justiça e a valorização dos princípios bioéticos, como o direito à autonomia dos pacientes.

As relações tornaram-se massificadas e impessoais, e o médico de família passou a ser algo restrito às camadas mais elevadas da sociedade, tornando o médico e o paciente anônimos um para o outro[10] [11]. A soma desses fatores fez com que a relação médico-paciente fosse alterada drasticamente, culminando no distanciamento entre esses dois atores sociais[12].

A partir deste processo, os pacientes, através do acesso à informação e do respeito à autonomia da vontade, tornaram-se protagonistas nos seus tratamentos de saúde e os médicos, por sua vez, foram obrigados a abandonar o paternalismo e estabelecer uma relação de simetria e confiança com o seu paciente.

Neste sentido, Paula Pereira[13] preleciona que este relacionamento passou a ser pautado também pela ótica da relação de consumo, em que

---

10 MIRANDA, Maria Amélia de Campos. *Direito médico preventivo:* uma forma de minimizar os impactos decorrentes da judicialização na relação médico x paciente. Monografia. Faculdade de Direito. Universidade de Santa Cruz do Sul. Capão da Canoá, 63p, 2021.

11 DANTAS, Eduardo. *Direito médico.* Rio de Janeiro: GZ Editora, 384p, 2021, p. 64.

12 SPINA, Viviam Paula Lucianelli; SÁ, Eduardo Costa. Perfil das demandas judiciais cíveis por erro médico em Ginecologia e Obstetrícia no Estado de São Paulo. *Saúde Ética & Justiça*, v. 20, n. 1, p. 15-20, 2015.

13 PEREIRA, Paula Moura Francesconi de Lemos et al. *Relação Médico-Paciente*: o respeito à autonomia do paciente e a responsabilidade civil do médico pelo dever de informar. Dissertação (Mestrado em Direito). Universidade do Estado do Rio de Janeiro (UERJ). Rio de Janeiro, 269 p. 2010.

o paciente se transformou em consumidor consciente dos seus direitos e o médico assumiu o papel de fornecedor do serviço, sendo-lhe atribuídos deveres éticos e jurídicos.

Com a crescente judicialização da Medicina, surge a necessidade da prevenção médico-jurídica em face dos processos judiciais e ético-profissionais, e, consequentemente, a necessidade de um novo olhar adaptado para esta nova realidade.

E é neste cenário conturbado que surge o Direito Médico Preventivo como alternativa para minimizar os litígios, evitar os conflitos em formação e adequar o atuar médico para uma relação médico-paciente mais simétrica, voltada para a valorização da autonomia do paciente e para humanização do atendimento feito por este profissional.

1.2. Especialidades mais demandadas judicialmente

A Ginecologia e a Obstetrícia são as especialidades mais processadas judicialmente e representadas eticamente nos Conselhos Regionais de Medicina (CRMs) do país. Depois dessas especialidades, os ortopedistas, cirurgiões plásticos e cirurgiões gerais integram o grupo dos mais demandados no Brasil[14].

De acordo com dados do Conselho Regional de Medicina de São Paulo, essas especialidades médicas contam também com o maior número de denúncias ético-profissionais, sendo 86% referentes à Obstetrícia e 14% à Ginecologia[15][16]. A mencionada estatística aponta a necessidade de especial atenção ao profissional ginecologista e obstetra dentro do contexto sobredito.

A amostra desta pesquisa parece confirmar a crescente judicialização dessa especialidade médica ao demonstrar que quase a metade dos participantes (46,2%) já foram processados ou responderam a processo ético-profissional.

---

14 Spina, *op. cit.,* p.17.

15 CREMESP. Guia da Relação Médico-Paciente, 2001.

16 Importante frisar que atualmente o CREMESP E CREMERJ não atualizam a estatística por especialidade médica e limitam os dados de 2021 ao número de Sindicâncias e Processo Éticos Profissionais totais, de todas as especialidades. Neste sentido, o CREMESP possui 3.449 sindicâncias e 4200 Processos Éticos Profissionais no ano de 2021. Já no CREMERJ são 575 Processos éticos ativos no mesmo ano.

Spina e Sá[17] justificam o alto número de ações versando sobre responsabilidade civil ao fato de que, no imaginário das pacientes, o parto é um processo natural e seguro, ainda que medicalizado. E a paciente não está, a princípio, com uma patologia em curso, sendo, portanto, saudável. Assim, as expectativas da paciente, do seu companheiro ou companheira, e da sua família são sempre a de que o desfecho materno e fetal serão o mais próspero possível, e haverá um parto sem intercorrências.

Por isso, quando ocorre um evento adverso, em muitos casos, existe a desconfiança de que pode ter havido um suposto "erro médico". O momento do nascimento é associado à vida, por isso considerar a possibilidade de morte da mãe, do feto ou, até, o acometimento de alguma patologia grave é incompatível com esta percepção.

2. Direito Médico Preventivo

2.1. Conceito

Em virtude do aumento de demandas judiciais e processos ético-profissionais em face dos médicos, surgiu o Direito Médico Preventivo a fim de garantir a esses profissionais e a clínicas e hospitais a minimização dessas demandas e maior segurança jurídica[18] através da contratação de um advogado especializado na área do Direito Médico – para auxiliá-lo e prestar assessoria personalizada, elaborar documentos individualizados e de acordo com a atividade do profissional, e estar sempre à disposição para resolver questões pontuais.

Essa modalidade de proteção jurídica visa proteger também o paciente, pois, por ser parte vulnerável da relação médico-paciente, carece de informações sobre estado de saúde, tratamentos médicos e prognósticos. O Direito Médico Preventivo surge para educar e preparar o profissional de saúde para atender seus pacientes da melhor maneira, incluindo o treinamento de seus colaboradores e auxiliares.

O Direito Médico Preventivo se apresenta de diversas formas, sendo as principais: a elaboração ou adequação dos Termos de Consentimento Livre e Esclarecido e Contrato de Prestação de Serviços, análise e orien-

17 Spina, *op.cit*,,p.18.

18 MIRANDA, Maria Amélia de Campos. *Direito médico preventivo:* uma forma de minimizar os impactos decorrentes da judicialização na relação médico x paciente. Monografia. Faculdade de Direito. Universidade de Santa Cruz do Sul. Capão da Canoá, 63p, 2021, p. 44.

tações de preenchimento do prontuário (físico ou eletrônico), orientações em relação às publicações nas redes sociais dentro das normas éticas, adequação às normas sanitárias, treinamento de equipe, dentre outras.

No caso da Ginecologia e Obstetrícia, o Direito Médico Preventivo pode ser identificado através da adequação do atendimento, seja do profissional ou de seus auxiliares, inclusive a recepção e a administração da clínica, pois, antes da paciente ser atendida pelo médico, ela precisa ser bem recepcionada e obter uma boa experiência com o ambiente do profissional, sabendo que naquela instituição ela está sendo bem acolhida e respeitada.

Assim, este ramo do Direito prevê uma série de medidas e soluções que podem ser tomadas pelos médicos, clínicas e hospitais na prevenção de litígios. Neste sentido, a confecção e adequação de documentos médicos já existentes, sobretudo os Termos de Consentimentos Livres e Esclarecidos, são descritos como fundamentais[19].

Ademais, outras alternativas previstas no Direito Médico Preventivo são o correto registro do prontuário médico, a observância às garantias do paciente previstas no ordenamento jurídico, como o direito a acompanhante, o cumprimento do dever informacional, a adequação à LGPD, dentre outros[20]. É fundamental que o médico seja orientado, através da consultoria jurídica preventiva, a atuar em conformidade com as normas éticas e com os deveres de cuidado, tendo como norte sempre o bem-estar do paciente e o fortalecimento desta relação.

Desta forma, o Direito Médico Preventivo permite ao médico maior segurança jurídica, além de garantir uma boa satisfação e experiência da paciente, facilitando a relação médico-paciente e evitando desgastes emocionais de ambas as partes, posto que o profissional não almeja ter sua reputação exposta negativamente por uma mera insatisfação ou alegação infundada da paciente.

Portanto, o investimento em proteção jurídica pelo médico se mostra cada vez mais presente e essencial para o profissional atuar de modo seguro, tranquilo e com economia de tempo, tendo em vista que o advogado especializado estará pronto e capacitado para assegurar ao profissional total segurança jurídica e minimização de conflitos.

---

19 VASCONCELOS. Camila. Responsabilidade médica e judicialização na relação médico-paciente. Revista Bioética. n. 20, p. 389-396, 2012.

20 Miranda, *op. cit.*, p. 46.

2.2. Direito Médico Preventivo x Defensivo

Apesar da semelhança nas expressões, cabe destacar que existe uma diferença entre os termos Direito Médico Preventivo e a medicina defensiva.

O Direito Médico Preventivo, como já mencionado, visa assegurar ao profissional maior segurança jurídica, estabelecendo uma relação de confiança e zelo entre o médico e o paciente, tendo em vista que o profissional estará preparado e orientado para atendê-lo da melhor maneira através da apresentação de bons documentos, na abordagem clínica e também pela presteza e atenção de seus auxiliares e colaboradores.

Na medicina defensiva, o profissional exagera em suas condutas, sob argumento de que está se precavendo de possíveis demandas judiciais ou éticas, como por exemplo, no ato de requerer exames complementares em excesso, com a exposição exagerada, inadequada e desnecessária de seus pacientes, no encaminhamento frequente e desnecessário destes pacientes a outros especialistas e na recusa em atender casos em que existe maior gravidade ou passíveis de complicações[21].

Conforme destaca Vasconcelos[22], a medicina defensiva passou a ser enaltecida gradualmente no exercício da prática médica, de acordo com o medo do profissional de se tornar réu em uma demanda judicial. O desvirtuamento da autonomia, tanto dos médicos, quanto dos pacientes, ocasiona não apenas na prática da medicina defensiva, como também o excesso da judicialização, que pressupõem o mau uso do Poder Judiciário na busca pela resolução dos conflitos. Deste modo, perdem os médicos e os pacientes.

Desta forma, a medicina defensiva não é considerada o método mais adequado de atuação profissional, posto que essa modalidade não valoriza a relação médico-paciente. Ao contrário do Direito Médico Preventivo, cujo trabalho é elaborado de forma personalizada por um advogado especializado, que é focado na melhor atuação do médico e na segurança de seus pacientes.

---

21 MINOSSI, José Guilherme; SILVA, Alcino Lazaro da. Medicina defensiva: uma prática necessária?.Revista do Colégio Brasileiro de Cirurgiões, v. 40, p. 494-501, 2013, p.495.

22 VASCONCELOS, *op. cit.*, p.390.

2.3. Boas práticas médicas como forma de prevenção de demandas judiciais e processos éticos

A implementação de boas práticas médicas - como a adequação e a elaboração de bons documentos, cumprimento do dever informacional, preenchimento correto e completo do prontuário, treinamento de equipe para garantir um bom atendimento e experiência da paciente, empatia e escuta ativa - são essenciais para evitar transtornos com demandas judiciais ou processos ético-profissionais.

Portanto, para que esses eventos desagradáveis não ocorram, é essencial que o profissional tenha um acompanhamento de um advogado especializado para lhe assessorar juridicamente e lhe apresentar os melhores e adequados meios de prevenção de conflitos judiciais ou disciplinares perante seus pacientes. Da mesma forma, o médico deve atender seus pacientes com empatia e respeito, e ouvir sempre suas queixas, sejam físicas ou emocionais, pois o que eles mais almejam no momento de seu atendimento médico é serem acolhidos pelo profissional que lhe assiste.

Sendo assim, é necessária a implementação de uma mudança de cultura no atuar médico, sobretudo no que diz respeito a relação médico-paciente, de modo que promova o estreitamento dos laços entre esses atores sociais, com a finalidade de evitar conflitos, e possíveis processos éticos e judiciais.

3. O Direito Médico Preventivo na percepção dos médicos ginecologistas e obstetras – breve estudo de caso

O estudo do Direito Médico Preventivo é ainda mais pertinente na Ginecologia e Obstetrícia, uma vez que esta é a especialidade médica atualmente com o maior número de processos no judiciário brasileiro. Justamente por isso, é importante perceber como os profissionais dessa especialidade aplicam as ferramentas do Direito médico Preventivo no seu dia a dia.

3.1. A percepção dos médicos ginecologistas e obstetras frente à importância do Direito Médico Preventivo e ações implementadas no dia a dia médico

As entrevistas buscaram aferir as ações preventivas implementadas pelos médicos no seu dia a dia e perceber a importância que eles atribuem às mencionadas medidas, quando da prevenção de litígios.

Neste sentido, na realização do formulário de entrevista pelo *Google Forms,* pensou-se em algumas categorias que podem estar relacionadas a um atuar médico diligente e preocupado com a prevenção de demandas, que se coadunam com o Direito Médico Preventivo. Esses eixos temáticos seriam: a observância ao direito a acompanhante, a utilização do Termo de Consentimento Livre e Informado, o correto registro do prontuário médico, a contratação de seguro profissional e consultoria jurídica preventiva, o cumprimento do dever informacional, o plano de parto e a adequação à LGPD.

No que diz respeito à valorização do Direito Médico Preventivo, 65,9% da amostra diz achar importante este ramo do Direito, enquanto 34,1% afirmaram não saber ao certo como a prevenção dentro do Direito Médico funciona, o que induz à conclusão de que a citada disciplina vem ganhando o apreço e a atenção dos médicos; todavia, uma parcela destes não entende a dimensão que o Direito Médico Preventivo possui.

Não por acaso, os médicos costumam associar a prevenção em Direito Médico com a contratação de um seguro profissional. Tal fato também se revelou nesta pesquisa, na medida em que 53,7% dos entrevistados disseram possuir o mencionado serviço.

Em contrapartida, o mesmo pensamento não se dá em relação à consultoria jurídica preventiva em Direito Médico. Neste sentido, a amostra foi indagada se já havia contratado qualquer tipo de serviço jurídico para prevenir litígios, e 73,2% disseram nunca ter contratado um advogado para tais fins. De alguma forma, os serviços de natureza jurídica parecem estar, no imaginário da classe médica, associados apenas à judicialização.

Ainda no tocante ao viés jurídico, 48,8% dos participantes afirmaram não saber o que é a Lei Geral de Proteção de Dados e apenas 29,3% afirmam estar em conformidade com a mencionada norma.

A utilização do Termo de Consentimento Livre e Informado também vem se firmando, principalmente na jurisprudência brasileira, como uma importante ferramenta do Direito Médico Preventivo e, de acordo com os dados obtidos nesta pesquisa, possui significativa adesão por parte dos médicos da amostra (85,4%). A expressiva maioria dos entrevistados, 82,1%, também respondeu que fazia uso do Termo em todos os procedimentos e cirurgias de maior complexidade e risco. E, também, disse possuir um documento para cada tipo de procedimento (81,1%).

Contudo, quando perguntados sobre onde obtiveram os seus Termos de Consentimento, apenas 4,87% disseram ter contratado um advogado para a confecção deste documento. A maior parte da amostra

(65%) respondeu que faz uso dos Termos disponibilizados pelos hospitais, e 25,2% alegaram que usa os documentos retirados da internet ou de algum colega de profissão.

Este achado de pesquisa reforça que, por alguma razão, os advogados não são a alternativa mais procurada pela amostra para a aplicação do Direito Médico Preventivo, sobretudo para a criação de documentos, como o Termo de Consentimento Livre e Informado.

Em relação ao dever informacional, esta pesquisa observou que os médicos que compuseram a amostragem parecem estar conscientes da necessidade de informar os seus pacientes. Desta forma, 97,6% diz ter como hábito esclarecer verbalmente sobre os procedimentos que serão realizados, 78,07% dos participantes disponibiliza um número de *WhatsApp*, para que os pacientes tirem dúvidas ou para emergências médicas.

Já o Plano de Parto não possui a mesma adesão por parte dos médicos, eis que apenas 14,6% dos entrevistados referem ter por hábito ajudar os pacientes na confecção deste documento, 24,4% diz ajudar apenas quando solicitado, e 36,6% não faz o plano de parto com a paciente.

Este documento ainda divide opiniões sobre a sua natureza jurídica e sobre a obrigatoriedade de adesão (ou não) pelo médico, tanto que o CREMERJ já se manifestou na Resolução n° 293/2019, esclarecendo que os obstetras não são obrigados a seguir eventual Plano de Parto feito pela paciente. Todavia, é algo a se pensar se a confecção deste documento, realizado pela gestante com ajuda do médico, não seria algo salutar e primordial para a garantia do cumprimento do dever informacional. Além disso, tal "parceria" poderia contribuir, ao menos em tese, para a concretização de uma boa relação médico-paciente.

Outra prática que se coaduna com o Direito Médico Preventivo é o correto registro do prontuário, de maneira detalhada e concisa. Neste sentido, a expressiva maioria da amostra (78%) disse preenchê-lo da forma mais detalhada possível e, inclusive, registra a ausência de exames ou do cartão do pré-natal (82,5%).

Os participantes também foram indagados se habitualmente estavam satisfeitos com as informações preenchidas em prontuário ou se tinham a sensação de que deveriam ter inserido mais informações. A este respeito, 60% da amostra diz ter alcançado esta satisfação, todavia 70,7% destes relatam que, em caso de intercorrência médica, voltam ao prontuário para preencher informações que faltaram.

Ainda no que tange ao preenchimento destes documentos, foi perguntado aos entrevistados se eles transcrevem o conteúdo das mensagens de *Whatsapp* e telefônicas que recebem dos seus pacientes. A maioria respondeu que não possui tal prática (56,1%). Interessante apontar que, apesar desta comunicação entre médico e paciente, que se dá fora do hospital ou do consultório médico, ser parte do atendimento médico, na visão do médico são informações que não costumam ser anotadas em prontuário. Tal fato, todavia, é desconhecido desta pesquisa.

Finalmente, aponta-se o respeito ao direito de acompanhante como compatível com o Direito Médico Preventivo e é amplamente praticado pela amostra, sendo que 92,7% dos médicos disseram permitir a entrada do acompanhante junto com a parturiente.

Também constatou que 48,8% da amostra já foi agredida ou ameaçada por paciente, acompanhante e/ou familiar da paciente, 14,6% da amostra já foi difamada e 46,2% já foi processado ética ou civilmente.

3.2. Análise de jurisprudências

De maneira geral, quando se trata de jurisprudência aplicada à especialidade de Obstetrícia, pode-se observar que ela está comumente relacionada à má prestação de serviços de saúde no momento do parto, à falha informacional, à violência obstétrica e à proibição do acompanhante no momento do parto.

O erro médico acaba por não se tornar objeto do Direito Médico Preventivo, uma vez que depende do atuar deste profissional em atenção aos protocolos da Medicina e em conformidade com as normas éticas. Entretanto, os demais temas podem ser visualizados dentro da sobredita disciplina.

A proibição do acompanhante no momento do parto, pelo médico ou nosocômios, é um tema recorrente no judiciário brasileiro e compõe um entendimento pacífico no sentido de que a paciente tem, tal como determina a lei, o direito de estar acompanhada nos momentos do pré-parto, parto e pós-parto. Ademais, a parturiente tem o direito de escolher quem pode acompanhá-la neste momento, e o exercício deste direito não depende da anuência do hospital ou da equipe médica. Este entendimento é o que tem vigorado na jurisprudência brasileira, que prima pelo direito de escolha do acompanhante pela parturiente, inclusive com a condenação em danos morais em favor desta.[23 24 25].

O tema violência obstétrica, por sua vez, vem chamando a atenção da sociedade, da mídia e do judiciário. E, também, tem se mostrado um assunto de necessário debate e conceituação, de forma a estabelecer parâmetros concretos para aferir esta forma de violência de gênero contra a mulher. Mesmo com o intenso debate e surgimento de projetos de leis versando sobre esta temática, esta é ainda de conceituação incipiente e, portanto, carece de melhores contornos, inclusive, para instrumentalização do Direito.

Do ponto de vista doutrinário-jurisprudencial[26], alguns acontecimentos durante o trabalho de parto vêm sendo associados à violência obstétrica, como um parto injustificadamente prolongado, a proibição do acompanhante, xingamentos e comentários que ofendem a dignidade da gestante, assim como o uso da manobra de Kristeller, do fórceps, de oxitocina sintética, a imposição do parto cesariana pelo médico, a vedação da parturiente de ingerir líquidos e de trocar de posição durante o trabalho de parto, dentre outros.

Neste sentido, destaca-se um julgado do Tribunal de Justiça de São Paulo[27] que traz não apenas a proibição do direito a acompanhante durante o trabalho de parto, como também demonstra os maus tratos e ofensas à parturiente, e o contato com o filho recém-nascido negado após o nascimento.

23 TJRJ. 21ª Câmara Cível. Apelação Cível n. 0001882-75.2018.8.19.0029. Des (a). Maria Celeste Pinto de Castro Jatahy, em 17/02/2022. Disponível em: https://www3.tjrj.jus.br/gedcacheweb/default.aspx?UZIP=1&GEDID=00043E3A68B88AC196E-76F30CCAACEA806CAC511084E4A4E.

24 Idem, 13º Câmara Cível. Apelação Cível n. 0018876-31.2018.8.19.0078. Des (a). Sirley Abreu Biondi, em 26/05/2021. Disponível em: https://www3.tjrj.jus.br/gedcacheweb/default.aspx?UZIP=1&GEDID=0004B2FAE51CD3436835CA-DB061C16416C43C50E62161838.

25 TJSP. 7ª Câmara de Direito Privado. Apelação Cível n. 1007291-48.2017.8.26.0322. Relator (a) Mary Grun, em 28/05/2019. Dispnível em: https://www.tjsp.jus.br.

26 CASTRO, João Monteiro de et al. *Dever de informar do médico e o direito do paciente de ser informado na relação consumerista*. Tese (Doutorado em Direito) Pontifícia Universidade Católica de São Paulo. São Paulo. p.167.2020.

27 Jurisprudência do Tribunal de Justiça de São Paulo (TJ-SP) nº 00013140720158260082 SP 0001314-07.2015.8.26.0082.

Finalmente, no que diz respeito à falha informacional[28], tem-se como recorrente na jurisprudência pátria o aparecimento de casos versando sobre a ausência no dever de informação do médico nas laqueaduras tubárias. A Lei de Planejamento Familiar[29] diz expressamente que a manifestação de vontade deve ser escrita e precedida de informações sobre os riscos, efeitos colaterais, possibilidade de reversão e outras opções de contraceptivos.

Nesse sentido, cabe ao médico prestar previamente estas informações, sobretudo o de informar à paciente a possibilidade de falha natural deste método contraceptivo e o percentual de reversão deste, caso a paciente se arrependa e queira engravidar no futuro. Os julgados, neste eixo temático, estão centrados precisamente nesta falha na prestação do serviço médico que deixa de informar sobre a possibilidade que a paciente engravide, mesmo após a cirurgia.

O estudo da jurisprudência sobre o tema tem servido de orientação para os juristas, não apenas para as defesas no contencioso, como para o Direito Médico Preventivo. Este ramo do Direito precisa se anteceder aos problemas, evitando o seu surgimento no caso concreto e, para isso, nada melhor do que conhecer quais os casos têm sido discutidos no judiciário, e como impedir que essas demandas sejam judicializadas, através de uma consultoria preventiva em Direito Médico especializada.

Considerações finais

O aumento da judicialização assume contornos cada vez mais relevantes e está associado às inovações tecnológicas, à especialização da Medicina, à facilidade de acesso às informações e à autonomia dos pacientes, e também a uma série de outros fatores que culminaram na fragilização da relação médico-paciente[30].

Este contexto de afastamento entre os mencionados atores faz surgir a necessidade dos profissionais de saúde de adotar medidas e soluções preventivas, de modo a mitigar potenciais litígios advindos desta

28 NETO, Eugênio Facchini; EICK, Luciana Gemelli. Responsabilidade civil do médico pela falha no dever de informação, à luz do princípio da boa-fé objetiva. *Revista da AJURIS,* v. 42, n. 138, p. 51-86, 2016, p.74.

29 BRASIL. Lei 9.263 de 12 de janeiro de 1996. Lei de Planejamento Familiar. Diário Oficial da República Federativa do Brasil. Brasília, 1996, artigo 10, §1.

30 DANTAS, Eduardo, *op. cit., passim.*

relação. Nesta toada, o Direito Médico Preventivo assume um papel central ao promover comportamentos capazes de minorar este risco e de propiciar a ética e a confiança na relação médico-paciente.

Através das entrevistas realizadas com médicos especialistas em Ginecologia e Obstetrícia, verifica-se que existe uma evidente preocupação por parte dos profissionais em atuar de forma a reduzir o risco de processos judiciais e éticos, inclusive, a maioria da amostra afirmou que considera o Direito Médico Preventivo importante.

Quando da análise dos dados, percebe-se, também, que parte da amostra (34,1%) não tem certeza sobre os contornos que este ramo do Direito assume. O fato de mais da metade da amostra possuir seguro profissional pode sugerir que este tipo de serviço é, na visão do médico, uma forma de estar protegido nos casos de eventuais litígios.

Da mesma maneira, resta evidente que a extensa maioria dos participantes não contrata serviços jurídicos como forma de minorar o risco de demandas (73,2%). Este achado de pesquisa deve ser considerado relevante para o estudo do Direito Médico Preventivo e precisa ser melhor explorado para que se determine o porquê dos médicos não possuírem o hábito de contratar serviços jurídicos em caráter preventivo.

Neste aspecto, pode-se – em nome do exercício acadêmico – levantar algumas hipóteses. Talvez estes profissionais não estejam, de fato, familiarizados com as características do Direito Médico Preventivo ou, então, é possível que a figura do advogado esteja bastante associada ao litígio. Outra hipótese poderia ser a de que os médicos que contratam seguro profissional se sintam protegidos ao ponto de não cogitar a contratação de serviços de natureza jurídica.

Outro dado que merece destaque é o desconhecimento, por quase metade da amostra, sobre o que é a Lei Geral de Proteção de Dados (LGPD). O que pode, em tese, reforçar a suspeita de que talvez os médicos não saibam de fato o que se insere no Direito Médico Preventivo. Assim, pode-se dizer que o médico valoriza a mencionada disciplina, mas não a compreende totalmente.

O cumprimento do dever informacional mostrou-se uma preocupação por parte dos participantes. Os médicos da amostra disseram ter como hábito informar aos pacientes os detalhes sobre o atendimento, manter contato com estes por *WhatsApp* em casos de urgência e emergência e, também, fazer uso, em sua extensa maioria, dos Termos de Consentimento Livre e Esclarecidos.

Todavia, no tocante a este aspecto, a maioria dos médicos busca documentos fornecidos por terceiros, como os hospitais em que trabalham, órgãos de classe e a internet. Apenas um número bastante inexpressivo da amostra (menos de 5%) disse contratar um advogado para redigir documentos médicos personalizados. Este dado está alinhado com o achado de pesquisa que percebeu que o médico não costuma contratar serviços jurídicos de natureza preventiva.

Já no que diz respeito ao preenchimento adequado do prontuário e demais documentos, restou evidente que a maioria (78%) afirmou preenchê-los da forma mais detalhada possível. Todavia, as respostas relativas às anotações no prontuário mostraram algumas inconsistências. Se, por um lado, um número bastante significativo da amostra toma este cuidado, por outro, um número um pouco menor (60%) sente-se satisfeito com as informações preenchidas e, ainda, boa parte deles (70,7%) disseram retornar ao prontuário para acrescentar mais informações caso haja alguma intercorrência com a paciente.

Estes dados podem sugerir que os médicos não estão seguros quanto à completude e adequação das informações que estão acostando aos prontuários e aos documentos médicos. Ademais, mais da metade dos participantes disse não fazer o registro das conversas que teve com os pacientes fora do atendimento presencial, como, por exemplo, das mensagens trocadas pelo *WhatsApp*.

No que tange às jurisprudências dos tribunais, o cumprimento do dever informacional foi identificado como fator determinante para a condenação ou não do médico, devendo o profissional se ater às informações prestadas a seus pacientes, se possível, de forma documental, como nos Termos de Consentimento, e no preenchimento dos prontuários.

Por derradeiro, deve-se reafirmar a importância do Direito Médico Preventivo para promover uma mudança da cultura médica que seja capaz de minorar os riscos da judicialização, bem como propiciar uma relação médico-paciente pautada na confiança e na ética. De igual maneira, faz-se necessário, também, fomentar o estudo da mencionada disciplina, não apenas para que se defina melhor os seus contornos, como para que seja possível implementar – na prática – medidas e soluções capazes de reduzir o risco médico.

Referências

ARAÚJO, Ana Thereza Meirelles et al. Liberdade decisória do médico e compreensão pelo paciente: o dever recíproco de informação como pressuposto fundamental. *Cadernos Ibero-Americanos de Direito Sanitário*, v. 10, n. 1, p. 149-164, 2021.

BRAGA NETTO, Felipe. *Novo Manual de Responsabilidade Civil*. Salvador: JusPodivm, 2019.

BRAGA NETTO, Felipe; ROSENVALD, Nelson. *Código Civil comentado artigo por artigo*. Salvador: JusPodivm, 2020.

BRASIL. *Lei n° 3.268 de 30 de setembro de 1957*. Dispõe sobre os Conselhos de Medicina. Diário Oficial da União. Rio de Janeiro, 1957.

BRASIL. Lei 10.406 de 10 de janeiro de 2002. Institui o Código Civil. Diário Oficial da República Federativa do Brasil. Brasília, 2002.

BRASIL. *Constituição da República Federativa do Brasil*. Brasília: Senado, 1988.

BITENCOURT, Almir Galvão Vieira et al. Análise do erro médico em processos ético-profissionais: implicações na educação médica. *Revista Brasileira de Educação Médica*, v. 31, p. 223-228, 2007.

CASTRO, João Monteiro de et al. *Dever de informar do médico e o direito do paciente de ser informado na relação consumerista*. Tese (Doutorado em Direito) Pontifícia Universidade Católica de São Paulo. São Paulo. p.167.2020.

CASTRO, Thamis Dalsenter Viveiros de; e outros. *Violência obstétrica em debate*. Rio de Janeiro: Lumen Juris Editora, 2020.

CAVALIERI FILHO, Sergio. A responsabilidade médica e o dever de informar. *Revista da EMERJ* 7.28 (2004).

CINTRA, Antonio Carlos Fontes. A responsabilidade pela omissão no dever de informar dos riscos da intervenção médica. *Revista de Direito do Consumidor*, p. 195-214, 2020.

CONSELHO NACIONAL DE JUSTIÇA. *Judicialização da Saúde no Brasil: pefil das demandas, causas e propostas de solução*. 2019. Disponível em: < https://www.cnj.jus.br/wp-content/uploads/conteudo/arquivo/2019/03/eae0a55729098701a9f49a22a9f3ce43.pdf >. Acesso em: 29 de julho de 2022.

CREMESP. Guia da Relação Médico-Paciente, 2001. Disponível em: https://www.cremesp.org.br/?siteAcao=Publicacoes&acao=detalhes_capitulos&cod_capitulo=21. Acesso em 07 de outubro de 2022.

DANTAS, Eduardo. *Direito médico*. Rio de Janeiro: GZ Editora, 384p, 2021.

DÓREA, Antônio. *Relação médico x paciente.* Portal CFM. 1999. Disponível em: < https://portal.cfm.org.br/artigos/relacao-medico-x-paciente/>. Acesso em 29 de julho de 2022.

FRUTUOSO, Miriam Vieira da Rocha. *O direito à informação e o dever de informar em contextos de saúde.*Tese (Doutorado), Escola de Direito. Universidade do Minho. Portugal, 214 p., 2012.

GAGLIANO, Pablo Stolze; PAMPLONA FILHO, Rodolfo. *Novo Curso de Direito Civil: Parte Geral.* 9ª ed. rev. atual.e ampl. São Paulo: Saraiva, 2007.

KUHN, Adriana. *Os limites do dever de informar do médico e o nexo causal na responsabilidade civil na jurisprudência brasileira.* Dissertação (mestrado em direito) - Universidade Federal do Rio Grande do Sul, Porto Alegre, p.129. 2009.

MACHEMER, Vanessa Dariano. *O dever de informar na relação médico-paciente.* Monografia (Pós Graduação). Universidade Vale do Rio dos Sinos (UNISINOS). Porto Alegre, 84p., 2012.

MINOSSI, José Guilherme; SILVA, Alcino Lazaro da. Medicina defensiva: uma prática necessária? *Revista do Colégio Brasileiro de Cirurgiões,* v. 40, p. 494-501, 2013.

MIRANDA, Maria Amélia de Campos. *Direito médico preventivo:* uma forma de minimizar os impactos decorrentes da judicialização na relação médico x paciente. Monografia. Faculdade de Direito. Universidade de Santa Cruz do Sul. Capão da Canoá, 63p, 2021

MORAES, Alexandre de. *Constituição do Brasil Interpretada e Legislação Constitucional*. 5ª ed. São Paulo: Atlas, 2005.

NASCIMENTO JR, P.; GUIMARÃES, T. A relação médico-paciente e seus aspectos psicodinâmicos. Rio de Janeiro. *Bioética,* v. 1, n. 5, p. 101-114, 2003.

NETO, Eugênio Facchini; EICK, Luciana Gemelli. Responsabilidade civil do médico pela falha no dever de informação, à luz do princípio da boa-fé objetiva. *Revista da AJURIS,* v. 42, n. 138, p. 51-86, 2016.

NETO, Miguel Kfouri. *Responsabilidade civil do médico.* rev., atual. e ampl. 11ª Edição. São Paulo: Editora Revista dos Tribunais, 2021

OLIVEIRA, Euclides Benedito. Direito à Saúde: Garantia e Proteção pelo Poder Judiciário. *Revista de Direito Sanitário.* vol. 2, n. 3, p. 37-57, nov. 2001.

PAZINATTO, Márcia Maria. A relação médico-paciente na perspectiva da Recomendação CFM 1/2016. *Revista bioética,* v. 27, p. 234-243, 2019.

PEREIRA, Caio Mário da Silva. *Instituições de Direito Civil:* Vol. I. Rio de Janeiro: Forense, 2004.

PEREIRA, Paula Moura Francesconi de Lemos et al. *Relação Médico-Paciente*: o respeito à autonomia do paciente e a responsabilidade civil do médico pelo dever de informar. Dissertação (Mestrado em Direito). Universidade do Estado do Rio de Janeiro (UERJ). Rio de Janeiro, 269 p. 2010.

PORTO, APAS; ARARUNA, Simone Bezerra Pontes. O dever de informar na perspectiva da relação médico-paciente atual: análise à luz da dignidade da pessoa humana e do direito à autodeterminação do paciente. *Revista de Biodireito e Direito dos Animais*, Curitiba, v. 2, n. 2, p. 196-217, 2016.

RIBEIRO, Luana M. *Responsabilidade Civil do Médico e o Dever de Informar*. Trabalho de Conclusão de Curso (pós graduação em Direito do Consumidor). Escola de Magistratura do Estado do Rio de Janeiro. Rio de Janeiro, 18p., 2013.

RODRIGUES, Thaísa Mara Leal Cintra; NUNES, Altacílio Aparecido. Indenizações em obstetrícia: estudo das decisões do Superior Tribunal de Justiça do Brasil de 2004 a 2014. *Revista de Direito Sanitário*, v. 19, n. 1, p. 121-143, 2018.

SANTIAGO, Robson Luiz et al. A Relevância do direito à informação na relação médico-paciente e a consequente responsabilidade civil do profissional. *Revista de Direito da FAE*, v. 3, n. 1, p. 67-106, 2021.

SILVA, Elisabete Teresinha Rodrigues da. *A responsabilidade civil do médico:* considerações sobre o dever de informar. Monografia (Pós Graduação em Direito) – Faculdade de Direito, Universidade Federal do Rio Grande do Sul, Porto Alegre, p.83. 2011.

SPINA, Viviam Paula Lucianelli; SÁ, Eduardo Costa. Perfil das demandas judiciais cíveis por erro médico em Ginecologia e Obstetrícia no Estado de São Paulo. *Saúde Ética & Justiça*, v. 20, n. 1, p. 15-20, 2015.

VASCONCELOS. Camila. Responsabilidade médica e judicialização na relação médico-paciente. Revista-Bioética. n. 20, p. 389-396, 2012.

O EXERCÍCIO DO *COMPLIANCE* MÉDICO PARA A MITIGAÇÃO E PREVENÇÃO DE DEMANDAS JUDICIAIS

Maria Clara Moreira Coelho de Resende[1]

SUMÁRIO: Introdução. **1.** Breves considerações sobre a judicialização da saúde. **2.** O *compliance* médico como medida de prevenção de demandas judiciais. **3.** O *compliance* médico na prática: condutas voltadas à prevenção. Considerações finais. Referências.

Introdução

É inegável que, nos últimos anos, as demandas em face de médicos cresceram abruptamente, em especial no âmbito cível. Tal processo deve-se, em parte, à facilitação do acesso à jurisdição por todas as camadas sociais[2], decorrente da promulgação da Constituição de 1988, que estabelece no Brasil o Estado Democrático de direito, bem como da Lei nº 13.105/2015[3].

Embora não restem dúvidas a respeito da imprescindibilidade da criação e adoção de medidas voltadas para a mitigação de danos e prevenção de demandas jurídicas cíveis médicas, ainda não há um consenso acerca da maneira sobre como deve ocorrer essa proteção. Isso se deve, sobretudo, à dificuldade de se estabelecer um sistema de prevenção e mitigação de danos que seja passível de ser utilizado no dia a dia e mantenha o equilíbrio da relação médico-paciente, pautando-se na confiança mútua entre as partes.

É necessário, ainda, impedir o crescimento da chamada medicina defensiva, prejudicial para o sistema de saúde como um todo. Ocorre que, no intuito de evitar tais demandas, a classe médica vem adquirindo uma perda de confiança causada pela necessidade de cautela e de proteção

---

1 Graduada em Direito pela Universidade Federal do Piauí (UFPI) e pós-graduanda em Direito Processual Civil pela Universidade do Estado do Rio de Janeiro (UERJ). Endereço eletrônico: mariacmresendeadv@gmail.com.

2 Art. 5º. XXXV – a lei não excluirá da apreciação do Poder Judiciário lesão ou ameaça a direito.

3 BRASIL. Código de Processo Civil Brasileiro (2015). Lei nº 13.105, de 16 de março DE 2015. Disponível em: http://www.planalto.gov.br/ccivil_03/_ato2015-2018/2015/lei/l13105.htm. Acesso em: 15 set. 2020..

do seu trabalho. É inadmissível que tal receio, embora justificado, leve à prática da chamada "medicina defensiva"[4], atuação voltada para a proteção do médico pela não adoção velada de determinados procedimentos ou tecnologias. Tal prática, além de antiética, consistiria na real renúncia às melhores práticas da medicina.

Uma das maneiras de prevenção em foco na atualidade é o chamado *compliance* médico, que tem como pressuposto a adoção de medidas no dia a dia do profissional e da instituição para prevenir a ocorrência de litígios e, na ocorrência destes, mitigar os possíveis danos.

A proteção para prevenção de demandas e mitigação de danos, então, deve ser pautada pelos pilares da ética e da jurisdição. Nesse contexto, o *compliance* médico se insere como uma sistemática de prevenção e mitigação de danos em caso de ocasionais litígios, que tenham como base a adoção de condutas guiadas tanto pela ética médica quanto pela jurisdição.

1. Breves considerações sobre a judicialização da saúde

A garantia constitucional do acesso à justiça, também denominada de princípio da inafastabilidade da jurisdição, foi consagrada no artigo 5º, inciso XXXV, da Constituição:

> Art. 5º Todos são iguais perante a lei, sem distinção de qualquer natureza, garantindo-se aos brasileiros e aos estrangeiros residentes no País a inviolabilidade do direito à vida, à liberdade, à igualdade, à segurança e à propriedade, nos termos seguintes:
>
> XXXV – a lei não excluirá da apreciação do Poder Judiciário lesão ou ameaça a direito.[5]

Além da garantia de acesso à jurisdição, a legislação trouxe também, no art. 98 do Código de Processo Civil (CPC), a facilitação desse

4 MINOSSI, José Guilherme. Prevention of medico-legal conflicts in medical practice. *Revista do Colégio Brasileiro de Cirurgiões*, v. 36, n. 1, p. 90–95, 2009.

5 BRASIL. Constituição (1988). *Constituição da República Federativa do Brasil*. Brasília, DF: Senado Federal: Centro Gráfico, 1988. Disponível em: http://www.planalto.gov.br. Acesso em: 10 de jun. de 2021.

acesso. Todos aqueles que não possuírem condições financeiras de exercer, por si só, a garantia constitucional do acesso à justiça, como arcar financeiramente com custos processuais e honorários advocatícios, poderão requerer os benefícios da justiça gratuita, ficando isento dos dispêndios financeiros.

Paralelamente, as condições de trabalho desses profissionais em certas ocasiões são pioradas pela falta de políticas públicas na área da saúde, visto que, embora garanta constitucionalmente o direito à saúde de todos, sem distinção, ele encontra obstáculos para sua efetivação, como a falta de recursos humanos e materiais mínimos e indispensáveis para uma boa prática em diversos lugares do Brasil.

Aliado a isso, a relação médico-paciente, hoje, muitas vezes é cercada de desconfiança por ambos os lados, com um crescente descrédito da profissão perante à sociedade, em contraponto ao que acontecia no início da prática médica. Um dos motivos é o rápido crescimento e o nascimento de novas tecnologias, em especial aquelas relacionadas à área da saúde. Essa alta complexidade dos processos e grande resolubilidade aumenta o custeio da prática e tende a afastar as partes da relação, "priorizando a tecnologia em detrimento do relacionamento humano, da disponibilidade, da presença, do carinho e da compreensão"[6], nas palavras de Correia Lima.

Além disso, esse crescimento tecnológico também gera o aumento dos riscos e perigos da área. De acordo com Luhmann:

> La razón por la que la problemática del riesgo provoca tantas discusiones en nuestros días, por la que inclusive nuestra sociedad se considera una sociedad de riesgo, tiene que ver fundamentalmente con la velocidad del desarrollo tecnológico en esferas que son científicamente de la competencia de la física, la química y la biología.[7]

6 CORREIA-LIMA, Fernando Gomes. *Erro médico e responsabilidade civil.* Conselho Federal de Medicina, Conselho Regional de Medicina do Estado do Piauí. Brasília. 2012. p.11.

7 LUHMANN, Niklas. *La Sociedad de la sociedad.* México: Editorial Herder, colaboração Universidad Iberoamericana, 2007. p 131.

O fácil acesso à informação, seja adquirida através da internet ou de diversas opiniões médicas, bem como a diversificação das instituições hospitalares, cria pacientes munidos de conhecimentos e expectativas em relação aos tratamentos e procedimentos aos quais serão submetidos.

Embora esse avanço tecnológico traga enormes vantagens para a sociedade de forma geral, também é capaz de gerar expectativas perigosamente elevadas e, por vezes, irreais entre os pacientes. A quebra dessas expectativas pode facilmente chegar à frustração e insatisfação por parte destes que creem em um verdadeiro direito à cura, o que, juntamente com a simplicidade do acesso à jurisdição, resulta em uma demanda em busca de compensação.

Essa compensação decorrente da quebra de expectativas, diferentemente do imaginado justo pela sociedade, pode tornar a vítima um agente em busca de uma "vingança" contra aquele percebido como culpado pelo fato, em uma tendência natural dos indivíduos de buscar a causa determinante de um problema em terceiros.

No mesmo sentido:

> Deve-se ter em mente que a evolução técnico-científica das ciências médicas e biológicas, ao mesmo tempo em que permitem que os profissionais da saúde disponham de meios e instrumentos mais avançados e precisos, também gera um incremento do risco ao paciente, posto que alguns tratamentos passem a ser mais agressivos ou contarem com efeitos secundários possivelmente arriscados.[8]

Acontece, então, a mudança de paradigma da relação médico-paciente pois, além do despertar coletivo para a possibilidade do acesso à justiça, também ocorre a transição da visão de um médico como soberano das moléstias e intocável em suas decisões para aquela que quer responsabilizá-lo por uma miríade de questões e intercorrências, culmi-

8 GORGA, Maria Luiza. *Minimizando riscos – compliance penal para o profissional da medicina*. 2016. 116 f. Dissertação (Mestrado) – Curso de Direito, Programa de Pós-Graduação em Direito, Faculdade de Direito da Universidade Federal de São Paulo, São Paulo, 2016. p. 23.

nando no aumento das ações demandadas[9]. O profissional da Medicina encontra-se em uma área cercada de riscos potenciais derivados de suas ações e omissões, formando um cenário extremamente complexo e perigoso. Quanto ao tema, afirma Correia Lima que:

> A maior conscientização dos cidadãos em relação aos seus direitos, influenciada pela mídia que, por vezes, explora e hipertrofia as falhas dos profissionais da medicina; a deficiente formação profissional decorrente, dentre outros fatores, da proliferação exagerada e injustificada das escolas médicas e, sobretudo, a proletarização e consequente vil remuneração do trabalho médico, vieram a sepultar, em definitivo, a relação médico-paciente e a substituí-la pela exagerada solicitação de exames de laboratório, objetivando, além do diagnóstico preciso, a segurança quanto a um possível processo de responsabilidade.[10]

Assim, observa-se que o gigantesco amonte de ações contra médicos que cresce a cada dia não decorre, necessariamente, de um crescente aumento de erros médicos ou atitudes ilícitas por parte dessa classe, mas de um aumento maior de registro, ocasionado pela maior consciência dos cidadãos em relação aos seus direitos em consonância com a também maior informação disponível aos pacientes sobre as moléstias e os tratamentos utilizados e até mesmo, em último caso, da falta de políticas públicas que privam o profissional demandando de insumos básicos para exercer da melhor forma a sua prática.

2. O *compliance* médico como medida de prevenção de demandas judiciais

O termo "*compliance*", conforme Giovanni, significa "cumprir, satisfazer ou realizar uma ação imposta." [11] De forma geral, seria o:

9 SCHAEFER MARTINS, Jorge Henrique. A responsabilidade penal por erro médico. *Revista Jurídica da FURB*, n. 3, p. 51-64, jun. 1998.

10 CORREIA-LIMA, Fernando Gomes. *Erro Médico e Responsabilidade Civil.* Conselho Federal de Medicina, Conselho Regional de Medicina do Estado do Piauí. Brasília: 2012. p.11.

11 GIOVANINI, Wagner. *Compliance – A excelência na prática*. São Paulo, 2014. p. 20

> cumprimento, estrito e rigoroso, das normas aplicáveis àquele indivíduo ou setor, sejam estas advindas do Estado, de organizações de classe, criadas por uma empresa, etc., em uma orientação comportamental que, cada vez mais, busca ir além e englobar, também, princípios e valores éticos e morais.[12]

A finalidade intrínseca do *compliance*, sem dúvidas, diz respeito à prevenção de possíveis demandas, minimizando o impacto das intervenções judiciais, a partir de uma autorregulamentação. Isso ocorre por meio de uma série de condutas que estimulam a diminuição dos riscos da atividade, tendo como base a observância e o cumprimento de normas que viabilizam a prevenção de perigos futuros e não apenas a defesa após a sua ocorrência. No entanto, embora o foco seja a prevenção, o programa também é capaz de detectar problemas existentes no dia a dia dos profissionais e instituições, exercendo o controle e a correção destes.

A citada detecção de problemas ocorre inicialmente por meio de uma análise de riscos, que leva em consideração a atividade desenvolvida, o meio, os profissionais e todo o aparato para a sua realização. Após essa análise, deve ser feito um treinamento primário para os profissionais, no qual serão repassadas as novas regras e políticas a serem seguidas.

É mister lembrar que essas regras e políticas têm a obrigação de se adaptar ao sistema já existente na atividade. Isso significa que não se espera que, apenas com uma análise e com a mera informação dos procedimentos definidos, ocorra uma melhoria imediata. Na verdade, o *compliance* tem um caráter iminentemente dinâmico e contínuo: a constância da análise de riscos e ênfase no protocolo são efetivamente capazes de proporcionar a mudança necessária à prevenção e correção dos riscos e demandas. Por isso, os treinamentos e lembretes devem ser frequentes.

Para isso, é criado o denominado manual de conduta, "o qual irá conter, de forma geral, as condutas a serem adotadas pelo profissional, sempre relativas à prevenção dos riscos identificados em sua atividade."[13] Esse manual cria um compromisso para que as medidas imple-

---

12 GORGA, Maria Luiza. *Minimizando riscos – compliance penal para o profissional da medicina*. 2016. 116 f. Dissertação (Mestrado) – Curso de Direito, Programa de Pós-Graduação em Direito, Faculdade de Direito da Universidade Federal de São Paulo, São Paulo, 2016. p. 15.

13 Ibid., p. 16.

mentadas sejam seguidas de acordo com o risco da atividade, da forma mais efetiva possível.

Além disso, ele também deve se adaptar a cada área. Sendo o *compliance* um estado de conformidade com algo, uma orientação de comportamento a partir de normas éticas e/ou jurídicas, a análise quanto ao setor é de suma importância.

Outra característica do programa é a sua imediaticidade. No intuito preventivo, visando evitar piores consequências, atos que desrespeitem as regras carecem de imediata reprimenda e resolução. A manutenção do comportamento fora do esperado cria uma espécie de "acômodo" e, com o passar o tempo, fica cada vez mais difícil de ser corrigida. Tendo como base esses princípios, o conceito de compliance é ampliado, podendo ser modificado para:

> um estado dinâmico de conformidade a uma orientação normativa de comportamento com relevância jurídica por força de contrato ou lei, que é caracterizado pelo compromisso com a criação de um sistema complexo de políticas, de controles internos e de procedimentos, que demonstrem que a empresa está buscando "garantir", que se mantenha em um estado de Compliance.[14]

É nesse contexto que se insere o compliance médico como uma sistemática que possibilite a proteção, antes voltada somente para os pacientes, também em sentido contrário para aqueles que lidam com a saúde e vêm sendo alvo do crescente e excessivo aumento de ações. [15]O *compliance* médico seria, portanto, uma medida preventiva de distorções, que podem surgir a partir de eventuais excessos da judicialização, por meio da construção normativa e legislação própria que incentivam a autofiscalização de entes privados e o combate à prática de infrações e danos. [16]

---

14 SARLET, Ingo Wolgang.; SAAVEDRA, Giovani Agostini. Judicialização, Reserva do Possível e Compliance na Área da Saúde. *Revista de Direitos e Garantias Fundamentais*, v. 18, n. 1, p. 257-282, 14 jun. 2017. p. 267.

15 Ibid., p. 264.

16 PEREIRA, Gustavo Fernandes. *Estrutura de compliance em hospitais privados no Brasil*. 2019. 67 f. Dissertação (Mestrado) – Curso de Gestão para a competitividade, Escola de Administração de Empresas de São Paulo, Fundação Getúlio Vargas, São Paulo, 2019. p. 14.

Na área da saúde, também foram algumas apurações e escândalos que trouxeram o tema à tona. Podemos aqui citar a investigação sobre o uso indevido da Órteses Próteses e Materiais Especiais (OPME), objeto de Comissão Parlamentar de Inquérito (CPI) da Órteses Próteses e Materiais Especiais (OPME) - máfia das próteses. [17]

Devido à importância do tema, que não está em voga apenas nacionalmente, tanto no que tange a escândalos de corrupção como quanto às distorções existentes na área médica, foi criado o Código de Ética da Advamed [18], utilizando o *compliance* como caminho de resolução desses problemas. A própria Associação Medica Brasileira vem estabelecendo diretrizes para o dia a dia dos profissionais, no intuito de diminuir os riscos e demandas, trazendo informações sobre as mais diferentes áreas da saúde[19], e em 2015 foi divulgado o Ética Saúde - Acordo Setorial de Dispositivos Médicos. Este consiste em "um acordo setorial de *Compliance* para a área da Saúde e pretende concentrar e adaptar, para o Brasil, as melhores práticas e todas as medidas mais modernas de combate à corrupção no mercado de dispositivos médicos."[20]

Como exposto pelo estudo inicial realizado, resta claro a necessidade de implantação desse sistema preventivo. Conforme Ingo Wolgang Sarlet e Giovani Agostini Saavedra:

> Especialmente porque, no mercado de saúde, o mais importante não é reprimir um fato que já causou um dano, mas garantir que o sistema como um todo funcione adequadamente. Pois bem, para que se realize esse desiderato é necessário institucionalizar medidas, que mudem sistemicamente o mercado como um todo e que não se limitem a punições pontuais de ações localizadas. [21]

17 Ibid., p. 18.

18 ADVAMED, Código de Ética da Advamed, 2009, p. 1-2. Disponível em: http://advamed.org/issues/1/code-of-ethics. Acesso em: 10 jun. 2021.

19 Mais informações em: http://www.projetodiretrizes.org.br/amb.php

20 SARLET, Ingo Wolgang.; SAAVEDRA, Giovani Agostini. Judicialização, Reserva do Possível e Compliance na Área da Saúde. *Revista de Direitos e Garantias Fundamentais*, v. 18, n. 1, p. 257-282, 14 jun. 2017. p. 264.

21 Ibid., p. 265.

Ao mesmo tempo em que se sabe que a prevenção de danos é a medida mais efetiva, a área médica, mais uma vez, traz suas peculiaridades. Embora sua relevância seja ainda maior do que de outros setores da economia, visto que a função precípua é o cuidado com a vida humana,[22]Alexandra Abramovicius afirma:

> Quando acontecem, apenas medidas paliativas e transitórias são tomadas. Verificam-se procedimentos adotados e treina-se pessoal em determinada atividade, mas não se avalia a insegurança inerente aos sistemas complexos que caracterizam o processo de utilização de medicamentos. Fatores como falta de definições hierárquicas, tolerância e práticas individualistas, informação não disponível quando necessária e medo de punição permanecem como obstáculos à melhoria da segurança nos hospitais.[23]

Como o sistema teve sua implementação iniciada em organizações empresariais, no caso médico, ele foi primeiro visto e estudado em instituições hospitalares e clínicas. Em sua análise, alguns autores estabelecem os elementos que devem ser contemplados em um *compliance* voltado para a área da saúde:

- Comprometimento da liderança gerencial sênior e uma política anticorrupção claramente articulada e que aborde não só as interações com o poder público, mas também as interações com profissionais da saúde;
- Implementação de políticas e procedimentos por escrito, os quais visam a dar publicidade e transparência às relações estabelecidas entre empresas e profissionais da saúde;
- Políticas, procedimentos e controles internos formalizados, escritos e manualizados [...]

---

22 PEREIRA, Gustavo Fernandes. *Estrutura de compliance em hospitais privados no Brasil.* 2019. 67 f. Dissertação (Mestrado) – Curso de Gestão para a Competitividade, Escola de Administração de Empresas de São Paulo, Fundação Getulio Vargas, São Paulo, 2019. p. 18.

23 ABRAMOVICIUS, Alexandra Cruz. *Estudo dos erros de prescrição relacionados aos medicamentos utilizados no Hospital das Clínicas da Faculdade de Medicina de Ribeirão preto.* Dissertação (Mestrado em Saúde na Comunidade) – Faculdade de Medicina de Ribeirão preto, Universidade de São Paulo, Ribeirão Preto, 2007. p. 33.

• Designação de um oficial de Compliance e/ou um comitê de Compliance, com supervisão, autonomia e recursos necessários; responsáveis por analisar e fazer cumprir as provisões prescritas;

• Realização de treinamentos e educação eficazes de funcionários e profissionais vinculados à empresa;

• Desenvolvimento de linhas eficazes de comunicação (incluindo uma opção para realizar relatos anônimos);

• Realização de avaliações de riscos, monitoramento e auditoria internas;

• Padrões de execução do programa, através de normas disciplinares amplamente divulgadas;

• Ação rápida quando problemas forem detectados e a realização de ações corretivas e/ou sanções disciplinares;

• Auditorias e monitoramentos internos;

• Medidas disciplinares aplicáveis no caso de violação comprovada de regras de Compliance, que deverão ser amplamente divulgadas;

• Procedimentos de punição;[...][24]

> Ter uma estrutura de compliance significa dispor de um setor que trabalha: (i) na redução de custos e eficiência operacional, ao evitar a redundância dos controles internos, uma vez que os papéis estão bem definidos; (ii) na proteção da imagem do hospital, que atuará de forma ética e responsável; (iii) na aderência às leis, normas e regulamentações; (iv) na mitigação de riscos; e que dissemina padrões éticos e culturais, sempre através de políticas disseminadas, implementadas, treinadas e constantemente revisadas.[25]

---

24 SARLET, Ingo Wolgang.; SAAVEDRA, Giovani Agostini. Judicialização, Reserva do Possível e Compliance na Área da Saúde. *Revista de Direitos e Garantias Fundamentais*, v. 18, n. 1, p. 257-282, 14 jun. 2017. p. 264.

25 PEREIRA, Gustavo Fernandes. *Estrutura de compliance em hospitais privados no Brasil.* 2019. 67 f. Dissertação (Mestrado) – Curso de Gestão para a Competitividade, Escola de Administração de Empresas de São Paulo, Fundação Getulio Vargas, São Paulo, 2019. p. 18.

No mesmo seguimento, a ANAHP analisou, por meio de um questionário comparativo, respondido pela direção dos hospitais associados a esta, as mudanças ocorridas entre junho de 2016 e janeiro de 2019, período no qual o *compliance* foi implementado. A conclusão foi de que houve um "crescimento do comprometimento da alta direção dos hospitais privados associados à ANAHP no apoio às ações para fortalecimento da ética e a da integridade".[26]

Como visto, o *compliance* em instituições de saúde vem sendo eficaz, mesmo que ainda pouco disseminado em sua forma específica. Embora a aplicação do programa acima foque em pessoas jurídicas da área da saúde, não apenas é possível, como incentivada, a sua aplicação a pessoas físicas, pois todos podem se beneficiar de seus pilares. Além disso, sua aplicação a pessoas físicas não seria necessariamente excludente, mas aditiva:

> Dessa forma, não nos parece um salto demasiado a aplicação direta do compliance a indivíduos, ou seja, a criação de normas e regras que se apliquem apenas a um indivíduo, ou grupo de indivíduos, tão somente em razão de sua atividade profissional, e não por pertencerem a uma organização específica - o que não impede que estes se submetam às regras de conduta de suas organizações, como Hospitais ou clínicas médicas, fato que, ademais, apenas serviria para fortalecer a proteção da pessoa e da organização.[27]

O *compliance* aplicado ao profissional médico, portanto, atende a todos os requisitos que caracterizam o programa, na medida em que apenas modifica o foco de uma empresa a uma atividade profissional específica.

Assim, a melhor maneira de munir o indivíduo é levando em consideração tanto a legislação legal e infralegal cabível, quanto os princípios e características básicas dessa área, como a ética no cuidado com a vida humana, intrínseco à atividade médica e ao direito à saúde.

---

26 Ibid., p. 7.

27 GORGA, Maria Luiza. *Minimizando riscos - compliance penal para o profissional da medicina*. 2016. 116 f. Dissertação (Mestrado) - Curso de Direito, Programa de Pós-Graduação em Direito, Faculdade de Direito da Universidade Federal de São Paulo, São Paulo, 2016. p. 19.

2.1. Instrumentos do *compliance médico preventivo*

Na área da saúde, especificamente na sua aplicação a pessoas jurídicas, base do *compliance* é constituída pelas interações éticas entre os profissionais e os pacientes. A realização de um *compliance* cível médico que venha realmente exercer sua função de prevenção faz uso de certos instrumentos de trabalho que são corriqueiros no dia a dia dos profissionais. Por sua constante utilização, assim como a rotina corrida da área, que lida a todo tempo com demandas de saúde relacionadas à vida, pode acontecer a banalização de protocolos considerados meramente burocráticos. Assim:

> As diretrizes clínicas, protocolos e documentos de consenso devem ser seguidos para tratamento de um caso concreto, a fim de evitar processos por má pratica médica caso esses princípios não sejam seguidos. Caso seja necessário agir de outra maneira para benefício do paciente, deve-se estar escrito o motivo pelo qual o protocolo não foi seguido e o benefício que o paciente obteve com esse novo tratamento.[28]

Essa falta de cuidado com diretrizes clínicas, protocolos e documentos, portanto, é uma das principais causas de demandas na área. Por esse motivo, passamos a analisar esses instrumentos.

2.1.1. Prontuário médico como medida de prevenção

O prontuário médico é definido como:

> Art. 1º – Definir prontuário médico como o documento único constituído de um conjunto de informações, sinais e imagens registradas, geradas a partir de fatos, acontecimentos e situações sobre a saúde do paciente e a assistência a ele prestada, de caráter legal, sigiloso e científico, que possibilita a comu-

28 NASCIMENTO, Ana Carolina Barcellos Coutinho do et al. Erro médico e prevenção de ações judiciais: Análise dos deveres anexos na relação médico-paciente para além da assistência técnica. *Brazilian Journal of Health Review*, v. 3, n. 4, p. 8717-8731, 20 jul. 2020. p. 8728.

> nicação entre membros da equipe multiprofissional e a continuidade da assistência prestada ao indivíduo.[29]

Além de ser o documento mais relevante para o cuidado do paciente, por constar todo o histórico médico do mesmo, ele também é a maior prova jurídica e administrativa da defesa médica. Em procedimentos ético-disciplinares, este documento foi instrumento de prova em 68% dos casos, sendo considerado de grande relevância para a absolvição dos profissionais.[30]

O Código de Ética Médica (CEM) demonstra a importância do instrumento ao dedicar um capítulo praticamente inteiro para ele, principalmente com suas vedações. É imposta e elaboração de prontuários legíveis, preferencialmente individuais e eletrônicos, com a expressa identificação das partes.

As preocupações também são em relação aos dados contidos no documento. Em sua maior parte, são dados sensíveis, que não podem ser divulgados sem a autorização expressa do paciente ou mesmo manipulados e conhecidos por pessoas não obrigadas ao sigilo profissional. Essas disposições estão consoantes com a Lei Geral de Proteção de Dados (LGPD).

Na parte final, a norma ética ainda cita a exceção à disponibilização do prontuário. O médico somente pode divulgar ao perito médico se requisitado pelo juiz e, quando anexado em sua defesa, deve solicitar o sigilo profissional também ao judiciário.

Mesmo com toda a clara importância para a absolvição do profissional, diversos estudos realizados acerca da qualidade desses traz dados preocupantes. É unânime a conclusão que a qualidade de preenchimento deixa a desejar, sendo considerada ruim e até mesmo preocupante.[31]

Sobre o preenchimento adequado do prontuário e as demandas jurídicas que venham a ser propostas, frisa-se que:

> É imprescindível que o médico preencha corretamente e completamente o prontuário, anotando toda a história clínica, procedimentos propostos e realizados e toda a explicação dada para o paciente. Caso algum procedimento recomendado pelas

29 RESOLUÇÃO CFM nº 1.638/2002

30 Silva, 2007 apud Gorga, 2016, p. 73.

31 Idem, n.p.

> guias clínicas e protocolos não seja realizado, deve-se constar no prontuário o motivo pelo qual optou-se por não o realizar. Agir dessa maneira evita que o médico seja interpretado de forma omissa ou negligente caso o prontuário seja avaliado judicialmente, pois todas as ações realizadas pelo médico estarão devidamente escritas e justiçadas no prontuário.[32]

Considerando que a maior parte das infrações analisadas são de caráter culposo, referentes, em pouquíssimos casos, à técnica e formação profissional e muito mais à sua humanidade, o preenchimento regular é indispensável para a defesa profissional:

> Nas ações civis, da mesma forma que nas demais esferas de responsabilidade, percebe-se uma grande dificuldade em determinar com exatidão se o médico foi realmente negligente, imprudente ou imperito, ou se o dano decorreu de circunstâncias outras. Por vezes os advogados dos autores descrevem de forma exagerada os danos sofridos e as evidências de má conduta médica, enquanto os defensores da parte contrária, fundamentados em obras científicas e pareceres de especialistas, alegam que seus clientes nunca se afastaram dos procedimentos corretos.[33]

Não restam dúvidas de que o documento deve ter exposto sua evidente importância, sendo o seu preenchimento correto, guarda, disponibilização e todas suas peculiaridades um dos instrumentos mais importantes e efetivos para a prevenção medica, mas não apenas a defesa.

2.1.2. O Termo de Consentimento Informado

O Termo de Consentimento Informado não é apenas um documento, mas todo o processo de comunicação entre as partes da relação médi-

32 NASCIMENTO, Ana Carolina Barcellos Coutinho do et al. Erro médico e prevenção de ações judiciais: Análise dos deveres anexos na relação médico-paciente para além da assistência técnica. *Brazilian Journal of Health Review*, v. 3, n. 4, p. 8717-8731, 20 jul. 2020. p. 8729.

33 CAMPOS; OLIVEIRA, 2014, p. 331 apud GORGIA, p. 74.

co-paciente, centralizada na sua característica bilateral. Ele deve conter informações a respeito do procedimento a ser realizado, dos seus riscos e benefícios. A intenção primordial é oferecer ao paciente as informações necessárias para que possa tomar as suas decisões a respeito da sua saúde e da forma como seu tratamento vai ser realizado.[34]

A concessão feita por esse instrumento pode ser revogada a qualquer momento, dependendo apenas da vontade do paciente.[35]O tema é tratado pela jurisprudência brasileira e, de maneira superficial, pelo CDC, mas, de maneira infralegal, pelo CEM. Assim como em relação ao prontuário, o Código dispõe sobre as vedações de conduta que devem ser levadas em consideração no processo do termo de consentimento livre e esclarecido pelo médico:

> Art. 22. Deixar de obter consentimento do paciente ou de seu representante legal após esclarecê-lo sobre o procedimento a ser realizado, salvo em caso de risco iminente de morte. [...]
>
> Art. 31. Desrespeitar o direito do paciente ou de seu representante legal de decidir livremente sobre a execução de práticas diagnósticas ou terapêuticas, salvo em caso de iminente risco de morte. [...]
>
> Art. 34. Deixar de informar ao paciente o diagnóstico, o prognóstico, os riscos e os objetivos do tratamento, salvo quando a comunicação direta possa lhe provocar danos, devendo, nesse caso, fazer a comunicação a seu representante legal. [...]
>
> Art. 42. Desrespeitar o direito do paciente de decidir livremente sobre método contraceptivo, devendo sempre esclarecê-lo sobre indicação, segurança, reversibilidade e risco de cada método.

34 PITHAN, 2012, p. 87 apud GORGA, 2016, 76.

35 "Claus Roxin considera que o consentimento informado e livre, devendo ser anterior ao fato e revogável a qualquer tempo, é expressão da livre disposição corporal do indivíduo, de sua liberdade, e sua existência serve tanto para afastar a incidência do tipo penal quanto, também, como causa de justificação. De fato, Roxin crê tanto no consentimento como expressão da liberdade que afirma que este pode não apenas proibir intervenções necessárias, como também permitir intervenções desnecessárias e até mesmo insensatas" (GORGA, 2016, p. 76).

É mister informar que o mesmo documento, logo no início, frisa que o consentimento do paciente pelos procedimentos não isenta o médico da responsabilidade dos seus atos:

> Art. 4º Deixar de assumir a responsabilidade de qualquer ato profissional que tenha praticado ou indicado, ainda que solicitado ou consentido pelo paciente ou por seu representante legal.

O termo de consentimento, portanto, não é uma abertura para que o médico fuja das responsabilidades dos seus atos, mas sim uma maneira de possibilitar a bilateralidade da prática médica ao incluir o paciente nas decisões e torná-lo consciente dos resultados que podem ser atingidos, com foco na possibilidade desses resultados, com base na atividade médica como de meio.

Por outro lado, ele também protege o médico, já que este, desde o primeiro momento da relação, não traz expectativas irreais ao paciente ou promessas de resultados que podem não ser cumpridos por força maior e não decorrem de erro médico ou nenhuma espécie de culpa.

> A lei protege o paciente, para que este possa participar do processo de tomada de decisão, após o devido esclarecimento, já que a falta de informação qualifica impede o paciente de consentir e exercer seu direito em frente à autonomia pessoal. Sendo assim, os médicos que se comunicam de forma clara com seus pacientes possuem menos reclamações e processos judiciais. Para isso é importante que o médico invista o tempo necessário para informar o paciente, esclarecer o tratamento e explicar os riscos do procedimento e garantir todas as medidas necessárias para evita-los. Além disso o preenchimento do Documento de Consentimento Livre e Esclarecido (DCE) personalizado e explícito é uma forma de provar perante a Lei que esse paciente estava ciente de todos procedimentos. Esse documento deve conter todos os fatores característico do paciente como história, comorbidades, idade e o tratamento proposto pelo médico que poderiam modificar o risco padrão do tratamento. [36]

36 NASCIMENTO, A. C. B. C. et al. Erro médico e prevenção de ações judiciais: Análise dos deveres anexos na relação médico-paciente para além da assistência técnica. *Brazilian Journal of Health Review*, v. 3, n. 4, p. 8717–8731, 20 jul. 2020.

Nesse seguimento, o Supremo Tribunal de Justiça (STJ) entende que a inexistência do consentimento e até a má elaboração do documento, com termos vagos, imprecisos ou incompreensíveis, são possíveis evidências da má prática profissional, caracterizando falta de zelo e, consequentemente, aumentando as chances de risco e de dano para o paciente desinformado e da condenação do médico.

> Age com cautela e conforme os ditames da boa-fé objetiva o médico que colhe a assinatura do paciente em "termo de consentimento informado", de maneira a alertá-lo acerca de eventuais problemas que possam surgir durante o pós-operatório.[37]
>
> A despreocupação do facultativo em obter do paciente seu consentimento informado pode significar – nos casos mais graves – negligência no exercício profissional. As exigências do princípio do consentimento informado devem ser atendidas com maior zelo na medida em que aumenta o risco, ou o dano.[38]

Paralelamente, a sua existência exclui a responsabilidade por danos decorridos da conduta, desde que estes tenham sido informados e consentidos pelo paciente. Esse entendimento é válido, inclusive, quanto ao risco de vida[39] em procedimentos que visam a saúde e a manutenção da vida do paciente em relação às enfermidades.

As condições de má elaboração do documento baseiam a forma como deve ser feita a sua boa elaboração, que consiste em um dos instrumentos de prevenção da defesa cível médica.

Ele deve conter a identificação civil completa do paciente e do profissional, bem como as suas assinaturas e, se possível, as assinaturas das testemunhas/acompanhantes; a enfermidade, tanto sua evolução natural quanto a evolução esperada a partir do procedimento; em relação ao procedimento, deve ter suas especificações, benefícios e riscos de maneira detalhada se essa intervenção for a escolha do paciente; o mesmo

---

37 Superior Tribunal de Justiça. Recurso Especial n. 1.180.815, Rel. Min. Nancy Andrighi, j. 19.8.2010.

38 Superior Tribunal de Justiça. Recurso Especial n. 436.827, Rel. Min. Ruy Rosado de Aguiar, j. 1.10. 2002

39 MIR PUIG, 1991, p. 259 apud GORGA, 2016, 79.

em relação às consequências da denegação do tratamento; alternativas de tratamento e comparação entre as possíveis intervenções e a escolhida; a medicação durante todo o tratamento, com riscos e consequências; por fim, a prova por escrito de que o paciente está satisfeito quanto às informações recebidas e não possui dúvidas, com a revogação podendo ser feita a qualquer momento anterior à intervenção.[40]

Tudo isso deve ser feito antes da realização da intervenção. O próprio paciente deve assentir. Quando impossibilitado, seja por incapacidade civil permanente ou momentânea, a concordância do paciente deve vir de um representante legal, que tome decisões no seu nome.

No entanto, isso só é possível em casos eletivos. Em casos de urgência e risco de vida, que demandam ação médica imediata, o profissional pode atuar de acordo com sua liberalidade médica, da forma que achar mais adequado ao interesse maior do indivíduo e à manutenção da vida.

3. O *compliance* médico na prática: condutas voltadas à prevenção

Diante do exposto, é importante estabelecer quais seriam os passos necessários à implantação do compliance médico cível, especialmente voltado a pessoa física do profissional.

Em primeiro lugar, a análise e a avaliação de risco deve ser feita a partir de um diálogo com o profissional, com a verificação e exploração do ambiente de trabalho e de todo o aparato utilizado, especialmente os documentos. É importante a análise do que deve acontecer e do que efetivamente ocorre no dia a dia, para que o programa cumpra seu papel.

Após essa análise minuciosa, deve ser elaborado um projeto de implementação. Este deve levar em consideração toda a análise, com base na estrutura de risco que foi investigada e, como já foi frisado, das reais possibilidades do profissional de se adequar às exigências e às práticas no seu dia a dia.

Em seguida, o projeto deve ser repassado ao profissional e, novamente com base no diálogo, implementado. Considerando as características da profissão e levando em consideração a pessoa do profissional,

40 GORGA, Maria Luiza. *Minimizando riscos – compliance penal para o profissional da medicina*. 2016. 116 f. Dissertação (Mestrado) – Curso de Direito, Programa de Pós-Graduação em Direito, Faculdade de Direito da Universidade Federal de São Paulo, São Paulo, 2016. p. 80

entende-se que essa implementação não ocorre imediatamente e que o papel do profissional de *compliance* médico pode ser permanente. Pode-se disponibilizar um canal para dúvidas durante o processo, com o contato direto entre os profissionais, no intuito de assegurar ainda maior segurança do trabalho.

É importante que, durante a implementação, se tenha um foco especial quanto aos dados e informações pessoais dos pacientes. Estes devem ter seu sigilo assegurado, com acesso restrito à equipe médica ou de enfermagem que acompanham o profissional. Nesse sentido, não pode faltar a orientação do profissional em relação à utilização das redes sociais, sem a exposição do paciente ou o cuidado especial com a própria imagem.

Em consultas e procedimentos, é necessário sempre manter o diálogo entre as partes, fornecendo as informações necessárias, quanto aos riscos, às consequências e às alternativas do tratamento, oralmente, sem prometer resultados, mas apenas sua melhor atuação e, em casos mais invasivos ou possivelmente arriscados, também na forma escrita, assinada e consentida pela parte envolvida ou pelo seu representante legal.

Em relação à elaboração dos documentos, como o Termo de Consentimento Livre e Esclarecido (TCLE), estes devem ser pessoais e adaptados ao caso. Caso o profissional médico não se sinta confortável em elaborá-lo sozinho em cada situação, a permanência do contato entre os profissionais é mais uma vez indicada.

O prontuário deve ser sempre verificado e preenchido, mantido atualizado em ordem cronológica, de maneira clara e precisa e com exames complementares anexos. Os procedimentos, tanto ao serem realizados, quanto ao serem anotados, devem ser feitos de forma padronizada e de clara compreensão, não apenas pelo profissional e sua equipe, mas toda a comunidade da saúde.

Essas medidas tem como principal foco a prevenção. No entanto, caso venha ocorrer uma judicialização inevitável, também permitem que a defesa do profissional aconteça da melhor forma possível, minimizando possíveis danos.

Assim, tendo como base a prevenção, o diálogo e as normas éticas e legais aplicáveis, insere-se o *compliance* médico cível voltado ao profissional de Medicina. A sua aplicação, embora adote condutas simples, é complexa ao se analisar que o indivíduo está inserido em um sistema. Mais uma vez, nota-se a importância da manutenção do processo com constantes reanálises e atualizações e um canal aberto de diálogo entre o profissional médico e os profissionais de *compliance*.

Considerações finais

É inegável que a atividade médica vem tornando-se cada vez mais arriscada com base nas mudanças de paradigma e instrumentos legais que culminaram no aumento exponencial de demandas médicas jurídicas, em especial cíveis. Nesse sentido, nota-se que, em relação aos profissionais da área, é impossível manter a mesma estrutura de trabalho anterior a essas mudanças. É necessário acompanhá-las e, portanto, também modificar certos comportamentos nesse intuito, diminuindo sua vulnerabilidade.

Na contramão da superespecialização da Medicina, da visão do paciente de apenas um trabalho e do esquecimento das normas éticas que permeiam a atividade, aliado ao paciente super informado e em constante desarmonia com o profissional é que se insere o *compliance* médico cível. Não apenas voltado para instituições de saúde, mas inspirado no que está sendo utilizado nelas, esse sistema compreende a melhor forma de evitar tais demandas e ainda exercer o melhor tipo de medicina possível pela pessoa física do profissional, pautada, em primeiro lugar, na humanização da prática e o seguimento constante de normas éticas.

Na prática, observa-se também que quando ocorre certa insatisfação por parte do paciente, o importante não é apenas a simples penalização do profissional, mas a busca de maneiras de resolução dos conflitos por meio do diálogo, da bilateralidade da relação médico-paciente. Nesse sentido, Nascimento:

> A utilização do processo de mediação na prevenção, gestão e resolução de conflitos na área da saúde e, em especial, nas áreas da competência de gestão clínica, médica e hospitalar, traz inúmeros benefícios organizacionais. Por meio dos seus princípios e procedimentos próprios, o processo de mediação permite salvaguardar a imagem dos intervenientes e a gestão sobre o tempo dispendido no processo (confidencialidade, simplicidade e flexibilidade), assim como o controle do resultado e autonomia da decisão. [41]

41 NASCIMENTO, Dulce Maria Martins do. Mediação de conflitos na gestão da saúde (médica, clínica e hospitalar): humanização do direito médico. *Cadernos Ibero-Americanos de Direito Sanitário, [S. l.]*, v. 9, n. 1, p. 170–195, 2020. p. 192.

O *compliance* protege não apenas o profissional, mas também o paciente, como pode-se inferir visto que se baseia nas melhores práticas médicas e na ética profissional. Além disso, ele não se finda apenas na prevenção. Conforme Block:

> um programa de compliance eficaz pode não ser o suficiente para tornar uma empresa à prova de crises, mas certamente aprimorará o sistema de controles internos e permitirá uma gestão de riscos mais eficiente.[42]

Numa possível judicialização, os mecanismos utilizados também são importantes instrumentos de defesa médica, demonstrando a inexistência de culpabilidade do profissional ao analisar o cuidado, o diálogo e a ética presentes na relação entre as partes, explicitada pela elaboração dos documentos pertinentes durante a relação. Assim, o *compliance* reduz os custos a eles relacionados, quer econômicos propriamente ditos, quer os de reputação, resultando até mesmo:

> no melhor desempenho do sistema de saúde, da racionalização dos recursos, da sua otimização e da sua sustentabilidade, resultando, provavelmente, na própria diminuição do recurso ao Poder Judiciário, ou, quando esta ocorrer, na redução do seu impacto.[43]

Como dito anteriormente, o programa de *compliance* é contínuo, devendo sempre ser analisado e aperfeiçoado. Mesmo com foco na pessoa física, sua inserção no meio dissemina as boas práticas aos seus companheiros e, até mesmo, à instituição, em um esforço mútuo entre as partes para a manutenção do ambiente mais ético e seguro para todos. Ele traz reguladores de cunho ético e jurídico, com benefícios significativos para todas as áreas. Conclui-se, portanto, que o *compliance* médico cível constitui a melhor ferramenta para a prevenção e proteção não só do profissional, mas também do paciente.

---

42 BLOK, Marcella. *Compliance e Governança Corporativa*: atualizado de acordo com a Lei Anticorrupção Brasileira (Lei nº 12.846) e o Decreto-Lei nº 8.421/2015. Rio de Janeiro: Freitas Bastos, 2017. p. 22.

43 SARLET, Ingo Wolgang.; SAAVEDRA, Giovani Agostini. Judicialização, Reserva do Possível e Compliance na Área da Saúde. *Revista de Direitos e Garantias Fundamentais*, v. 18, n. 1, p. 257-282, 14 jun. 2017. p. 264.

Referências

ABRAMOVICIUS, Alexandra Cruz. *Estudo dos erros de prescrição relacionados aos medicamentos utilizados no Hospital das Clínicas da Faculdade de Medicina de Ribeirão preto.* Dissertação (Mestrado em Saúde na Comunidade) – Faculdade de Medicina de Ribeirão preto, Universidade de São Paulo, Ribeirão Preto, 2007.

ADVAMED, Código de Ética da Advamed, 2009, p. 1-2. Disponível em: http://advamed.org/issues/1/code-of-ethics. Acesso em: 10 jun. 2021.

BLOK, Marcella. *Compliance e Governança Corporativa*: atualizado de acordo com a Lei Anticorrupção Brasileira (Lei nº 12.846) e o Decreto-Lei nº 8.421/2015. Rio de Janeiro: Freitas Bastos, 2017.

BRASIL. Código de Processo Civil Brasileiro (2015). Lei nº 13.105, de 16 de março DE 2015. Disponível em: http://www.planalto.gov.br/ccivil_03/_ato2015 - 2018/2015/lei/l13105.htm. Acesso em: 15 set. 2020.

BRASIL. Constituição (1988). *Constituição da República Federativa do Brasil.* Brasília, DF: Senado Federal: Centro Gráfico, 1988. Disponível em: http://www.planalto.gov.br. Acesso em: 10 jun. 2021.

CONSELHO FEDERAL DE MEDICINA (CFM – Brasil). Código de ética médica. Resolução nº 2.217, de 27 de setembro de 2018. Brasília: Conselho Federal de Medicina, 2019. Disponível em: http://www.flip3d.com.br/web/pub/cfm/index6/?numero=24&edicao=4631#page/4. Acesso em: 24 jun. 2021.

CORREIA LIMA, Fernando Gomes. *Erro médico e responsabilidade civil.* Conselho Federal de Medicina, Conselho Regional de Medicina do Estado do Piauí. Brasília. 2012.

GIOVANINI, Wagner. *Compliance* – A excelência na prática. São Paulo, 2014.

GORGA, Maria Luiza. Minimizando riscos – compliance penal para o profissional da medicina. 2016. 116 f. Dissertação (Mestrado) – Curso de Direito, Programa de Pós-Graduação em Direito, Faculdade de Direito da Universidade Federal de São Paulo, São Paulo, 2016.

LUHMANN, Niklas. La Sociedad de la sociedad. México: Editorial Herder, colaboração Universidad Iberoamericana, 2007.

MINOSSI, José Guilherme. Prevention of medico-legal conflicts in medical practice. *Revista do Colégio Brasileiro de Cirurgiões*, v. 36, n. 1, p. 90–95, 2009.

NASCIMENTO, A. C. B. C. et al. Erro médico e prevenção de ações judiciais: Análise dos deveres anexos na relação médico-paciente para além da assistência técnica. *Brazilian Journal of Health Review*, v. 3, n. 4, p. 8717-8731, 20 jul. 2020.

NASCIMENTO, Dulce Maria Martins do. Mediação de conflitos na gestão da saúde (médica, clínica e hospitalar): humanização do direito médico. *Cadernos Ibero-Americanos de Direito Sanitário, [S. l.]*, v. 9, n. 1, p. 170–195, 2020. Disponível em: https://www.cadernos.prodisa.fiocruz.br. Acesso em: 10 jun. 2021.

PEREIRA, Gustavo Fernandes. *Estrutura de compliance em hospitais privados no Brasil*. 2019. 67 f. Dissertação (Mestrado) - Curso de Gestão para a Competitividade, Escola de Administração de Empresas de São Paulo, Fundação Getulio Vargas, São Paulo, 2019. Disponível em: https://hdl.handle.net/10438/27638. Acesso em: 20 mar. 2021.

SARLET, Ingo Wolgang.; SAAVEDRA, Giovani Agostini. Judicialização, Reserva do Possível e Compliance na Área da Saúde. *Revista de Direitos e Garantias Fundamentais*, v. 18, n. 1, p. 257-282, 1 jun. 2017. p. 258.

SCHAEFER MARTINS, Jorge Henrique. A responsabilidade penal por erro médico. *Revista Jurídica da FURB*, n. 3, p. 51-64, jun. 1998.

PUBLICIDADE MÉDICA NA PRÁTICA: AS MUDANÇAS TRAZIDAS PELA RESOLUÇÃO 2.336/2023 E SUA REAL CONTEMPORANEIDADE

Manuela Arantes[1]
Janaina Novaes[2]

SUMÁRIO: Introdução. **1.** Publicidade médica na era digital. **2.** Publicidade médica indevida como fato gerador de processos éticos. **3.** As novas regras, desafios e medidas para a implementação. Considerações Finais. Referências.

Introdução

A publicidade médica é definida pela Resolução do CFM nº 2336/2023[3] como sendo a comunicação ao público por meio de divulgação de atividade profissional de iniciativa, participação e/ou anuência do médico.

O avanço e a modernização dos dispositivos eletrônicos e tecnologias relacionadas à internet impactaram a utilização da publicidade, o que promoveu uma importante alteração nas relações, formas de consumo e comunicação, culminando na alteração da forma como a publicidade é realizada.

---

1 Advogada especialista em Direito Médico pelo Treinamento Avançado em Direito Médico e pelo Instituto Brasileiro de Direito Médico (IBEDIM); pós-graduada em Direito do Consumidor pela faculdade Legale; MBA em Direito Imobiliário pela Faculdade Legale; pós-graduanda em Direito Médico e Odontológico e da Saúde pela Escola Paulista de Direito; pós-graduanda em Gestão Hospitalar pela ITH; pós-graduanda em Advocacia Direito Civil, Empresarial e Processo pela Faculdade Legale. Endereço eletrônico: contato.marantesdasilva@gmail.com.

2 Advogada especialista em Direito Médico pelo Treinamento Avançado em Direito Médico e pelo Instituto Paulista de Direito Médico; especialista em Direito da Saúde pelo Instituto Jurídico de Estudos; especialista em LGPD pelo Instituto Brasileiro de Direito; pós-graduada em Direito Processual Civil; pós-graduanda em Direito Médico, Odontológico e da Saúde pela Escola Paulista de Direito e MBA em Gestão da Saúde pela Universidade Potiguar. Endereço eletrônico: janaina@novaesadvocacia.com.

3 Conselho Federal de Medicina. Manual de Publicidade Médica. Resolução CFM nº. 1974/2011. Disponível em: < https://portal.cfm.org.br/publicidademedica/ >, acesso em 18, de out, de 2022.

Diante da evolução do *marketing* digital, profissionais de diferentes áreas e especialidades passaram a divulgar conteúdos nas redes sociais, levando informações relevantes à diversas camadas da sociedade. Sem dúvidas, a propaganda e a publicidade estão cada vez mais inseridas no meio médico. No entanto, apesar dessa grande transformação, as regras de publicidade médica sofreram poucas modificações, o que vai de encontro ao que o próprio Código de Ética Médica expressa sobre a necessidade de revisão periódica para que se mantenha "passo a passo com a evolução da moral contemporânea".

Ainda existe a visão utópica do exercício da medicina por amor. É sabido que para estudar e se formar em Medicina é necessário, sim, amor e compaixão, posto ser atividade profissional que exige uma dedicação hercúlea quanto ao estudo e capacitação. Entretanto, mesmo que a prática da medicina tenha como objetivo principal o bem-estar do paciente, tais profissionais não deixam de ser também empresários e empreendedores que precisam pagar impostos, funcionários e, muitas vezes, fazer investimentos altíssimos em sua profissão, em virtude da própria modernização da medicina e da necessidade de atualização profissional, e que, portanto, precisam divulgar seus serviços, atraindo pacientes para suas clínicas e consultórios.

Essa falta de harmonização entre a realidade atual e as normas do Conselho fazia com que a norma não fosse observada, existindo somente no papel e sendo, na prática, reiteradamente descumprida, uma vez que muitos profissionais optavam por ignorar algumas vedações impostas pelo Conselho, ocasionando um aumento expressivo de processos ético-profissionais.

Vale ressaltar que algumas especialidades médicas sofriam um grande impacto diante da ausência da atualização das normas sobre a publicidade médica, o que privilegiava outras classes de profissionais da saúde, colocando algumas áreas da Medicina em desvantagem.

Por tal motivo, o Conselho Federal de Medicina (CFM), elaborou e publicou recentemente a Resolução CFM nº 2.336/2023 que veio com a finalidade de harmonizar o anseio dos profissionais médicos no que tange à modernização da norma, à manutenção da sobriedade e não mercantilização da medicina.

O objetivo geral do presente artigo é convidar os leitores à reflexão sobre as mudanças, e se elas contribuirão para real efetivação da norma cumprindo com a finalidade de proteção, tanto dos profissionais como também dos pacientes, colocando os médicos, no quesito informação e publicidade, em igualdade com outros profissionais da área da saúde. Além disso, abordar se a modernização trazida pelo novo regramento ético está alinhada com a atuação contemporânea do médico que possui a missão de preservar o bem-estar dos pacientes, mas que também precisa gerar lucro para continuar exercendo a medicina dentro do seu mais alto nível.

1. Publicidade médica no Brasil

1.1. Aspectos gerais da publicidade médica na era digital

A publicidade médica era definida pela Resolução do CFM nº 1.974/2011[4] como sendo a comunicação ao público por meio de divulgação de atividade profissional de iniciativa, participação e/ou anuência do médico.

A nova Resolução 2.336/2023[5] mantém o conceito ampliando-o com o objetivo de distinguir publicidade médica de propaganda médica.

Abordada pela primeira vez em 1949, na Inglaterra, na 3ª Assembleia Geral da Associação, tem sido utilizada desde então como importante ferramenta de divulgação dos conhecimentos médicos[6].

Com o passar das décadas, a modernização dos dispositivos eletrônicos e a facilidade de acesso à internet promoveram um grande impacto sobre a publicidade, promovendo uma espécie de "êxodo das veiculações" em meios de comunicação tradicionais, como rádio, televisão e revistas, passando massivamente para as mídias sociais que se mostram como uma ferramenta indispensável para estratégias de comunicação, vez que essa transformação do veículo importou também em uma mudança no formato de realização da publicidade.

As redes sociais trouxeram um novo modo de se comunicar e fazer *networking* entre pessoas, grupos ou organizações, sendo consideradas como importantes canais de comunicação, um meio prático de conectar

4 Conselho Federal De Medicina. Manual de Publicidade Médica Resolução CFM nº. 1974/2011. Disponível em: < https://portal.cfm.org.br/publicidademedica/ >, acesso em 18, de out, de 2022.

5 Conselho Federal de Medicina. Resolução nº 2.336/2023. Disponível em: <https://sistemas.cfm.org.br/normas/arquivos/resolucoes/BR/2011/1974_2011.pdf, acesso em 25, de mai, de 2024.

6 Conselho Regional de Medicina do Estado de São Paulo. Comissão de Divulgação de Assuntos Médicos. Ética em publicidade médica. 2ª ed. São Paulo: Cremesp; 2006.

pessoas, difundir ideias, compartilhar informações e opiniões levando à interação entre habitantes de qualquer lugar do mundo.

São consideradas como principais redes sociais as páginas *online*, redes de interação *online*, ferramentas de trocas de mensagens via *chat* ou por aplicativo de mensagens instantâneas, plataformas de divulgação de entretenimentos, divulgação de notícias, sites de divulgação e compartilhamento. Dentre elas, as principais são *sites, blogs, Facebook, Hangout, Instagram, TikTok, Twitter, WhatsApp, Telegram e YouTube.*

Após a Resolução CFM nº 1.974/201, algumas alterações foram realizadas com o objetivo de modernização da norma; exemplo disso foi a Resolução CFM nº 2.126/2015 que em que se pese tenha trazido mudanças, continuava distante da realidade e desatualizada ao contexto digital contemporâneo.

Para os profissionais da Medicina, além da comunicação, a utilização das redes sociais é uma ferramenta para a realização da publicidade, educando, instruindo e divulgando informações importantes relacionadas ao exercício da medicina, otimizando a comunicação, divulgando trabalho, compartilhando ideias e notícias, sendo o seu uso cada vez mais inserido no meio médico.

Contudo, em que pese o importante papel de comunicação e conexão social, a utilização das redes sociais mostra-se dinâmica e em constante evolução e transformação, impondo aos profissionais médicos o dever de observar as normativas que regem a matéria, norteando a utilização das redes sociais dentro dos limites da ética e do profissionalismo.

Por outro lado, tais normativas necessitam estar adequadas ao cenário atual da sociedade uma vez que, apesar da grande transformação do cenário mundial de comunicação, as regras de publicidade médica sofreram poucas modificações, necessidade esta que fez nascer a Resolução 2.336/2023 que tem como um de seus principais objetivos harmonizar a sociedade médica atual às regras de publicidade, a fim de que haja uma maior observância e efetividade da norma.

1.2. O exercício da medicina na sociedade moderna

É indiscutível que o exercício da medicina necessita ser realizado de forma ética. Investir em publicidade e propaganda é uma estratégia viável para contribuir com a divulgação dos serviços realizados pelo profissional, contribuindo para a sua prosperidade financeira.

O profissional médico empreende e, na maioria das vezes, possui uma formação técnica voltada para o atendimento de pacientes, sem formação e orientação sobre os aspectos relacionados ao empreendedorismo na área da saúde, principalmente diante das restrições emanadas do Conselho Federal de Medicina que não se coadunam com a realidade da sociedade.

Como todo negócio, empreender na medicina requer uma estratégia inteligente e eficiente de *marketing* para prospecção de novos clientes e viabilização econômica do negócio, sem que isso configure mercantilização, sensacionalismo ou concorrência desleal. Entretanto, para que isso ocorra de forma ética, deve ser pautada em uma normatização atual e condizente com as condições sociais atuais, sob o manto de resoluções eficientes e que garantam a segurança dos profissionais e da sociedade como um todo.

Investir na publicidade médica é uma forma de ampliar a visibilidade, proporcionando benefícios para os profissionais da Medicina, conferindo um importante fortalecimento da presença digital e um posicionamento que favorece a informação e a educação da sociedade. Para tanto, é imprescindível que as normativas que regulam a publicidade médica acompanhem a transformação da sociedade e das constantes mudanças que afetam a tecnologia, principalmente as relacionadas à saúde, conferindo ao médico a oportunidade de divulgar seus conhecimentos, fato intrinsecamente atrelado ao exercício da medicina, sem risco de ferir preceitos éticos, gerando lucro e promovendo o melhor para saúde e o bem-estar de seus pacientes.

Contudo, realizar a publicidade é um dos maiores desafios dos profissionais médicos, vez que precisam se adequar aos preceitos éticos e legais para que a divulgação dos conteúdos digitais ocorra de forma a alcançar os resultados almejados, evitando a publicação de informações sigilosas de pacientes, sem conteúdo sensacionalista e de autopromoção.

Em suma, a publicidade médica deve respeitar princípios éticos e contemporâneos de forma efetiva, assegurando a proteção dos profissionais e pacientes, pautada em aspectos econômicos, de livre iniciativa, sem violar a livre-concorrência. Assim, por meio de uma publicidade de conteúdo informativo e educativo, buscando a divulgação da prevenção, diagnóstico e tratamento realizada com comprometimento, o profissional médico consegue um posicionamento no mercado competitivo de forma ética, mantendo o principal objetivo do exercício profissional, o paciente.

2. Publicidade médica indevida como fato gerador de processos éticos

2.1. O expressivo aumento no número de processos éticos nos conselhos profissionais

A publicidade médica tem sido um dos maiores fatores de instauração de processos éticos junto aos Conselhos Regionais de Medicina. Informações do *site* do CREMESP apontam que, entre os anos de 2017 a 2021, os processos em andamento só aumentaram, bem como os julgados.

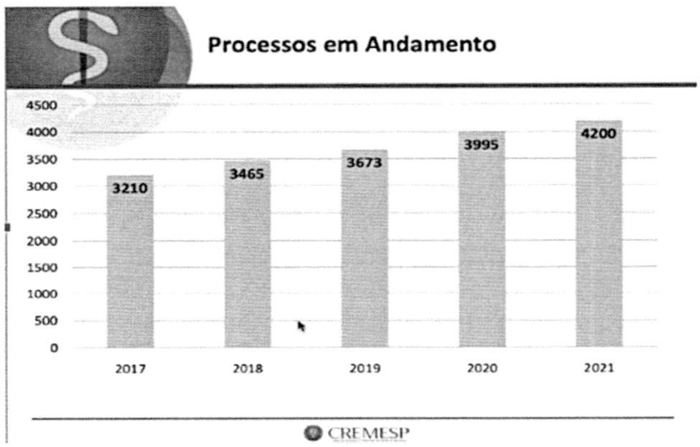

[7]

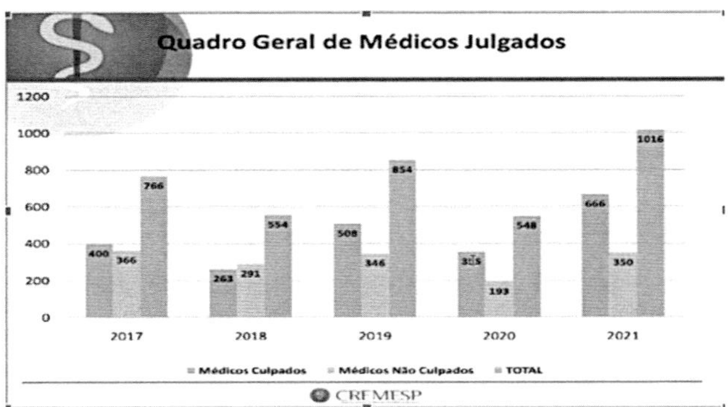

[8]

7 Disponível em <https://transparencia.cremesp.org.br/?siteAcao=processos_etico_profissionais> acesso em 23, de out, de 2022.

8 Disponível em <https://transparencia.cremesp.org.br/?siteAcao=processos_etico_profissionais> acesso em 23, de out, de 2022.

Com o advento das mídias sociais e a pandemia do COVID-19, é possível afirmar que uma das maiores causas do aumento do número de processos éticos junto aos Conselhos, com certeza, é a **publicidade médica**.

A pandemia transformou o mundo, os relacionamentos e a comunicação, atingindo todos os setores da sociedade, não sendo diferente com os médicos. Hoje se tornou condição *sine qua non* que um prestador de serviços ou uma empresa estejam presentes, mesmo que minimamente, no ambiente digital, posto que os que não ocuparem tal espaço ou não se ambientarem neste ecossistema, estarão fadados a ficar fora do mercado, e isso não é diferente para os médicos.

O mundo pandêmico e pós-pandêmico impulsionou a entrada de todos nós no ambiente digital, seja na qualidade de consumidores ou na qualidade de prestadores de serviço. Com os médicos isso se tornou também realidade, eles foram impelidos a esta nova fase e ao modo de se relacionar e precisaram se adaptar.

Essa mudança impactou profundamente, sendo um dos maiores fatores do aumento exponencial das sindicâncias e dos processos éticos junto aos Conselhos, já que muitos desses processos possuem como fato gerador a publicidade antiética de médicos e clínicas, principalmente no ambiente digital.

Dessa forma, foi necessário que o CFM refletisse sobre as normas da publicidade médica e sua adequação a essa nova sociedade, exigindo a publicação de uma nova norma, uma vez que a antiga estava obsoleta frente à realidade, o que poderia causar transgressão à norma.

2.2. Parâmetros éticos atuais para a correta publicidade médica

As normas atuais estabelecem que, para o exercício ético e competente da medicina, é necessário conhecimento técnico e científico, domínio de protocolos, cultivo de uma boa relação médico-paciente e respeito aos limites da propaganda e da publicidade médica.

Para que o médico não tenha problemas com sua publicidade, é necessário que ele esteja atento às regras estabelecidas pelo Conselho Federal de Medicina e pela Comissão de Divulgação de Assuntos Médicos (CODAME).

A Resolução CFM nº 2.336/2023 trouxe novos parâmetros, novos conceitos, ampliando as possibilidades de divulgação para os médicos, contudo, trouxe também maiores responsabilidades implicando em um maior conhecimento da norma por parte dos profissionais médicos, seguindo a máxima: "a quem muito se dá, muito também será cobrado".

Em seu preâmbulo, a Resolução CFM nº 2.336/2023 estabelece critérios norteadores da publicidade e propaganda médicas[9]. Disciplina ser necessário estabelecer distinção entre as matérias propagandísticas/publicitárias para divulgação do perfil de médicos e seus estabelecimentos assistenciais em suas redes sociais e aquelas veiculadas por empresas jornalística e outras, como artigos, crônicas, entrevistas, debates, sabatinas etc., para divulgação de "conselhos de higiene e assuntos de medicina ou de ordem doutrinária, sem caráter de terapêutica individual"[10].

A respectiva norma também estabelece marco diferencial entre "redes sociais próprias do médico e de seus estabelecimentos assistenciais (pessoas jurídicas)" e "empresas jornalísticas, televisivas, radiofônicas e na modernidade, plataformas comerciais ancoradas na internet, como blogs e outros".

Do mesmo modo, também esclarece que os médicos só poderão exercer legalmente a Medicina, em qualquer de seus ramos ou especialidades, após o prévio registro de seus títulos, diplomas, certificados ou cartas no Ministério da Educação e Cultura e de sua inscrição no Conselho Regional de Medicina, sob cuja jurisdição se achar o local de sua atividade.

A respectiva norma define também o conceito de publicidade, estabelecendo que: entende-se por publicidade ou propaganda médica a comunicação ao público por qualquer meio de divulgação da atividade profissional, com iniciativa, participação e/ou anuência do médico, nos segmentos público, privado e filantrópico. Entende-se por publicidade médica o ato de promover estruturas físicas, serviços e qualificações do médico ou dos estabelecimentos médicos (físicos ou virtuais) e por propaganda médica o ato de divulgar assuntos e ações de interesse da medicina.

Estabeleceu que são consideradas redes sociais próprias: *sites, blogs, Facebook, Twitter, Instagram, YouTube, WhatsApp, Telegram, Sygnal, TikTok, LinkedIn, Threads* e quaisquer outros meios similares que vierem a ser criados. Além disso, que nas redes próprias, a publicidade/propaganda poderá ter o objetivo de formação, manutenção ou ampliação de clientela, bem como dar conhecimento de informações para a sociedade, e que as publicações e postagens de terceiros e/ou pacientes que venham a ser compartilhadas ou repostadas pelo médico em suas pró-

9 Conselho Federal de Medicina. Resolução nº 2.336/2023. Disponível em: <https://sistemas.cfm.org.br/normas/arquivos/resolucoes/BR/2011/1974_2011.pdf, acesso em 25, de mai, de 2024.

10 Idem.

prias redes sociais passam a ser consideradas como publicações suas para fins de aplicação das regras previstas, bem como as publicações e postagens de terceiros e/ou pacientes com elogios à técnica e ao resultado de procedimento, ainda que não compartilhadas em redes sociais do médico, devem ser investigadas pela CODAME quando ocorrerem de modo reiterado e/ou sistemático.

Analisando a nova legislação podemos perceber uma evolução considerável, na tentativa de harmonizar a publicidade às regras éticas basilares da medicina e a essa nova sociedade formada principalmente após a pandemia.

A antiga legislação não conseguia abarcar todas as possibilidades, deixando inúmeras lacunas e muita subjetividade para parametrizar comportamentos, principalmente nas redes sociais.

O desenvolvimento dos novos meios de comunicação, a expansão das mídias sociais e a pandemia mudaram por completo a maneira pela qual o médico se relaciona com a sociedade e divulga seu trabalho, obrigando o Conselho a modernizar as normas. Entretanto, o ponto de discussão é se essa nova norma será capaz de harmonizar as regras à realidade, a fim de que sejam efetivamente aplicadas.

2.3. O conflito entre as regras éticas e as estratégias de publicidade

As mídias sociais são uma das mais novas e importantes ferramentas para publicizar um produto ou serviço.

Em um contexto em que a dimensão digital atravessa quase todas as esferas da experiência humana, a presença digital dos profissionais da área da saúde responde de alguma forma a uma demanda da população e, por isso, precisa aprender e compreender as necessidades e expectativas dos pacientes nesse novo ambiente.

A literatura sobre o tema aponta que, ao usar as mídias digitais, o profissional de saúde pode diminuir custos e aumentar a interação entre profissionais e pacientes e retira barreiras como a distância.

A internet e o *marketing* digital ganharam importância na conquista de novos pacientes, não apenas por meio de *sites*, mas a partir das redes sociais como mostra estudo realizado na Turquia com 1890 pacientes de clínicas ortopédicas públicas e privadas[11].

---

11 Duymus TM, Karadeniz H, Çaçan MA, Kömür B, Demirtas A, Zehir S, et al. Internet and social media usageoforthopaedicpatients: a questionnaire-basedsurvey. World JournalofOrthopedics 2017;8(2):178-186.

Nele, a taxa de efeito da internet na escolha da clínica foi de 50,9% e na escolha do médico 39,4%[12]. Dos entrevistados, 2,9% afirmaram que o *Facebook* teve impacto na sua escolha e 5,8% referiram ter sido influenciados pelos *websites* pessoais dos profissionais na hora dessa decisão[13].

O estudo também revelou que 46,7% dos participantes afirmaram que gostariam que seu ortopedista mantivesse contato com o paciente pela internet, o que ilustra uma demanda por parte dos usuários de saúde pela presença digital dos profissionais médicos[14].

Nesse novo contexto de sociedade, ainda mais transformada pela pandemia que alterou por completo a forma de consumo, se torna imprescindível que qualquer empresa ou prestador de serviço que queira manter-se vivo no mercado se insira nesta nova realidade.

Entretanto, atualmente existe uma concorrência enorme, tanto dentro medicina em virtude do aumento de médicos no mercado de trabalho, mas também em relação a outros profissionais da saúde que, a depender da especialidade, disputam a mesma fatia do mercado com os médicos.

Por tal motivo, entendemos por necessária e premente a discussão sobre as novas regras de publicidade médica em virtude da adequação a essa nova sociedade pós-pandêmica e pela própria dinâmica do mercado.

Importante atualizar e ampliar a visão que se tem do médico e da medicina, desmistificando-a, retirando-lhe o caráter sacerdotal, utópico, trazendo para a realidade atual, qual seja, de um profissional vocacionado, mas também empreendedor. É preciso adequar a medicina ao fato concreto, ou seja, é preciso ver o médico como um profissional liberal que tem por objetivo colocar no mercado sua prestação de serviço, seu conhecimento e, com isso, também auferir lucro com sua atividade.

É evidente que não defendemos uma mercantilização deliberada da medicina, ou uma atuação médica pautada simplesmente no lucro, ou tendo este como parâmetro de decisão, é claro que não!

O que se busca com o presente artigo é discutir se as novas regras trazidas pela Resolução 2.336/2023 em sua essência estão adequadas a este novo formato de sociedade consumerista, na qual o médico também está inserido, e se serão de fato efetivas no que tange a sua aplicabilidade e não mais uma letra morta.

12 Idem, n.p.

13 Idem, n.p.

14 Idem, n.p.

É este o ponto de reflexão, se as novas regras trazidas pela Resolução CFM nº 2.336/2023 são capazes de ir ao encontro dessa nova sociedade consumerista, dos desejos da classe médica, colocando-os, no quesito informação e publicidade, em igualdade com outros profissionais da área da saúde, enxergando-os não mais como sacerdotes e sim como profissionais que precisam, entre outras coisas, lucrar, até para manter a própria atividade e, ainda, manter o decoro, a sobriedade e a visão não mercantilista da medicina.

Buscar este ponto de equilíbrio entre o novo formato de consumo, empreendedorismo, lucro e ética da medicina é o alvo a ser alcançado. Sabemos que, aos médicos, não cabem todas as técnicas do *marketing* e nem todos os formatos de publicidade, entretanto, achar um meio termo, levando em conta o mundo atual, o aumento dos profissionais médicos no mercado e as mídias sociais, se faz necessário a fim de que, de fato, possamos ter as regras respeitadas e, por consequência, uma publicidade médica ética.

3. As novas regras, desafios e medidas para a implementação

É importante destacar a evolução da sociedade e do Direito para assegurar as relações para o bem comum dos indivíduos. Por tal razão, as regras devem ser revistas e reformuladas ao passo que a sociedade evolui para que não se torne letra morta e continue a atender as necessidades da sociedade para as quais elas mesmas foram criadas, sob pena de se tornarem obsoletas.

É com olhar para essa nova sociedade que se entende por necessária a revisão das normas sobre a publicidade médica, tomando por baliza a nova forma de consumo e consumidor, os meios de publicidade, as mídias digitais, a entrada de outros profissionais no mercado de trabalho e a visão do médico como um empreendedor.

Importa destacar que a posição do Conselho Federal de Medicina, ao disciplinar e limitar a publicidade médica, tem por objetivo proteger princípios norteadores da medicina, como: sigilo e privacidade, não promessa de resultado, e não mercantilização.

Diante disso, trouxe a Resolução CFM nº 2.336/2023 do Conselho Federal de Medicina (CFM) novos formatos para garantir que a publicidade médica seja conduzida de maneira ética e transparente.

As novas regras trazem certa flexibilidade em determinados pontos, contudo, impõem limites e maiores responsabilidades apontando para um cenário de adaptações e desafios, como a possibilidade de utilização de imagens de "antes e depois" de procedimentos, desde que estas sejam empregadas com caráter educativo e com a autorização explícita do paciente, com a proibição de autopromoção excessiva e o sensacionalismo, incluindo promessas de resultados garantidos ou milagrosos.

Dentre as regras trazidas pela nova Resolução, estabelecemos como mais importantes os seguintes tópicos:

→Os médicos devem assegurar a privacidade e a confidencialidade das informações compartilhadas, evitando exposições desnecessárias ou comprometedoras dos pacientes, de forma a garantir que os pacientes se sintam seguros e respeitados em todas as suas interações com os profissionais;

→Só podem ser divulgadas informações verdadeiras e comprovadas cientificamente, evitando qualquer forma de indução ao erro;

→Exigência do Registro de Qualificação de Especialista (RQE), ao se exigir que somente médicos com o RQE possam se anunciar como especialistas, devendo ser incluído o número do RQE ao lado da especialidade anunciada;

→A responsabilização sobre compartilhamento e *reposts* de publicações de terceiros ou de pacientes, feita pelos médicos em suas próprias redes sociais, que passam a ser consideradas como publicações suas.

Diante desse novo regramento existe um cenário a ser explorado, que exige adaptações e certas adequações, impondo desafios para uma real implementação e efetividade da norma, implicando em adoção de medidas que assegurem sua eficácia, as quais serão abordadas a seguir.

3.1. Conselhos Regionais de Medicina

A fiscalização dos Conselhos Regionais é essencial para evitar que médicos e instituições de saúde violem as novas diretrizes, promovendo práticas não éticas ou enganosas.

Entretanto, é necessário o investimento em recursos humanos e tecnológicos, especializados em monitoramento de mídia e publicidade médica, bem como o uso de ferramentas de inteligência artificial e automação para identificar infrações de forma eficiente. Além disso, é fundamental desenvolver protocolos claros para a avaliação e tratamento de infrações, incluindo processos para receber denúncias, investigar alegações e aplicar sanções quando necessário.

Para garantir que todos os profissionais estejam bem-informados sobre as novas diretrizes e saibam como aplicá-las corretamente, é necessário implementar programas de educação continuada através de cursos, *workshops* e seminários regulares, além de guias práticos e materiais de referência sobre as novas normas, bem como suporte para discussões e esclarecimento de dúvidas.

3.2. Adaptação dos profissionais de saúde

Os médicos e as instituições de saúde devem se adaptar às novas normas, o que pode exigir tempo e recursos para revisar e atualizar suas práticas de comunicação e publicidade.

Diante disso, mister se faz o treinamento contínuo e recursos educacionais como medidas essenciais para o aculturamento e segurança na aplicação, que pode ser feito através de cursos, *webinars*, *workshops*, entre outros.

Além disso, a contratação de consultores especializados em *marketing* médico e publicidade ética pode ajudar os profissionais a ajustarem suas práticas de comunicação.

3.3. Uso da tecnologia e o compliance digital

Indiscutível a presença dos médicos em diferentes plataformas digitais, ao passo que a publicidade online deve ser regulamentada de maneira adequada para evitar desinformação e práticas antiéticas.

Diante disso, é importante que as plataformas digitais, especialmente as redes sociais, sejam utilizadas em conformidade com as novas diretrizes de publicidade médica, o que se apresenta como importante desafio às plataformas digitais, que devem incluir diretrizes específicas sobre publicidade médica e usar ferramentas de monitoramento digital para rastrear e analisar a conformidade com as normas de publicidade médica *online*.

3.4. Engajamento dos pacientes

Entender o que os pacientes esperam da nova publicidade médica é fundamental para promover um ambiente de maior transparência e confiança. Além disso, pacientes bem-informados podem identificar práticas de publicidade enganosas e exigir mais responsabilidade dos profissionais de saúde.

Importante que os médicos saibam que os pacientes podem denunciar práticas de publicidade médica enganosa ou antiética, de forma a escolherem cumprir com as regras e orientações dadas pela nova Resolução.

3.5. Gestão de conflitos de interesse

Com o objetivo de manter a confiança pública na profissão médica, os médicos devem gerenciar e declarar, de maneira transparente, qualquer conflito de interesse ao divulgar tratamentos ou produtos médicos.

A adoção de políticas claras de gestão de conflitos de interesse e a implementação de declaração de interesses são medidas essenciais para revisar e mitigar os impactos de potenciais conflitos de interesse.

3.6. Atualização contínua das normas

Para que as normas de publicidade médica sejam relevantes e eficazes em um meio tecnológico de rápidas mudanças, elas precisam ser dinâmicas, de forma a sofrerem atualizações conforme a evolução das práticas e tecnologias de comunicação.

Nesse sentido, revisar e atualizar as normas periodicamente, para acompanhar as mudanças tecnológicas e novas práticas de comunicação, é essencial.

Contudo, os profissionais médicos devem ser ouvidos, bem como as entidades regulamentadoras, de forma a oportunizar *feedbacks* contínuos em prol do diálogo e entendimentos da realidade, para que as normas permaneçam relevantes e eficazes.

Considerações finais

O papel do Direito dentro de uma sociedade é trazer limites ao comportamento para o bem comum daqueles que nela convivem, sendo imperioso acompanhar a sua evolução. O mesmo se diz sobre os regramentos relacionados ao tema "publicidade médica" que necessitam estar adequados ao cenário mundial de comunicação.

O avanço tecnológico, a modernização dos dispositivos eletrônicos e o acesso à internet promoveram um grande impacto sobre a forma como a publicidade médica é realizada.

A atuação dos profissionais médicos e da sociedade como um todo exigem que as normas que regulam a publicidade médica sejam constantemente atualizadas para que sejam efetivas e cumpram o seu papel, de forma a ter o Direito ajustado à sociedade e para que não passe de letra morta devido a sua total incompatibilidade com a realidade.

É necessário lembrar que, mesmo que a prática da medicina tenha como objetivo principal o bem-estar do paciente, tais profissionais não deixam de ser também empresários e empreendedores que precisam pagar impostos, funcionários e, muitas vezes, fazer investimentos altíssimos em sua profissão em virtude da própria modernização da medicina e da necessidade de atualização profissional, e que, portanto, precisam divulgar seus serviços, atraindo pacientes para suas clínicas e consultórios.

A publicidade médica e a implementação bem-sucedida da Resolução CFM nº 2.336/2023 depende de uma abordagem integrada e colaborativa entre os Conselhos Regionais de Medicina, médicos, plataformas digitais e a sociedade em geral, devendo ser corretamente implementada, atualizada constantemente e efetivada para uma prática médica ainda mais confiável aos olhos da sociedade, e benéfica a todos os envolvidos.

Por tal razão, é imperioso que os leitores sejam convidados à reflexão sobre a modernização da norma que regula a publicidade médica, para que seja mais efetiva, colocando os médicos, no quesito informação e publicidade, em igualdade com outros profissionais da área da saúde, para uma atuação contemporânea do médico que continua com a missão de preservar o bem-estar dos pacientes, mas que precisa gerar lucro para continuar exercendo a medicina e promovendo o melhor para saúde e o bem-estar de seu paciente.

Referências

BRASIL. Decreto Lei nº 4.113 de 14 de Fevereiro de 1942. Disponível em: https://www2.camara.leg.br/legin/fed/declei/1940-1949/decreto-lei-4113-14-fevereiro-1942-414086-publicacaooriginal-1-pe.html. Acesso em: 12 out. 2022.

CODAME. CREMESP. Ética em Publicidade Médica. 2. ed. rev. e aum. l.: s. n.], 2006. Disponível em: https://www.cremesp.org.br/library/modulos/publicacoes/pdf/manual_do_Codame_2_Ed_Site.pdf. Acesso em: 26 jun. 2021.

CONSELHO FEDERAL DE MEDICINA. Resolução CFM n. 1.974/11. Conselho Federal de Medicina. Disponível em: <https://portal.cfm.org.br/publicidademedica/ >. Acesso em: 18 out.2022.

CONSELHO REGIONAL DE MEDICINA DO ESTADO DE SÃO PAULO. Comissão de Divulgação de Assuntos Médicos. Ética em publicidade médica. 2ª ed. São Paulo: Cremesp; 2006.

CONSELHO FEDERAL DE MEDICINA. Código de Ética Médica: Resolução CFM nº 2.2217 de setembro de 2018, modificada pelas Resoluções CFM nº 2.222/2018 e 2.226/2019, Brasília, 2019, 108p. Disponível em: https://portal.cfm.org.br/images/PDF/cem2019.pdf. Acesso em: 18 out.2022.

CONSELHO FEDERAL DE MEDICINA. Resolução CFM nº 2.133/2015. Brasília, 2015. Disponível em:<https://portal.cfm.org.br/images/PDF/resolucao-cfmpublicidade.pdf>. Acesso em: 20 out.2022.

CONSELHO FEDERAL DE MEDICINA. Manual de Publicidade Médica. Resolução CFM nº 1.974/2011. Comissão Nacional de Divulgação de Assuntos Médicos. Brasília, 2011. Disponível em: https://portal.cfm.org.br/publicidademedica/arquivos/cfm1974_11.pdf.Acesso em: 23 out.2022.

CONSELHO FEDERAL DE MEDICINA. Resolução CFM nº 2.216/2015. Disponível em: <https://sistemas.cfm.org.br/normas/visualizar/resolucoes/BR/2015/2126> Acesso em: 23 out.2022.

CONSELHO FEDERAL DE MEDICINA. Resolução CFM nº 2.336/2023. Disponível em:<https://sistemas.cfm.org.br/normas/visualizar/resolucoes/BR/2023/2336> Acesso em:28mai. 2024.

DUYMUS TM, KARADENIZ H, ÇAÇAN MA, KÖMÜR B, DEMIRTAS A, ZEHIR S, et al. *Internet and social media usage of orthopaedicpatients: a questionnaire-basedsurvey. World JournalofOrthopedics* 2017;8(2):178-186.

FRANÇA, Genival Veloso de. Comentários ao Código de Ética Médica. 7.ed. Rio de Janeiro: Guanabara Koogan, 2019.

Marketing tothe Digital Era. Journalof Medicineand Life | 10 (1):44–6 | 2017.

Sentença. Mandado de Segurança Cível. Processo n. 1016872-29.2019.4.01.3400. Disponível em: <https://www.gp1.com.br/media/uploads/2022/10/22/sentenca.pdf>. Acesso em: 22, out.22.

VASCONCÉLOS, Viviane Ferreira de. Privacidade e confidencialidade médica em redes sociais: os limites da publicidade. 2022. 119 f., il. Dissertação (Mestrado em Bioética) — Universidade de Brasília, Brasília, 2022. Disponível em: <https://repositorio.unb.br/handle/10482/44210>. Acesso em: 13 out.2022.

COMO REDUZIR A CARGA TRIBUTÁRIA DE CLÍNICAS MÉDICAS EM 66%

Talita Ritz[1]

SUMÁRIO: Introdução. **1.** Economia de impostos e contribuições - na equiparação de clínicas a hospitais. **2.** Operacionalização do benefício. Considerações finais. Referências.

Introdução

É inegável que a utilização massiva das redes sociais acirrou ainda mais a concorrência, e na área da saúde não diferente, tornando-se necessário viabilizar mecanismos que amplifiquem os resultados de clínicas e laboratórios, reduzindo as despesas com o pagamento de tributos, aumentando a margem de lucro e a competitividade.

O planejamento tributário é um instrumento lícito, pouco utilizado pelos profissionais da área da saúde, que permite racionalizar a carga tributária suportada, tornando-se algo latente nas administrações de clínicas e laboratórios, tendo em vista o seu potencial de redução de custos, ocasionando reflexos positivos na situação financeira da empresa.

O primeiro passo para elaborar um planejamento tributário consiste na **definição do melhor regime tributário para a empresa**, que deve levar em consideração todas as variáveis inerentes à atividade, como, por exemplo, faturamento, despesas, número de funcionários, entre outros, tendo em vista o impacto direto no cálculo dos seguintes tributos: IRPJ, CSLL, PIS e COFINS (no caso do Simples Nacional, o INSS Patronal deve ser considerado).

As legislações vigentes permitem aos contribuintes que se enquadrem nos critérios fixados a redução da base de cálculo do Imposto de

---

1 Mais de 12 anos de experiência exclusiva na advocacia estratégica e de alta complexidade, nas esferas municipais, estaduais e federal, atuando no Contencioso e no Consultivo de grandes empresas; especialista em Direito Tributário pelo Instituto Brasileiro de Estudos Tributários (IBET); cursando MBA em Contabilidade, Compliance e Direito Tributário pelo Centro Educacional BSSP.Founder do Tafelli Ritz Advogados; cofundadora da CODE Compliance & Education; cofundadora da Formação Executiva e Negócios Tributários (FENT); confundadora do TAXDAY; professora convidada em curso de pós-graduação em *Compliance* Tributário.

Renda (IR) e das Contribuições Sociais sobre o Lucro (CSLL) de 32% para 8% e 12% respectivamente, quando escolhido por regime de tributação o Lucro Presumido, classificando-se como prestadores de serviços hospitalares.

SEM BENEFÍCIO FISCAL	COM BENEFÍCIO FISCAL
4,8% de IR	1,2% de IR
2,88% de CSLL	1,08% de CSLL

Economia tributária representada em alíquotas efetivas.

Esse é um dos procedimentos previstos em lei que podem e devem ser adotados pelas clínicas e laboratórios como estratégia para economia dos impostos.

1. Economia de impostos e contribuições – na equiparação de clínicas a hospitais

O direito fundamental à saúde, previsto no artigo 6º da Constituição Federal, está assegurado mediante a adoção de políticas sociais e econômicas que visam a redução de doenças mediante o acesso universal e igualitário:

> Constituição Federal:
>
> Art. 6º. São direitos sociais a educação, a saúde, a alimentação, o trabalho, a moradia, o transporte, o lazer, a segurança, a previdência social, a proteção à maternidade e à infância, a assistência aos desamparados, na forma desta Constituição.
>
> Art. 196. A saúde é direito de todos e dever do Estado, garantido mediante políticas sociais e econômicas que visem à redução do risco de doença e de outros agravos e ao acesso universal e igualitário às ações e serviços para sua promoção, proteção e recuperação.
>
> Art. 197. São de relevância pública as ações e serviços de saúde, cabendo ao Poder Público dispor, nos termos da lei, sobre sua regulamentação, fiscalização e controle, devendo sua execução ser feita diretamente ou através de terceiros

> e, também, por pessoa física ou jurídica de direito privado. (grifos nosso)[2]

É fato que o Estado não consegue suprir totalmente a demanda de acesso à saúde, de forma pública, gratuita e universal, em que pese tratar-se de um direito essencial.

O conteúdo das normas constitucionais referidas são indutoras do comportamento infraconstitucional, abrindo-se espaço para políticas públicas criativas. De um lado, o objetivo é dar eficácia à norma constitucional e, de outro, estimular as atividades econômicas, mediante a redução da carga tributária.

Neste caso, optou o legislador pela redução da carga tributária para serviços hospitalares prestados por particulares, garantindo, assim, maior inclusão e a desoneração relativa a encargo do ente público.

O benefício fiscal à saúde, mediante a redução de alíquota, está contido na Lei nº 9.249/1995, com os acréscimos trazidos pela Lei nº 11.727/2008, cuja intenção é a de fazer valer o texto constitucional antes comentado.

> Lei nº 9.249/95
>
> **Art. 15.** Art. 15. A base de cálculo do imposto, em cada mês, será determinada mediante a aplicação do percentual de 8% (oito por cento) sobre a receita bruta auferida mensalmente, observado o disposto no art. 12 do Decreto-Lei no 1.598, de 26 de dezembro de 1977, deduzida das devoluções, vendas canceladas e dos descontos incondicionais concedidos, sem prejuízo do disposto nos arts. 30, 32, 34 e 35 da Lei no 8.981, de 20 de janeiro de 1995.
>
> § 1º Nas seguintes atividades, o percentual de que trata este artigo será de:
>
> I - (...);
>
> II - (...);
>
> III - trinta e dois por cento, para as atividades de:

2 **BRASIL.** Constituição (1988). *Constituição da República Federativa do Brasil.* Brasília, DF: Senado Federal, 1988.

a) prestação de serviços em geral, **exceto a de serviços hospitalares** e de auxílio diagnóstico e terapia, patologia clínica, imagenologia, anatomia patológica e citopatologia, medicina nuclear e análises e patologias clínicas, desde que a prestadora destes serviços seja organizada sob a forma de sociedade empresária e atenda às normas da Agência Nacional de Vigilância Sanitária - Anvisa.[3]

O ponto focal do incentivo decorre do reenquadramento de alíquotas que presumem o lucro, tendo em vista que a Lei nº 9.249/95, ao disciplinar o IRPJ e a CSLL, estabelece que será utilizado o percentual de 32% para empresas prestadoras de serviço em geral, exceto para os prestadores de serviços hospitalares, que são tributados no percentual de 8%:

Atividade	% Presunção	Alíquota IR	% Direto
Revenda de Combustíveis	1,6%	15%	0,24%
Venda de Mercadorias, industrialização por encomenda	8%	15%	1,2%
Prestação de Serviços hospitalares	8%	15%	1,2%
Transportes de Carga	8%	15%	1,2%
Transportes de Passageiros	16%	15%	2,4%
Serviços em Geral	32%	15%	4,8%
Serviços relativos a profissão legalmente regulamentada	32%	15%	4,8%
Intermediação de Negócios	32%	15%	4,8%
Administração, locação ou Cessão de Bens Imóveis, Móveis etc.	32%	15%	4,8%
Bancos Comerciais, de Investimentos, Caixas Econômicas	16%	15%	2,4%
Loteamento, incorporação, venda de imóveis construidos	8%	15%	1,2%
Construção por Administração ou por empreitada (mão de obra)	32%	15%	4,8%
Construção por Administração ou por empreitada (material)	8%	15%	1,2%

Quadro 1: Relação das Atividades e seus Percentuais de Presunção
Fonte: Portal Tributário

A partir daí, a determinação da extensão do conceito "serviços hospitalares" foi objeto de grande controvérsia nos Tribunais pátrios que, ora tendiam a privilegiar interpretações mais restritivas, ora mais flexíveis, acerca das atividades equiparáveis a atividades hospitalares.

3 **BRASIL.** Lei nº 9.249, de 26 de dezembro de 1995. Dispõe sobre a tributação de rendimentos e dá outras providências. Diário Oficial da União: seção 1, Brasília, DF, p. 17143, 27 dez. 1995.

A Secretaria da Receita Federal editou diversas instruções normativas procurando definir o conteúdo da expressão[4], elaboradas a partir de parâmetros fixados em Resoluções da ANVISA[5] acerca de exigências a serem respeitadas pelas instituições hospitalares, concluindo que o critério para auferir o benefício de redução de alíquota dependeria da estrutura física da empresa prestadora de serviços, que deveria ser equiparável a estrutura de hospitais, inclusive com possibilidade de internação de pacientes.

A interpretação restritiva da norma, contudo, foi afastada pela 1ª Seção do Supremo Tribunal de Justiça (STJ), a partir do julgamento do REsp 951.251/PR (DJe 03/06/2009), de Relatoria do Ilustre Ministro Castro Meira, que firmou entendimento sobre a abrangência da expressão serviços hospitalares", de que trata o art. 15, § 1º, III, "a", da Lei nº 9.249/95, de modo que abrangessem aquelas atividades voltadas à promoção da saúde e que tivessem custo diferenciado das simples consultas médicas, independentemente de serem desenvolvidas dentro de instalações hospitalares ou de possuírem capacidade de internação de pacientes.

Esse entendimento foi reafirmado em sede de Recurso Especial Representativo da Controvérsia, nos seguintes termos:

> DIREITO PROCESSUAL CIVIL E TRIBUTÁRIO. RECURSO ESPECIAL. VIOLAÇÃO AOS ARTIGOS 535 e 468 DO CPC. VÍCIOS NÃO CONFIGURADOS. LEI 9.249/95. IRPJ E CSLL COM BASE DE CÁLCULO REDUZIDA. DEFINIÇÃO DA EXPRESSÃO "SERVIÇOS HOSPITALARES". INTERPRETAÇÃO OBJETIVA. DESNECESSIDADEDE ESTRUTURA DISPONIBILIZADA PARA INTERNAÇÃO. ENTENDIMENTO RECENTE DA PRIMEIRA SEÇÃO. RECURSO SUBMETIDO AO REGIME PREVISTO NO ARTIGO 543-C DO CPC.
>
> 1. Controvérsia envolvendo a forma de interpretação da expressão "serviços hospitalares" prevista na Lei 9.429/95, para fins de obtenção da redução de alíquota do IRPJ e da CSLL. Discute-se a possibilidade de, a despeito da generalidade da expressão contida na lei, poder-se restringir o benefício fiscal, incluindo no conceito de "serviços hospitalares" apenas aque-

4 IN RFB 306/03, 480/04, 539/05 e 791/07.

5 RDC nº 50/2002, alterada pela RDC nº 307/2002 e pela RDC nº 189/2003

les estabelecimentos destinados ao atendimento global ao paciente, mediante internação e assistência médica integral.

2. Por ocasião do julgamento do RESP 951.251-PR, da relatoria do eminente Ministro Castro Meira, a 1ª Seção, modificando a orientação anterior, decidiu que, para fins do pagamento dos tributos com as alíquotas reduzidas, a expressão "serviços hospitalares", constante do artigo 15, § 1º, inciso III, da Lei 9.249/95, deve ser interpretada de forma objetiva (ou seja, sob a perspectiva da atividade realizada pelo contribuinte), porquanto **a lei, ao conceder o benefício fiscal, não considerou a característica ou a estrutura do contribuinte em si (critério subjetivo), mas a natureza do próprio serviço prestado (assistência à saúde)**. Na mesma oportunidade, ficou consignado que os regulamentos emanados da Receita Federal referentes aos dispositivos legais acima mencionados **não poderiam exigir que os contribuintes cumprissem requisitos não previstos em lei (a exemplo da necessidade de manter estrutura que permita a internação de pacientes) para a obtenção do benefício**. Daí a conclusão de que "a dispensa da capacidade de internação hospitalar tem supedâneo diretamente na Lei 9.249/95, pelo que se mostra irrelevante para tal intento as disposições constantes em atos regulamentares".

3. Assim, **devem ser considerados serviços hospitalares "aqueles que se vinculam às atividades desenvolvidas pelos hospitais, voltados diretamente à promoção da saúde"**, de sorte que, **"em regra, mas não necessariamente, são prestados no interior do estabelecimento hospitalar**, excluindo-se as simples consultas médicas, atividade que não se identifica com as prestadas no âmbito hospitalar, mas nos consultórios médicos".

4. Ressalva de que as modificações introduzidas pela Lei 11.727/08 não se aplicam às demandas decididas anteriormente à sua vigência, bem como de que a redução de alíquota prevista na Lei 9.249/95 não se refere a toda a receita bruta da empresa contribuinte genericamente considerada, mas sim àquela parcela da receita proveniente unicamente da atividade específica sujeita ao benefício fiscal, desenvolvida pelo contribuinte, nos exatos termos do § 2º do artigo 15 da Lei 9.249/95.

> 5. Hipótese em que o Tribunal de origem consignou que a empresa recorrida presta serviços médicos laboratoriais (fl. 389), atividade diretamente ligada à promoção da saúde, que demanda maquinário específico, podendo ser realizada em ambientes hospitalares ou similares, não se assemelhando a simples consultas médicas, motivo pelo qual, segundo o novel entendimento desta Corte, faz jus ao benefício em discussão (incidência dos percentuais de 8% (oito por cento), no caso do IRPJ, e de 12% (doze por cento), no caso de CSLL, sobre a receita bruta auferida pela atividade específica de prestação de serviços médicos laboratoriais).
>
> 6. Recurso afetado à Seção, por ser representativo de controvérsia, submetido ao regime do artigo 543-C do CPC e da Resolução 8/STJ.
>
> 7. Recurso especial não provido. (grifos nosso)
>
> (REsp 1.116.399/BA, Rel. Min. Benedito Gonçalves, 1ª Seção, DJe 24/02/2010).[6]

O Superior Tribunal de Justiça estabeleceu o conceito de "serviços hospitalares" de forma objetiva, ou seja, levando em consideração apenas a atividade exercida pelo contribuinte, bastando que seja voltado à promoção da saúde e que possua custo diferenciado de atividade de simples consulta.

Os precedentes também reforçam que "serviços hospitalares" são **aqueles serviços vinculados às atividades que são desenvolvidas nos hospitais e que podem ou não ser executadas no interior dos estabelecimentos hospitalares**, conforme exemplos a seguir:

6 Superior Tribunal de Justiça. Recurso Especial 1.116.399-BA, Rel. Min. Benedito Gonçalves, 1ª Seção, DJe 24/02/2010.

Atividade	Principais procedimentos com redução fiscal
Oftalmologia	Implante de lente intraocular; Mapeamento de retina; Cirurgia de catarata por facoemulsificação cirúrgica de ptrígio; Paquimetria ultrassônica; Retinnografia digital colorida; Capimetria computadorizada; Tomografia de coerência óptica; Fotocoagulação a laser.
Odontologia	Cirurgia bucomaxilofacial; Cirurgia de gengiva; Implantodontia; Periodontia; Endodontia; Ortodontia; Prótese dentária.
Cardiologia	Ecocardiograma transtorácico; Holter de 24h; Teste ergométrico; Cirurgia nas válvulas cardiácas; Correção de aneurismas; Correção de doenças congênitas; Revascularização do coração (ponte de safena); Cirurgia de correção de arritmia; Implante de marca-passo.
Cirurgia plástica	Mamoplastia; Rinoplastia; Lipoescultura; Blefaroplastia; Abdominoplastia; Pequenas cirurgias realizadas sob anestesia local.

Clínica ginecológica	Parto normal; Parto cesárea; Sutura de laceração de trajeto perineal; Curetagem uterina evacuadora; Curetagem uterina de prova; Laparotomia exploradora; Fertilização *in vitro*; Inseminação intrauterina; Transferência de embrião; Ultrassom transvaginal; Citologia oncótica.

Essas atividades, como se sabe, demandam maquinário e materiais específicos de custos expressivos e elevados que se enquadram no conceito de serviços hospitalares.

Contudo, no que concerne aos percentuais de presunção aplicados sobre a receita bruta auferida mensalmente, para apuração do IRPJ e CSLL, insta salientar que, em razão da interpretação restritiva conferida pela Autoridade Coatora à IN RFB 1234/2012, far-se-á necessário buscar o reconhecimento do direito judicialmente.

1.1. Demonstração tributária do benefício:

CÁLCULO DO IRPJ TRIBUTADO PELA PRESUNÇÃO DE 32%										
PERÍODO	RECEITA BRUTA PROCEDIMENTOS	% PRESUNÇÃO	RECEITA BRUTA CONSULTA	% PRESUNÇÃO	BASE PRESUMIDA	IRPJ 15%	ADICIONAL IRPJ	IRPJ APURADO	DEDUÇÕES	IRPJ A PAGAR
1º Trimestre	320.000,00	32%	80.000,00	32%	128.000,00	19.200,00	10.800,00	30.000,00	0,00	30.000,00
2º Trimestre	320.000,00	32%	80.000,00	32%	128.000,00	19.200,00	10.800,00	30.000,00	0,00	30.000,00
3 º Trimestr	320.000,00	32%	80.000,00	32%	128.000,00	19.200,00	10.800,00	30.000,00	0,00	30.000,00
4º Trimestre	320.000,00	32%	80.000,00	32%	128.000,00	19.200,00	10.800,00	30.000,00	0,00	30.000,00
TOTAIS								120.000,00	0,00	120.000,00

CÁLCULO DO IRPJ TRIBUTADO PELA PRESUNÇÃO DE 8% E 32%										
PERÍODO	RECEITA BRUTA PROCEDIMENTOS	% PRESUNÇÃO	RECEITA BRUTA CONSULTA	% PRESUNÇÃO	BASE PRESUMIDA	IRPJ 15%	ADICIONAL IRPJ	IRPJ APURADO	DEDUÇÕES	IRPJ A PAGAR
1º Trimestre	320.000,00	8%	80.000,00	32%	51.200,00	7.680,00	3.120,00	10.800,00	0,00	10.800,00
2º Trimestre	320.000,00	8%	80.000,00	32%	51.200,00	7.680,00	3.120,00	10.800,00	0,00	10.800,00
3º Trimestre	320.000,00	8%	80.000,00	32%	51.200,00	7.680,00	3.120,00	10.800,00	0,00	10.800,00
4º Trimestre	320.000,00	8%	80.000,00	32%	51.200,00	7.680,00	3.120,00	10.800,00	0,00	10.800,00
TOTAIS								43.200,00	0,00	43.200,00

Valor pago a maior de IRPJ	76.800,00

Fonte: elaborado pela autora

CÁLCULO DA CSLL TRIBUTADA PELA PRESUNÇÃO DE 32%									
PERÍODO	RECEITA BRUTA PROCEDIMENTOS	% PRESUNÇÃO	RECEITA BRUTA CONSULTA	% PRESUNÇÃO	BASE PRESUMIDA	CSLL 9%	CSLL APURADO	DEDUÇÕES	IRPJ A PAGAR
1º Trimestre	320.000,00	32%	80.000,00	32%	128.000,00	11.520,00	11.520,00	0,00	11.520,00
2º Trimestre	320.000,00	32%	80.000,00	32%	128.000,00	11.520,00	11.520,00	0,00	11.520,00
3 º Trimestre	320.000,00	32%	80.000,00	32%	128.000,00	11.520,00	11.520,00	0,00	11.520,00
4º Trimestre	320.000,00	32%	80.000,00	32%	128.000,00	11.520,00	11.520,00	0,00	11.520,00
TOTAIS							46.080,00	0,00	46.080,00

CÁLCULO DA CSLL TRIBUTADA PELA PRESUNÇÃO DE 8% E 32%									
PERÍODO	RECEITA BRUTA PROCEDIMENTOS	% PRESUNÇÃO	RECEITA BRUTA CONSULTA	% PRESUNÇÃO	BASE PRESUMIDA	CSLL 9%	IRPJ APURADO	DEDUÇÕES	IRPJ A PAGAR
1º Trimestre	320.000,00	12%	80.000,00	32%	64.000,00	5.760,00	5.760,00	0,00	5.760,00
2º Trimestre	320.000,00	12%	80.000,00	32%	64.000,00	5.760,00	5.760,00	0,00	5.760,00
3 º Trimestre	320.000,00	12%	80.000,00	32%	64.000,00	5.760,00	5.760,00	0,00	5.760,00
4º Trimestre	320.000,00	12%	80.000,00	32%	64.000,00	5.760,00	5.760,00	0,00	5.760,00
TOTAIS								0,00	23.040,00

Valor total pago a maior de CSLL	23.040,00

Fonte: elaborado pela autora

Valor total pago a maior de IRPJ na média anul	76.800,00
Valor total pago a maior de CSLL na médianual	23.040,00
TOTAL	99.840,00

Estimativa de valores pagos nos últimos 5 anos	R$ 499.200,00

Honorários de 20%	R$ 99.840,00

Fonte: elaborado pela autora

1.2. Requisitos exigidos pela Lei 11.727/2008 para os contribuintes usufruírem do benefício

A partir das alterações promovidas pela Lei nº 11.727, de 2008, exige-se, ainda, que o prestador de serviço **(i)** esteja organizado sob a forma de sociedade empresária e que **(ii)** atenda às normas da Agência Nacional de Vigilância Sanitária (ANVISA).

O primeiro requisito se refere à necessidade da empresa estar organizada sob a forma de sociedade empresária, cujo ato constitutivo deve estar inscrito no Registro Público das empresas mercantis (Junta Comercial) do estado em que se encontram estabelecidas.

Tarcísio Teixeira esclarece que "a sociedade empresária, como espécie do gênero empresário, é um contrato (acordo de duas ou mais partes, pessoas física ou jurídica, para constituir, regular, ou extinguir entre elas uma relação jurídica de direito patrimonial"[7].

Ponto sensível diz respeito ao segundo requisito, a saber, a atenção às normas expedidas pela ANVISA em relação aos serviços prestados em hospitais (ambiente de terceiro), tendo em vista que a regra constante da nova redação do artigo 15 da Lei nº 9.249/95 foi redigida de forma geral, deixando de especificar a quais normas está se referindo.

A lei não define exatamente quais seriam as normas que o contribuinte deveria obedecer. E mais, normas gerais de funcionamento de estabelecimentos de saúde não podem restringir a norma legal, conforme entendimento exarado no julgamento da Apelação nº 5003004-65.2011.404.7003, de relatoria da Des. Federal Luciane Amaral Corrêa Münch, em 29-06-2012:

> Quanto ao atendimento às normas da ANVISA, a lei revela-se bastante genérica e não estabelece, especificamente, a quais normas da Agência Nacional de Vigilância Sanitária o contribuinte deve obedecer.
>
> Cumpre ressaltar que a Resolução - RDC n° 50, de 21/02/2002, que dispõe sobre o Regulamento Técnico para Planejamento, Programação, Elaboração e Avaliação de Projetos Físicos de Estabelecimentos Assistenciais de Saúde, não tem aplicação no caso em tela, vez que tais normas gerais de funcionamento de estabelecimentos de saúde não podem restringir a norma legal.
>
> Tal resolução extrapola o limite estabelecido pela norma tributária, a qual permite interpretações mais benéficas para o contribuinte, pois se encontram dissociados do objetivo que norteou todo o processo legislativo que era exatamente desonerar, no âmbito tributário, o prestador de serviços de saúde nos casos em que se exige qualificação dos trabalhadores, espaço físico adequado e materiais e equipamentos de alto custo, visando, evidentemente, ao barateamento do serviço, com o consequente aumento do acesso da população a tais serviços.

---

7 TEIXEIRA, Tarcísio, Direito empresarial sistematizado: doutrina, jurisprudência e prática. 7 ed. São Paulo: Saraiva Educação, 2018.

Ainda que as normas da ANVISA condicionem a emissão de alvará de funcionamento ao atendimento de regras que correspondem ao ambiente em que, prestados os serviços, não há na lei a indicação de que o local da prestação do serviço seja próprio, conforme já se manifestou a Procuradoria Geral da Fazenda Nacional no Parecer SEI nº 7689/2021/ME:

> 26. É dizer, se a sociedade empresária presta serviço de assistência à saúde se utilizando de estrutura de terceiro, desde que essa estrutura esteja de acordo com as normas da ANVISA, com alvará de funcionamento, o fato de não possuir estrutura própria, por si só, não pode ser empecilho ao regime do art. 15, §1º, III, "a, c/c art. 20 da lei nº 9.249, de 1995. Os gastos com a estruturação e manutenção de uma estrutura hospitalar própria não são o parâmetro a ser adotado para a concessão do benefício, mas a prestação de serviços de assistência à saúde, que, após a Lei nº 11.727, de 2008, devem ainda ser realizados por sociedade empresária que atenda as normas da ANVISA.
>
> (...)
>
> 29. Os normativos da RFB pretendem limitar o alcance da norma a contribuintes que disponham de uma estrutura física cujo custo operacional "justifique" o benefício fiscal. Num primeiro momento, exigiu-se a capacidade de internação de pacientes, o que o STJ entendeu extrapolar o texto da Lei nº 9.249, de 1995; num segundo momento, foram introduzidas restrições que se referem à exigência de estrutura própria e vedação às atividades de Home Care.
>
> 30. Ocorre que o STJ decidiu de forma categórica que o custo operacional não é o fator decisivo à adoção do regime do art. 15, §1º, III, "a", c/c art. 20, da Lei nº 9.249, de 1995, mas a prestação de "serviços hospitalares" (entendidos como atividades voltadas diretamente à promoção da saúde, excluindo-se as consultas médicas).
>
> 31. No caso dos serviços de Home Care, não há dúvidas de que as atividades desempenhadas se prestam à assistência à saúde, tratando-se de uma extensão do serviço hospitalar. Esse, aliás, é o posicionamento da primeira Turma do TRF5: *"O sistema Home Care foi desenvolvido como extensão do tratamento hospitalar, visando ao bem estar do paciente, à melhora de*

suas condições de vida, e à contribuição para a sua cura, uma vez que, além de evitar infecção hospitalar a permanência do paciente no seio da família produz notórios benefícios para a sua recuperação, o que demanda a aquisição de medicamentos e produtos necessários para a manutenção da saúde e do bem maior que é a vida do paciente" (TRF5 - Processo 0803908-17.2016.4.05.8400, 1ª Turma, Julgamento: 14/5/2019).

32. A exigência de estrutura própria e a exclusão dos serviços de Home Care contrariam a Lei nº 9.249, de 1995, e a decisão proferida pelo STJ no REsp 1.116.399/BA. O contribuinte que presta serviços de assistência à saúde, organizado sob a forma empresária, pode atuar utilizando-se da estrutura própria ou de terceiro, e, estando autorizado por alvará de funcionamento pela ANVISA, poderá utilizar-se do regime do art. 15, §1º, III, "a", c/c art. 20, da Lei nº 9.249, de 1995.

Nesse contexto, não é legítimo exigir que a empresa comprove atender genericamente às normas da ANVISA. Uma vez que, detendo o alvará de funcionamento para o exercício regular de suas atividades, há presunção relativa de que está adequada às regras da vigilância sanitária. Caberia, desta forma, ao Fisco trazer elementos que indiquem o descumprimento de tais regras.

2. Operacionalização do benefício

O percentual de redução da carga tributária acima mencionada é obtido através da diferença da base de cálculo IRPJ e da CSLL, conforme abaixo demonstrado:

A) Utilizando a **base de cálculo de prestadores de serviços em geral (32%),** obtêm-se os seguintes valores:

IRPJ: 32% x 15% = 4,8%
CSLL: 32% X 9% = 2,88%

Alíquota de presunção do LP (IRPJ)	32%
Alíquota de presunção do LP (CSLL)	32%
Alíquota do IRPJ	15%
Alíquota da CSLL	9%

IRPJ e CSLL oneram **7,68%** do faturamento da empresa.

B) Utilizando a **base de cálculo de prestadores de serviços hospitalares (8% IRPJ e 12% CSLL),** obtêm-se os seguintes valores:

IRPJ: 8% x 15% = 1,2%

CSLL: 12% X 9% = 1,08%

Alíquota de presunção do LP (IRPJ)	8%
Alíquota de presunção do LP (CSLL)	12%
Alíquota do IRPJ	15%
Alíquota da CSLL	9%

IRPJ e CSLL oneram **2,28%** do faturamento da empresa.

Conforme ficou demonstrado, as prestadoras de serviços hospitalares tributadas com base no lucro presumido possuem favorecimento fiscal em relação às demais prestadoras de serviços, representando uma redução de 75% do montante de IRPJ a ser pago e 62,5% de redução da CSLL.

Nesse contexto, importante tecer alguns esclarecimentos sobre a forma de utilização do benefício:

a) O IRPJ é um tributo sujeito ao lançamento por homologação[8], cabendo ao contribuinte apurar e recolher o imposto devido;

b) Cabe ao contribuinte fazer a escolha do regime tributário, fazendo a opção pelo lucro presumido (caso não haja impedimento);

c) O contribuinte é o responsável pelo enquadramento legal de sua atividade para apuração da base de cálculo do IRPJ e CSLL, observando os percentuais estabelecidos pela Lei nº 9.245/95.

Em que pese os esclarecimentos acima demonstrarem que os percentuais utilizados pelo contribuintes são definidos por eles, recaindo sobre eles a responsabilidade do enquadramento de suas atividades na exceção prevista pela Lei nº 9.245/95, para apurar a base de cálculo do IRPJ com o percentual favorecido de 8% e a CSLL com o percentual favorecido de 12%, ressalta-se que o conceito de "serviços hospitalares" ainda causa divergência no âmbito da Receita Federal do Brasil.

Dessa forma, **o caminho mais seguro para as clínicas e laboratórios é formular uma consulta à Receita Federal**, informando as características dos serviços prestados pela empresa, a sua estrutura física, forma de constituição, além da solicitação de confirmação dos percentuais utilizados para determinação da base de cálculo do IRPJ e CSLL.

8 Art. 150, CTN. O lançamento por homologação, que ocorre quanto aos tributos cuja legislação atribua ao sujeito passivo o dever de antecipar o pagamento sem prévio exame da autoridade administrativa, opera-se pelo ato em que a referida autoridade, tomando conhecimento da atividade assim exercida pelo obrigado, expressamente a homologa.

Cabe destacar que o ato administrativo de resposta à consulta permite que a norma geral e abstrata seja aplicada. Obviamente, não cria, modifica ou extingue o direito, mas tão somente define um modo de aplicação da regra objeto de consulta.[9]

Isto posto, a resposta à consulta, ainda que relativa a situação pretérita, não constitui credito tributário em favor do contribuinte. Nesse sentido, havendo observâncias de todos os requisitos legais no pretérito, respeitado o prazo prescricional quinquenal, cabe ao contribuinte buscar no judiciário o reconhecimento do seu direito à equiparação à atividade hospital para que, consequentemente, seja autorizado à restituição dos valores recolhidos a maior (utilização da alíquota de 32%).

Considerações finais

A gestão eficaz de uma empresa inclui a correta administração do ônus tributário, que pode ser mitigado através do planejamento tributário, destacando-se para clínicas médicas a modalidade de tributação do Lucro Presumido com a utilização da redução das alíquotas de IRPJ e CSLL de 32% para 8% e 12% respectivamente, conforme permissivo legal, através da equiparação aos serviços hospitalares, representando uma economia tributária de 75% no pagamento de IRPJ e 62,5% no pagamento de CSLL.

O presente ensaio tem como finalidade demonstrar que a situação não é tão clara, tendo em vista a interpretação restritiva da Receita Federal em relação ao conceito de "serviços hospitalares", devendo ser considerado, em alguns casos, o reconhecimento do direito na via judicial.

Por fim, é preciso levar em conta a finalidade do art. 15 da Lei nº 9.249/95, cuja intenção prática foi expressamente a de reduzir a carga tributária dos prestadores de serviço de saúde e ampliar o acesso da população aos serviços de saúde.

9 FALEIRO, Kelly Magalhães. Procedimento de Consulta Fiscal – São Paulo: Noeses, 2005. P. 98

Referências

BECKER, Alfredo August. Teoria Geral do Direito Tributário, 3ª edição, São Paulo - SP; Lejus, 2002.

BRASIL. Constituição (1988). *Constituição da República Federativa do Brasil.* Brasília, DF: Senado Federal, 1988.

BRASIL. Lei nº 9.249, de 26 de dezembro de 1995. Dispõe sobre a tributação de rendimentos e dá outras providências. Diário Oficial da União: seção 1, Brasília, DF, p. 17143, 27 dez. 1995.

PISCITELLI, Tathiane dos Santos. Os Limites à Interpretação das Normas Tributárias. São Paulo - SP; Quartier Latin, 2007.

Superior Tribunal de Justiça. Recurso Especial 1.116.399-BA, Rel. Min. Benedito Gonçalves, 1ª Seção, DJe 24/02/2010.

TORRES, Ricardo Lobo, Normas de Interpretação e Integração do Direito Tributário. 4ª Ed. Ver. E Atual. Rio de Janeiro; Renovar, 2006.

BREVES REFLEXÕES ACERCA DA NÃO INCIDÊNCIA DO CÓDIGO DE DEFESA DO CONSUMIDOR À ATIVIDADE MÉDICA

Samantha Takahashi[1]

SUMÁRIO: Introdução. **1.** O elemento essencial da atividade médica: vida e saúde do paciente. **2.** O elemento essencial da atividade consumerista: lucro da atividade. **3.** A ausência de identidade entre a vulnerabilidade do paciente e a vulnerabilidade do consumidor. **4.** A incompatibilidade do sistema consumerista à atividade médica. Considerações finais. Referências.

Introdução

Este artigo poderia ser iniciado sob os dizeres de que a relação médico-paciente é contratual, especial, *sui generis*, regulamentada pelo Código Civil (CV), Constituição Federal (CF), Código de Ética Médica (CEM), Lei do Ato Médico (LAM) e Código de Processo Civil (CPC), concluindo que essas partes ocupam posições equivalentes dentro de um processo judicial.

No entanto, esse não é o posicionamento majoritário da doutrina e jurisprudência. O entendimento vigente é o de que a atividade médica

---

1 Advogada, sócia titular do Escritório de Advocacia Samantha Takahashi Advocacia Médica; sócia titular do Escritório de Advocacia Dantas, Corrêa & Takahashi; bacharel em Direito pela Universidade de Marília (2003); especialista em Direito Civil e Direito Processual Civil pela Fundação de Ensino Eurípedes Soares da Rocha – UNIVEM (2005); especialista em Ética e *Compliance* pelo Albert Einstein Instituto Israelita de Ensino e Pesquisa (2020); presidente da Comissão Regional Sul de Direito Médico da ABA – Associação Brasileira de Advogados (2022-2023); vice-presidente da Comissão Nacional de Direito Médico da ABA – Associação Brasileira de Advogados (2021-2022/2022-2023); pesquisadora no Grupo de Pesquisas Direito da Saúde e Empresas Médicas, do Centro Universitário Curitiba – UNICURITIBA, sob a coordenação do professor Miguel Kfouri Neto; professora convidada do curso de Pós-Graduação em Direito Médico do Centro Universitário em Natal – UNIRN (Natal-RN); professora convidada do curso de Pós-Graduação em Responsabilidade Civil e Penal Médica da Damásio Educacional (São Paulo-SP); professora convidada do curso de Pós-Graduação em Direito Médico, da Saúde e Bioética da Faculdade Baiana de Direito (Salvador-BA); fundadora do Treinamento Avançado em Direito Médico e professora no Instituto de Ensino Samantha Takahashi. Endereço eletrônico: samantha@samanthatakahashi.com.br.

é uma relação de consumo e, portanto, deve ser regulamentada pelas regras do Código de Defesa do Consumidor (CDC).

Isso acarreta não só implicações jurídicas como, também, éticas.

Jurídicas, já que, em um processo judicial, mesmo diante da inexistência de atividade de massa e contrato de adesão, as partes não ocupam posições paritárias, concedendo ao paciente (qualificado como consumidor) benesses processuais injustificáveis, alterando a regra do ônus da prova determinada pelo CPC. Éticas, porque, ao considerar o paciente como consumidor, indiretamente a automatização e a desumanização da relação é autorizada, transformando o paciente em cliente.

Não se questiona a incidência do CDC às relações que realmente se consolidam à luz de ofertas massificadas de serviços de saúde, como planos de saúde e empresas de saúde que comercializam serviços de telemedicina, o que se questiona é a caracterização de consumerista toda e qualquer relação estabelecida entre o médico e o paciente.

O médico que atende em consultório, prezando pela pessoalidade, individualidade e entrega de um serviço personalizado ao paciente não está desenvolvendo uma atividade mercantil.

O contrato firmado nesses moldes está longe de ser equiparado a um contrato consumerista de adesão em que o consumidor não possui a faculdade de discutir suas cláusulas e, menos ainda, de optar por submeter-se ou não às tendenciosas e sedutoras ações de *marketing*.

A atividade médica consolida-se à luz de um contrato paritário, de cunho existencial, sigiloso, personalíssimo, não mercantil e em nada similar ao contrato de consumo, de adesão, patrimonial e impessoal.

1. O elemento essencial da atividade médica: vida e saúde do paciente

Construída sob os pilares da amizade e confiança até a década de 1980 e marcada pelo fenômeno da constitucionalização, a relação médico-paciente apresentava marcas de hereditariedade.

Aos olhos do paciente, bom médico era aquele que já havia cuidado do seu pai e seguia cuidando dos seus filhos e netos; exatamente porque esse cuidador também era filho daquele que, outrora, já havia sido médico da família.

A contratação não era centrada na especialização e, sim, na confiança, o "médico da família" era essencial para o cuidado, desde um simples machucado até um tratamento oncológico.

A relação era de respeito reverencial construída sob o arrimo da admiração. Não havia questionamentos à conduta profissional, pois o "saber era posto na ordem do discurso"[2].

Uma relação amoldada ao perfil paternalista: o médico sabe o que é bom para o paciente!

Com o tempo, a evolução, as descobertas e o progresso científico evidenciaram possibilidades curativas e contribuíram para a verticalização já presente nessa relação de condutas "inquestionáveis".

De um lado, médicos e cientistas tomados por um "endeusamento" advindo das conquistas biotecnológicas, cura e tratamento para inúmeras doenças; e, de outro, a sociedade em êxtase diante do perceptível aumento da expectativa e melhora da qualidade de vida.

Na contramão dessas conquistas, a reificação dos pacientes e sujeitos de pesquisa é denunciada. Pessoas em linha de extrema vulnerabilidade (idosos, crianças e pessoas com deficiência) são utilizadas como objetos de pesquisa sem seu conhecimento e livre aderência.[3]

Nasce, então, a Bioética como ciência que questiona a própria ciência. Até onde o homem está autorizado a avançar? Tudo que ele pode fazer é ético?

Proporcional ao progresso é o afastamento desses atores. Pacientes que deveriam ser fim são tidos como meio de atuação da prática médica, a chamada "coisificação do paciente" que contamina a relação. Ao invés de ser todo, passa a ser parte, o olhar do médico não é mais voltado ao homem, mas para a doença.

Dentro desse cenário de assimetria, onde o profissional ocupa o topo e o paciente a base, é que se visa resgatar o humanismo, a fidúcia.

E isso se dá, não mais sob o enfoque de uma relação paternal, mas pelo consensual, tendo o diálogo e o respeito à autonomia e à dignidade da parte mais fraca como pedras fundamentais e indispensáveis para o desenvolvimento de uma relação equânime.

Nesse sentido, Camila Vasconcelos[4]:

> As evidências históricas e a atualidade mostram ter sido mantida não somente a dificuldade de se pôr em prática o respeito

2 VASCONCELOS, Camila. **Direito Médico e Bioética:** História e judicialização da relação médico-paciente. Rio de Janeiro: Lumen Juris, 2020. p. 64.

3 Ibid, 2020. p. 29.

4 Ibid, 2020, p. 63-64.

> pela dignidade humana enquanto norma, como ainda a conquista ético-normativa pela igualdade entre as pessoas nas diversas áreas da sociedade, **mais precisamente na prática da relação entre médicos e pacientes, em que fortemente se observa a sobreposição do poder médico.** Neste sentido, é preciso que seja considerado o fato de que o campo da relação entre médicos e pacientes, enquanto relação interpessoal que é, encontra-se em um espaço em que cumpre à reflexão Bioética a ser feita um caráter menos normativista – ainda que faça uso de princípios para reflexão acerca da prática que se apresenta – e mais mediador e **dialógico perante os discursos tanto do médico quanto do paciente**. (grifos nossos)

Essa mudança do perfil relacional ocorre através da emancipação do paciente que migra de um estado de "não-saber" para o estado de "saber" por meio do processo informacional.

A vulnerabilidade do paciente como receptor de uma "verdade" que não domina, o coloca em posição de hipossuficiência[5], que somente pode ser reduzida com empoderamento de informações mediante linguagem adequada e que o coloque em simetria relacional e decisional.

É, portanto, através de um discurso atécnico e de fácil assimilação que se alcança a simetria dessas partes, cujo protagonista passa a ser o paciente.

A CF de 1988, que elegeu a dignidade da pessoa humana como fundamento da República Federativa do Brasil, influencia a exigência da observância aos princípios bioéticos da autonomia, consentimento e redução das vulnerabilidades.

Segundo Alessandro Timbó[6]:

> No Brasil, a transformação na qual o médico finalmente assume a função de interlocutor, dialogando com o enfermo, vem ocorrendo desde 1988, com a promulgação da Constituição Cidadã que alçou o princípio da dignidade da pessoa humana a condição de princípio reitor do nosso ordenamento. Apenas depois deste momento, com a Constituição refletindo-se em

5 Ibid, 2020.p. 65.

6 NILO, Alessandro Timbó. **Direito Médico: O contrato de Tratamento no Direito Brasileiro**. Curitiba: Juruá, 2020. p. 33.

todo o ordenamento pátrio (incluindo a normatividade ética médica), começou a surgir legislação ordinária no intuito de disciplinar a relação paciente-médico, reposicionando o paciente em seu novo status de *sujeito* de direito.

Para construção de uma relação efetivamente horizontal, as decisões no âmbito de saúde devem resultar de uma tomada de decisões compartilhada. E, para tanto, faz-se indispensável o respeito à autonomia e ao consentimento do paciente.

> A autonomia privada constitui-se da interação da autonomia crítica com a autonomia de ação. A autonomia crítica é o poder do homem de se compreender e compreender o mundo à sua volta, ou seja, é o poder de avaliar a si e o mundo, estabelecendo relações a partir de seus pré-conceitos. A autonomia de ação é o poder de estabelecer dado comportamento, portanto, determinada pela compreensão do mundo, isto é, pela autonomia crítica.[7]

Cabe ao médico, portanto, ver respeitada a autonomia do paciente e adequar seu discurso à capacidade de compreensão do sujeito para que, a partir do "saber", ele possa decidir livre e criticamente.

A evolução da relação é sentida na ordem da constitucionalização, abandona-se o modelo autoritário evoluindo-se para o dialógico, cuja simetria é conquistada pelo respeito aos valores mais caros ao ser humano, a dignidade, a autonomia e a liberdade, a fim de que a vida e a saúde sejam protegidas em sua integralidade.

De tudo isso, a conclusão à qual se chega é a de que estamos diante de uma relação existencial, aliás, a preocupação bioética e jurídica ao longo do tempo sempre foi a redução da vulnerabilidade pelo diálogo, em vista da essência da relação paciente-médico: vida e a saúde do paciente.

Em razão desse elemento principal é que o atuar médico não pode descurar-se desse objetivo, seja respeitando a autonomia do paciente, seja evitando a sobreposição de outros interesses que estejam acima da saúde.

---

7 FREIRE DE SA, Maria de Fátima; NAVES, Bruno Torquato de Oliveira. **Bioética e Biodireito**. 4. ed. Belo Horizonte: Del Rey, 2018. p. 109.

A Lei nº 12.842/2013 (LAM) não deixa dúvidas:

> Art. 2º O objeto da atuação do médico é a **saúde do ser humano** e das coletividades humanas, em benefício da qual deverá agir com o máximo de zelo, com o melhor de sua capacidade profissional e sem discriminação de qualquer natureza.

Da mesma forma, o CEM – Princípio II anuncia: "O alvo de toda a atenção do médico é a saúde do ser humano, em benefício da qual deverá agir com o máximo de zelo e o melhor da sua capacidade profissional."

A preocupação bioética com a redução da vulnerabilidade do paciente, empoderamento informacional, coleta do consentimento e respeito à autonomia está conformada com o conceito de saúde trazido pela Organização Mundial da Saúde (OMS): saúde é um estado de completo bem-estar físico, psíquico, biológico e social.

O agir médico em obediência aos postulados éticos, legais e constitucionais somente encontra guarida quando visa a proteção da saúde nesses quatro pilares, sem outro interesse que lhe seja superior.

2. O elemento essencial da atividade consumerista: lucro da atividade

Indispensável a análise do elemento essencial da relação consumerista a fim de perquirir se há identidade com o objeto primário que permeia a atividade médica.

O processo inflacionário e a consequente elevação do custo de vida desencadearam fortes mobilizações sociais no sentido da proteção do consumidor, inclusive, com a criação de órgãos protetivos, mesmo antes da edição do Código Consumerista[8].

Com a Constituição Federal, consagra-se expressamente como princípio da Ordem Econômica a defesa e a proteção do consumidor:

> Art. 5º Todos são iguais perante a lei, sem distinção de qualquer natureza, garantindo-se aos brasileiros e aos estrangeiros residentes no País a inviolabilidade do direito à vida, à

8 A DEFESA do Consumidor no Brasil. **Ministério da Justiça e Segurança Pública**. Disponível em: <https://www.justica.gov.br/seus-direitos/consumidor/a-defesa-do-consumidor-no-brasil#:~:text=Assim%2C%20em%2011%20de%20setembro,basilar%20das%20rela%C3%A7%C3%B5es%20de%20consumo>. Acesso em: 2 de agosto. 2022.

> liberdade, à igualdade, à segurança e à propriedade, nos termos seguintes: [...]
>
> XXXII – o Estado promoverá, na forma da lei, a **defesa do consumidor**; (Grifos nossos)
>
> Art. 170. A ordem econômica, fundada na valorização do trabalho humano e na livre iniciativa, tem por fim assegurar a todos, existência digna, conforme os ditames da justiça social, observados os seguintes princípios: [...]
>
> V – defesa do consumidor.

O CDC, Lei nº 8.078/90, microssistema jurídico protetivo de modelo intervencionista estatal, tem como *ratio* o reequilíbrio da relação de consumo, reforçando a posição do consumidor e trazendo proibições e limitações à certas práticas de mercado[9].

Essa necessidade de tutela geral do consumidor teve como escorço histórico a massificação da economia, acentuada com o forte crescimento do comércio a partir da Revolução Industrial.

> Não é tão difícil explicar tão grande dimensão para um fenômeno jurídico totalmente desconhecido no século passado e em boa parte deste. O homem do século XX vive em função de um modelo novo de associativismo: a **sociedade de consumo, caracterizada por um número crescente de produtos e serviços, pelo domínio do crédito e do marketing,** assim como pelas dificuldades de acesso à justiça. **São esses os aspectos que marcaram o nascimento e o desenvolvimento do Direito do Consumidor como disciplina jurídica autônoma.** A sociedade de consumo, ao contrário do que se imagina, não trouxe apenas benefícios para os seus atores. Muito ao revés, em certos casos, a posição do consumidor, dentro desse modelo, piorou em vez de melhorar. Se antes fornecedor e consumidor encontravam-se em uma situação de relativo equilíbrio de poder de barganha (até porque se conheciam), agora é o fornecedor (fabricante, produtor, construtor, impor-

9 GRINOVER, Ada Pelegrini *et al.* **Código Brasileiro de Defesa do Consumidor Comentado pelos Autores do Anteprojeto**. 7. ed. Rio de Janeiro: Forense Universitária, 2001, p. 7-8.

> tador ou comerciante) que, inegavelmente, assume a posição de força na relação de consumo e que, por isso mesmo, "dita as regras". E o Direito não pode ficar alheio a tal fenômeno.[10] (grifos nossos)

É inegável que a relação estabelecida entre consumidor e fornecedor possui natureza mercantilista, tendo o lucro como elemento essencial do negócio. Isso resulta do próprio texto do §2° do artigo 3° do CDC, "serviço é qualquer atividade fornecida no mercado de consumo, mediante remuneração, inclusive as de natureza bancária, financeira, de crédito e securitária, salvo as decorrentes das relações de caráter trabalhista."

O fornecedor oferta o produto/serviço e suas ações e decisões são tomadas com base no ganho; o consumidor adquire o produto/serviço e exige a qualidade, quantidade e segurança nos exatos termos do preço que pagou pela aquisição.

O elemento "lucro" é a mola propulsora da atividade e das responsabilidades assumidas pelo fornecedor. Não por menos, o sistema adotado é o da responsabilidade objetiva pautada nas teorias do risco-criado e risco-proveito.

Risco pelo proveito, porque o fornecedor aufere lucro com a atividade desenvolvida e, ainda que não haja culpa, se obriga a reparar o dano dela advindo, pois adquiriu riqueza ao empreendê-la de forma que a responsabilidade deriva da própria exploração da atividade[11].

Risco-criado, segundo Fachini Neto apud Marchi[12] já que «a responsabilidade não é mais a contrapartida de um proveito ou lucro particular, mas sim a consequência inafastável da atividade em geral".

Fica evidente, portanto, que se a relação médico-paciente assenta suas bases na "saúde e na vida do paciente" visando a proteção de direitos existenciais e alocando o lucro em segundo plano, no vínculo de consumo, a proteção é calcada no lucro da atividade.

---

10 Ibid, 2001, p. 6.

11 MARCHI, Cristiane de. A culpa e o surgimento da responsabilidade objetiva: evolução histórica, noções gerais e hipóteses previstas no Código Civil. **Revista dos Tribunais**. v. 964. fev. 2016. p. 7. Disponível em: http://www.mpsp.mp.br/portal/page/portal/documentacao_e_divulgacao/doc_biblioteca/bibli_servicos_produtos/bibli_boletim/bibli_bol_2006/RTrib_n.964.08.PDF.

12 Ibid, 2016. p. 8.

Assim, na relação médico-paciente, a tomada de decisões do profissional é baseada na proteção da saúde do paciente em seus aspectos físico, biológico, psíquico e social; já na relação de consumo, ela tem por base a rentabilidade do fornecedor.

3. A ausência de identidade entre a vulnerabilidade do paciente e a vulnerabilidade do consumidor

Os seres humanos são substancialmente vulneráveis diante de suas fraquezas, sensibilidades e fragilidades que não escapam a qualquer pessoa pelo simples fato de serem mortais, falíveis e suscetíveis[13].

Além da vulnerabilidade substantiva, dada a maior dificuldade de realização dos seus direitos, idosos, crianças e pessoas com deficiência são seres socialmente mais vulneráveis. Nesses casos, a fragilidade é tão explícita que a própria lei age para reduzi-las através de medidas legais que facilitem a concretização de seus direitos.

Não é preciso destacar que, na relação médico-paciente, o empoderamento informacional deve ser realizado de forma minudente através de um discurso claro e adaptado.

Ademais, ainda que autônoma e sem sinal de fragilidade adjetiva, uma pessoa pode estar mais ou menos vulnerável que outra diante de algumas situações. Por exemplo, duas mulheres, ambas com 43 anos, com o mesmo grau de instrução e com condição socioeconômica similar podem reagir de forma diferente diante de um diagnóstico de câncer, o que as torna mais ou menos fragilizadas ante a patologia que também se constitui em fator de vulnerabilidade.

Segundo, Camila Vasconcelos:

> De fato, aos seres humanos dão-se as suas caracterizações no meio social tal como se manifestam as suas singularidades, estas por meio das suas explanações ao mundo, de seus atos e discursos, passando a ser perceptível sua **condição de sujeito frágil ou forte, vulnerável ou poderoso consoante à circunstância. Trata-se de características próprias ou de condições socialmente impostas, mas que, entretanto,**

13 VASCONCELOS, Camila. **Direito Médico e Bioética:** História e judicialização da relação médico-paciente. Rio de Janeiro: Lumen Juris, 2020. p. 74-75.

> **não devem ser legitimadas sequer por sua simples constatação, mas discutidas no sentido de provocar tentativas de modificação ou minoração das diferenças dos seus estados, ao máximo possível.**[14] (grifos nossos).

Portanto, são as relações *in concreto* que permitem aferir maior ou menor grau de vulnerabilidade do sujeito envolvido, além de que a **natureza jurídica da relação possui papel fundamental na alocação da medida protetiva capaz de reduzi-la eficazmente.**

Nesse sentido, é preciso distinguir a vulnerabilidade que assola os pacientes daquela que atinge os consumidores.

Eduardo Souza, aponta para essa distinção:

> De fato, se a tutela privilegiada de determinado indivíduo deve ser proporcional ao seu grau de vulnerabilidade no contexto de uma relação jurídica, caberia indagar se o paciente pode ser considerado vulnerável em relação ao médico na mesma medida e pelas mesmas razões que o consumidor em face do fornecedor. E o próprio afastamento pelo Código de Defesa do Consumidor, da atividade dos profissionais liberais do regime de responsabilidade objetiva por ele previsto, com remissão à responsabilidade com culpa do Código Civil, já sinaliza a resposta negativa.[15]

A vulnerabilidade do paciente dentro da relação estabelecida com o médico é adjetiva, decorre da própria patologia, seja porque os pacientes não conhecem previamente os riscos terapêuticos, alternativas, diagnóstico ou prognóstico para legitimamente consentir ou recusar uma terapêutica, seja porque a própria patologia torna o paciente mais fragilizado.

E, nesse sentido, deve o médico atuar para reduzir a vulnerabilidade através de um discurso adaptado e humanizado.

A proteção do paciente e a redução das suas vulnerabilidades se dá de forma específica através do cumprimento do dever informacional imposto pela Constituição Federal, art. 5°, XIV, Código Civil, artigo 422, e

14 Ibid, 2020. p. 76.

15 SOUZA, Eduardo Nunes de. **Do erro à Culpa na Responsabilidade Civil do Médico:** Estudo na perspectiva civil-constitucional. Rio de Janeiro: Renovar, 2015. p. 76-77.

Código de Ética Médica, dirigidos especialmente para regular a conduta médica no exercício da sua profissão.

> Art. 5º Todos são iguais perante a lei, sem distinção de qualquer natureza, garantindo-se aos brasileiros e aos estrangeiros residentes no País a inviolabilidade do direito à vida, à liberdade, à igualdade, à segurança e à propriedade, nos termos seguintes: [...]
>
> XIV – **é assegurado a todos o acesso à informação** e resguardado o sigilo da fonte, quando necessário ao exercício profissional; (Grifos nossos)
>
> Art. 422. Os contratantes são obrigados a guardar, assim na conclusão do contrato, como em sua execução, os princípios de probidade e boa-fé.

Esse último dispositivo assenta o princípio da boa-fé objetiva do qual derivam deveres anexos específicos como o dever de colaboração, informação e cooperação, incidentes sobre a relação médico-paciente.

De maneira específica, o CEM impõe ao profissional a informação "sobre o procedimento a ser realizado", "diagnóstico, prognóstico, riscos e objetivos do tratamento" e, em algumas situações de forma acurada, como quando impõe o esclarecimento sobre o "método contraceptivo".

Percebe-se que a vulnerabilidade do paciente está estritamente relacionada à sua autonomia decisória e será reduzida através do cumprimento do dever informacional que redunda em uma escolha esclarecida e, consequentemente, no respeito à saúde sob os pilares biológico, *psíquico*, social e físico.

O cenário, aqui, é o da proteção da saúde, essência da relação médico-paciente.

Agora, quando se fala em vulnerabilidade consumerista, eleita como princípio pelo CDC, discute-se a hipossuficiência técnica e econômica do consumidor perante o fornecedor de serviços em massa, a fim de que aquele não seja lesado pela aquisição de um serviço sem qualidade ou sem a segurança esperada dentro de um contrato mercantil.

Portanto, a vulnerabilidade sob o aspecto da hipossuficiência técnica está relacionada ao fato de que o consumidor diante do *marketing* agressivo e da massificação do serviço não é capaz de distinguir entre um serviço de qualidade ou não, um serviço seguro ou não, por ausência de capacidade técnica.

Já a hipossuficiência econômica é posta na ordem do poder financeiro dos fornecedores, grandes empresas prestadoras de serviços em massa, sem pessoalidade e o consumidor, sem acesso aos seus gestores ou sócios-proprietários, diante de um contrato de adesão. A relação é impessoal.

A vulnerabilidade, aqui, está relacionada ao fato de que o fornecedor é o detentor dos meios de produção, cabendo a ele o controle do mercado, quanto serviço prestar, como prestar e para quem prestar, tudo isso pautado na fixação do seu lucro.[16]

> É com os olhos postos nessa vulnerabilidade do consumidor que se funda a nova disciplina jurídica. Que enorme tarefa, quando se sabe que essa fragilidade é multifária, decorrendo ora da atuação dos monopólios e oligopólios, ora da carência de informação sobre qualidade, preço, crédito e outras características dos produtos e serviços. Não bastasse tal, o consumidor ainda é cercado por uma publicidade crescente, não estando, ademais, tão organizado quanto os fornecedores. [...] "O consumidor é o **elo mais fraco da economia**, e nenhuma corrente pode ser mais forte do que seu elo mais fraco." [...] Como já acentuado noutro passo, socorrendo-se das ponderações do prof. Fábio Konder Comparato, o consumidor certamente é aquele que **não dispõe de controle sobre os bens de produção**, e, por conseguinte, deve se submeter ao poder dos titulares destes, concluindo que, por conseguinte, consumidor é, de modo geral, **aquele que se submete ao poder de controle dos titulares de bens de produção, isto é, os empresários.**[17] (grifos nossos)

Os contratos regidos pelo CDC, e para os quais emana a louvável proteção à vulnerabilidade do consumidor, são aqueles cujo elemento

16 GRINOVER, Ada Pelegrini et al. Código Brasileiro de Defesa do Consumidor Comentado pelos Autores do Anteprojeto. 7. ed. Rio de Janeiro: Forense Universitária, 2001. p. 55.

17 Ibid, 2001. p. 07, 54-55.

principal é o lucro, tomado como parâmetro de decisão pelo fornecedor. Veja, por exemplo, um engenheiro civil contratado para elaboração do projeto de imóvel residencial e acompanhamento da obra; se, no curso do contrato, o consumidor se tornar inadimplente, é perfeitamente possível a rescisão do contrato, já que o elemento "lucro" pode ser tomado como parâmetro de decisão.

No entanto, se um médico é contratado para realizar uma cirurgia plástica e estética e pactua com o paciente o pagamento na data do ato cirúrgico, se, por alguma circunstância, o cheque emitido é devolvido sem suficiente provisão de fundos e tendo a paciente seu estado de saúde agravado, mesmo diante do inadimplemento, o médico não pode, como o engenheiro, rescindir imediatamente o contrato, pois a "saúde" é o elemento essencial a reger a relação, não o lucro.

Em brilhante explanação sobre o tema, Nilo arremata:

> A despeito de todas as ferramentas processuais mencionadas, oferecidas pelo CDC, em favor da parte vulnerável da relação, o que demonstra a louvável "boa intenção" da doutrina/jurisprudência em proteger o paciente quando a relação paciente-médico degenera em um conflito judicial, tentando oferecer uma paridade de armas, *não há um dispositivo sequer* em todo o diploma consumerista que verse efetivamente, de forma clara, específica e adequada, *sobre os direitos e os deveres das partes no contrato de tratamento.*Por um simples motivo, o CDC não foi feito para disciplinar a relação paciente-médico, mas sim para regular as atividades de um fornecedor-vendedor mercantil e comercial em face de um consumidor final de um produto ou serviço, dentro da lógica de mercado, sujeito à Teoria do Risco. No entanto, e como visto, a saúde não pode ser reduzida a uma simples mercadoria. Pensar assim é retroceder em toda evolução bioética conquistada, a duras penas, no que tange à dignidade da pessoa humana e a difícil e prolongada retirada do paciente da mera condição de objeto da medicina. Repita-se, o propósito de proteger o paciente em sua vulnerabilidade é muito digno, mas a **vulnerabilidade deste não tem qualquer relação com a vulnerabilidade de um consumidor,** e os fins não justificam os meios, sendo que a medida adotada subverte a própria intenção de qualquer operador do direito que tenha o ideal de justiça em seus pla-

> nos, pois tenta transformar injustamente a saúde do paciente em uma simples mercadoria.[18] (grifos nossos)

Conclui-se, pois, que a vulnerabilidade que afeta os consumidores é auferida sob o aspecto de uma relação mercantilista, no sentido de protegê-lo da ânsia capitalista do fornecedor.

Já a vulnerabilidade dos pacientes é percebida sob o aspecto da autonomia e proteção biopsíquica, exigindo dos médicos o respeito à saúde em sua integralidade, dentro da lógica do respeito à autonomia e à dignidade da pessoa humana; não há um fator econômico a reduzir ou ampliar a vulnerabilidade do paciente, ela é adjetiva e derivada do próprio estado patológico.

Tudo isso é ratificado pela Deontologia médica que proíbe o "exercício mercantilista da medicina", veda ao profissional "que outros interesses se sobreponham à saúde do paciente" e proíbe que a "publicidade extrapole o caráter informativo". Enfim, impede toda e qualquer conduta que coloque o "lucro" acima da saúde do paciente.

4. A incompatibilidade do sistema consumerista à atividade médica

A medicina é atividade complexa, sujeita a áleas, intempéries e vicissitudes que a distinguem das atividades empresariais comuns, o objeto de atuação profissional recai sobre a vida e a saúde do ser humano e não se confunde com a atividade mercantil, comercial, impessoal e massificada.

> Existem fatores, inerentes ao paciente ou ao próprio tratamento, que intervêm – e muitas vezes condicionam o sucesso da terapia, impedem ou retardam a cura e provocam efeitos colaterais indesejáveis: a) debilidade orgânica; b) predisposição congênita; c) infecções; d) culpa do próprio paciente; e) complexidade do organismo humano; f) efeitos secundários dos medicamentos; e g) anomalias anatômicas. Mesmo em tratamentos singelos, a álea está presente – ainda que em proporções menores – mas nunca deixa de existir. O avanço da medicina não elimina o fator aleatório, a incerteza da Ciência

18 NILO, Alessandro Timbó. Direito Médico: O contrato de Tratamento no Direito Brasileiro. Curitiba: Juruá, 2020. p. 93.

> Médica. Para alguns, justamente o progresso da Medicina tornaria ainda mais aleatórios o diagnóstico e a terapia. O médico sempre atua sobre um contexto biológico frágil e instável. Na maior parte dos casos, o profissional busca amenizar a situação preexistente e desfavorável.[19]

Especificamente quanto às normas que incidem sobre a responsabilidade médica, há duas correntes no ordenamento jurídico pátrio.

A primeira, majoritária, entende pela incidência do CDC à relação médico-paciente e o faz sob dois argumentos: a) a subsunção dos conceitos de paciente e médico aos de consumidor e fornecedor trazidos pelo artigo 3º do diploma consumerista; e b) a vulnerabilidade do paciente, cuja proteção encontraria guarida nesse diploma protetivo, em razão do Princípio da Vulnerabilidade adotado expressamente pelo artigo 4°, inciso I, do CDC.[20]

Em contrapartida, a segunda corrente, defendida por doutrinadores como Kfouri Neto, Souza e Nilo sob alguns argumentos coincidentes e amplamente defensáveis, entende pela incompatibilidade das regras do Código de Defesa do Consumidor à relação médico-paciente.

Nilo, embora defenda a não incidência, o faz sob o argumento de que o CDC seria prejudicial ao paciente nesses termos:

> O Código de Defesa do Consumidor é um diploma fundamental para uma sociedade capitalista e de consumo, e deve continuar sendo utilizado na apreciação de boa parte dos contratos que envolvam os serviços de saúde em sentido amplo. Entretanto, **especificamente na relação contratual que o paciente estabelece diretamente com o médico, os dispositivos do Código Civil combinados com as normas deontológicas (Resoluções do CFM que estabelecem os deveres dos médicos) são muito mais congruentes com a natureza da relação, mais profícuos para uma adequada promoção e proteção do paciente, e mais adequados para**

19 KFOURI NETO, Miguel. **Responsabilidade Civil dos Hospitais:** Código Civil e Código de Defesa do Consumidor. 4. ed. São Paulo: Thomson Reuters, 2019. p. 52-53.

20 NILO, Alessandro Timbó. **Direito Médico:** O contrato de Tratamento no Direito Brasileiro. Curitiba: Juruá, 2020. p. 83

> **a resolução de litígios quando surge eventual má prática médica terapêutica ou diagnóstica.** (...) Ademais, apesar da aparente proteção processual conferida ao paciente pelo Código de Defesa do Consumidor, sobretudo pela inversão do ônus da prova, como mencionado, este enquadramento se mostra insuficiente para regulamentar a relação por não contribuir, minimamente com (i) a necessária comunicação específica entre as partes, pilar estruturante e característico desta relação contratual; muito menos para com (ii) a fundamental prevenção de litígios através da explicitação prévia dos direitos e deveres das partes envolvidas.[21] (grifos nossos)

Embora esta autora discorde da conclusão de Nilo, seus argumentos pela não incidência são irretocáveis, os quais passam a ser citados[22]:

O autor afirma que **"há uma completa inadequação da relação paciente-médico à legislação consumerista** em razão da diversidade de hierarquia entre os objetos protegidos". Argumenta que a interpretação literal, de que se vale a primeira corrente para concluir pela incidência do CDC, é frágil, devendo ceder lugar a outros métodos interpretativos de maior robustez e cientificidade, tais como os critérios histórico, lógico e teleológico, dado que, no critério gramatical, o intérprete se resume à leitura fria do "texto", desconsiderando-se o "contexto".

Segue afirmando que não basta a subsunção dos conceitos de paciente ao de consumidor e de médico ao de fornecedor pela mera adequação linguística. Tal critério interpretativo somente foi suficiente no período do positivismo jurídico, no entanto, é insuficiente para o momento do pós-positivismo jurídico, já que o Direito não é mais exclusivamente "norma", mas "fato, valor e norma".

Conclui afirmando que técnicas interpretativas em que se busca o contexto de criação da norma possuem supremacia à técnica de literalidade. E, avaliando teleologicamente a hierarquia dos objetos protegidos na perspectiva do CDC, tem-se que, no ápice da pirâmide, está o interesse comercial (lucratividade); enquanto na relação do médico com seu paciente é a saúde biopsíquica deste que se encontra no topo.

21 Ibid, 2020. p. 87.

22 Ibid, 2020. p. 89-98.

Não teve o legislador, ao elaborar o Código de Defesa do Consumidor, a intenção de reger a atividade médica. O interesse protegido foi primariamente o comercial, diverso daquele que permeia a relação entre o médico e o paciente, não se podendo conceber que a saúde deste seja objetivada, contrariamente aos próprios avanços e conquistas bioéticas.

Em momento algum o diploma consumerista refere-se especificamente à atividade médica, ou a uma das partes que integram o contrato de prestação de serviços médicos; diferente do que ocorre com o Código Civil, que disciplina em algumas normas, e de forma bastante específica a responsabilidade deste profissional."

Adiante, Nilo defende: **"A teoria do risco, adotada pelo CDC para o regime de responsabilidade consumerista não se mostra plausível com a natureza jurídica da relação paciente-médico"[23].**

Enquanto, pela teoria do risco-criado, o fornecedor responde objetivamente em função da prestação de um serviço que adiciona um risco ao consumidor, o médico em seu mister atua sempre para redução do agravo que já acomete o paciente quando chega ao consultório.

E, nesse sentido, o posicionamento de Nilo se coaduna com o de Kfouri Neto:

> A dor, a doença, a morte, as alterações da saúde não constituem, em princípio um risco que nasça da atividade médica, mas algo ínsito ao ser humano – e cada médico em particular e o conjunto deles, em todo o mundo, busca aliviar esse sofrimento, remediar a enfermidade e restaurar a saúde. **O próprio doente traz consigo um risco, derivado da sua patologia – e não é o médico quem o provoca.** Adotar uma responsabilidade objetiva, nesse caso, equivale a lutar contra a própria natureza humana. **Dar cobertura a todo risco de doença ou morte, em atividade médica, corresponderá a obrigar o médico a dar a saúde ao doente, a prolongar a vida, ultrapassando as potencialidades do médico enquanto homem, para transformá-lo num Deus.**[24] (grifos nossos).

---

23 Ibid, 2020. p. 99-102.

24 KFOURI NETO, Miguel. **Responsabilidade Civil do Médico. 9. ed. São Paulo: Revista dos Tribunais Ltda, 2018.** p. 54.

Outrossim, a teoria do risco-proveito também não tem incidência sobre a atividade médica, uma vez que este profissional:

> [...] não cria um risco em função de eventual proveito lucrativo que sua empreitada lhe proporcionará. A sua atividade não é empresarial, eminentemente com fins lucrativos, as vedações à mercantilização da medicina são muitas, pois, na hierarquia dos objetos, a remuneração que possa advir da execução de um tratamento não é o objeto principal da atividade, ainda que, a atividade médica esteja inserida em uma sociedade de mercado. A preocupação central do médico, que determina o sentido das suas decisões, é com a saúde do paciente, e este proveito é destinado, sobretudo, ao próprio paciente na medida em que tem sua saúde preservada ou reestabelecida.[25]

Finalmente, Nilo destaca a **"antinomia literal e sistêmica que inviabiliza o diálogo entre o CDC e a Deontologia Médica"**. Salienta que o Conselho Federal de Medicina, traz inúmeras vedações ao profissional que impedem o enquadramento da atividade como um fornecedor de serviços mercantis.[26]

Ao limitar a publicidade médica, vedar o estabelecimento de vínculo com empresa farmacêutica ou outra que comercialize produtos de prescrição médica ou, ainda, ao proibir o exercício mercantilista da medicina, descaracteriza o enquadramento da atividade médica como consumerista. E isso por um simples motivo: a mola propulsora dessa relação é a saúde e não o lucro.

Acrescenta, o autor, que essa antinomia se reflete de forma expressa também sobre algumas normas do CDC, à exemplo do artigo 39, que considera prática abusiva do fornecedor deixar de estipular prazo para o cumprimento de sua obrigação (inciso XII), o que é inaplicável à prática médica, pois não há como estabelecer um prazo final para o tratamento que é sujeito à áleas.

Ainda, a proibição de execução de serviços sem prévia elaboração de orçamento e autorização expressa do consumidor (inciso VI, art. 39)

---

25 NILO, Alessandro Timbó. **Direito Médico: O contrato de Tratamento no Direito Brasileiro**. Curitiba: Juruá, 2020. p. 101.

26 Ibid, 2020, p. 120-135.

também é incongruente com algumas situações, como a de privilégio terapêutico, por exemplo.

A incompatibilidade dessas normas à atividade médica é patente porque o sistema consumerista foi elaborado para reger relações de consumo, por isso a grande preocupação com **"devolução integral do preço pago", "reexecução dos serviços", "abatimento proporcional do preço"**, deixando clara a preocupação com a vulnerabilidade do consumidor dentro de uma relação mercantil.

O autor afirma que, em decorrência dessas antinomias e estando diante de um microssistema jurídico, não se pode falar na regência da responsabilidade médica por tais regras, pois ou há compatibilidade integral, ou incompatibilidade manifesta.

Conclui, irretocavelmente argumentando, que não se pode pinçar aleatoriamente apenas as normas benéficas ao paciente como se todo o sistema consumerista fosse compatível, e de fato não é, selecionando ao bel prazer do julgador apenas aquelas que teriam "incidência" à atividade médica.

Algumas consequências processuais, como a inversão do ônus da prova, advêm da adoção desse sistema normativo o que, em muitas circunstâncias, pode representar uma benesse injustificada ao paciente e uma prévia condenação do médico, desvirtuando-se a distribuição dinâmica, essa sim, de justeza irretocável. Nesse sentido foi o entendimento do Egrégio TJSP no julgamento do AI 2162355-64.2016.8.26.0000:

> INDENIZAÇÃO – Erro médico – Saneador – Indeferimento da inversão do ônus da prova – Manutenção – Princípio previsto no artigo 6º, inciso VIII, do CDC, que não é de aplicação automática e indiscriminada a toda e qualquer relação de consumo – Hipossuficiência técnica da autora não evidenciada, in casu – Documentação carreada nos autos e realização de perícia técnica pelo IMESC que, prima facie, se mostram hábeis para a solução da controvérsia – Hipótese de manutenção da regra geral relativa ao ônus da prova, cabendo à autora a comprovação dos fatos constitutivos de seu direito (art. 373, caput, NCPC) – Recurso desprovido. (TJSP; Agravo de Instrumento 2162355-64.2016.8.26.0000; Relator (a): Galdino Toledo Júnior; Órgão Julgador: 9ª Câmara de Direito Privado; Foro de Jundiaí – 6ª. Vara Cível; Data do Julgamento: 05/09/2017; Data de Registro: 05/09/2017).

Eduardo Souza entende, inclusive, que ao afastar a responsabilidade dos profissionais liberais da responsabilidade objetiva, o CDC remeteu a análise da culpa ao Código Civil:

> Assiste-se, assim, ao agravamento da responsabilidade do médico com base na lógica consumerista - muito embora seja questionável se se deve mesmo aplicar à relação médico paciente a mesma disciplina que protege o adquirente de produtos e serviços no mercado de consumo. De fato, se a tutela privilegiada de determinado indivíduo deve ser proporcional ao seu grau de vulnerabilidade no contexto de uma relação jurídica concreta, caberia indagar se o paciente pode ser considerado vulnerável em relação ao médico na mesma medida e pelas mesmas razões que o consumidor em face do fornecedor. **E o próprio afastamento pelo Código de Defesa do Consumidor, da atividade dos profissionais liberais do regime de responsabilidade objetiva por ele previsto, com remissão à responsabilidade com culpa do Código Civil, já sinaliza a resposta negativa.**[27] (grifos nossos)

Por fim, não se sustenta o argumento de que o CDC, artigo 14, §4º, regulamentaria toda atividade desenvolvida por profissional liberal, o que foi refutado pelo próprio STJ ao afastar as regras do CDC à atividade advocatícia.

Nilo brilhantemente avalia a semelhança entre as atividades jurídica e médica, já que ambas são marcadas pela fidúcia, sigilo e pessoalidade, não fazendo sentido que, quanto à atividade médica, mantenha-se o entendimento do regramento consumerista.

> DIREITO PROCESSUAL CIVIL. AGRAVO DE INSTRUMENTO. EXECUÇÃO DE TÍTULO EXTRAJUDICIAL. **CONTRATO DE PRESTAÇÃO DE SERVIÇOS ADVOCATÍCIOS**. EXCEÇÃO DE PRÉ-EXECUTIVIDADE. ALEGAÇÃO DE INCOMPETÊNCIA RELATIVA DO JUÍZO. INAPLICABILIDADE DO CDC. ESTATUTO DA OAB. CLÁUSULA DE ELEIÇÃO DE FORO. PREVALÊNCIA. DILAÇÃO PROBATÓRIA. INDAQUEAÇÃO DA VIA ELEITA. DECISÃO MANTIDA. 1. **Em se tratando de contrato de ser-**

27 SOUZA, Eduardo Nunes de. **Do erro à Culpa na Responsabilidade Civil do Médico:** Estudo na perspectiva civil-constitucional. Rio de Janeiro: Renovar, 2015. P. 76-77.

> **viços advocatícios, baseado na relação de confiança entre o cliente e seu advogado**, deve ser validada a cláusula de eleição do foro para resolução das demandas relativas ao contrato. 2. A exceção de pré-executividade tem cognição restrita, tendo cabimento apenas quando a matéria questionada estiver comprovada por prova pré-constituída. As questões que demandem a produção de prova devem ser remetidas aos embargos à execução, que possuem natureza cognitiva e admitem ampla instrução. 3. Agravo de Instrumento conhecido, mas não provido. Unânime. (Acórdão 1195468, 07092569020198070000, Relator: FÁTIMA RAFAEL, 3ª Turma Cível, data de julgamento: 14/8/2019, publicado no DJE: 26/8/2019).

Outrossim, são absolutamente defensáveis todos os argumentos pela não incidência do Código de Defesa do Consumidor, à relação médico-paciente, não sendo demais ressaltar que adotar o sistema consumerista como gestor da atividade médica, mesmo diante das suas particularidades e incompatibilidades – ora denunciadas -, é construir um conjunto normativo *ad hoc*, desvirtuando-se a própria boa-fé objetiva que deve permear as relações.

Considerações finais

Em que pese o entendimento majoritário pela incidência do Código de Defesa do Consumidor à atividade médica, diante de todos os argumentos expostos, entende-se que essa não é a conclusão mais adequada.

Os reflexos processuais gerados, como inversão do ônus da prova, prazo prescricional elastecido e vedação à denunciação da lide ferem o princípio da paridade de armas, representando uma sucumbência antecipada do médico em uma relação que não é de adesão.

Esse entendimento inflexível praticamente sepulta o art. 373, *caput*, do Código de Processo Civil, pois embora o artigo 6°, VIII, do Código de Defesa do Consumidor aparentemente tenha adotado a inversão *ope judicis* do ônus da prova, na prática, o que acontece é uma inversão automática diante da alternatividade dos requisitos "hipossuficiência" e "verossimilhança".

Ao eleger no art. 4º, I, a vulnerabilidade como princípio e, portanto, considerando todo consumidor naturalmente vulnerável, o diploma consumerista permitiu a interpretação do conceito de "hipossuficiência" como sinônimo de vulnerabilidade, autorizando a inversão do ônus da prova em toda e qualquer demanda consumerista.

A inversão nesses termos é louvável quando destinada à proteção da vulnerabilidade do consumidor, inserido em um contrato de adesão que tem o lucro como elemento essencial e, portanto, necessita de instrumentos processuais protetivos.

No entanto, aplicar-se indistintamente a inversão à relação médico-paciente sem aferir as especificidades do caso concreto pode representar, em alguns casos, a imposição antecipada do ônus da sucumbência ao profissional, desvirtuando a própria responsabilidade que deve ser avaliada mediante aferição da culpa.

A evolução da relação médico-paciente não nos permite considerá-la automaticamente desigual. Como visto ao longo deste artigo, a disparidade entre essas partes decorria do estado de "não-saber" do paciente que limitava a sua autonomia, impedindo-o de exercer uma escolha esclarecida.

No entanto, o cumprimento do processo informacional, aliado ao poder informativo do paciente na era da sociedade informacional, não permite a presunção automática de desigualdade.

Se no caso concreto, o paciente foi esclarecido e possui as mesmas ferramentas probatórias que o médico (documental e pericial), não faz sentido a relação processual não ser paritária, devendo o ônus da prova ser distribuído de acordo com a regra geral do caput, do art. 373, CPCl, salvo nas circunstâncias em que claramente o médico possui maior facilidade de prova.

Vários argumentos militam em favor da incompatibilidade do microssistema consumerista à medicina: a) trata-se de atividade especial, em que mercantilização é vedada pelo órgão de classe; b) a responsabilidade médica é aferida mediante prova da culpa, incompatível com a responsabilidade objetiva adotada como regra pelo Código de Defesa do Consumidor; c) a relação estabelecida entre as partes protege muito mais a vida e a saúde do paciente do que o aspecto financeiro dela advindo; d) a fidúcia e a pessoalidade da relação encontram-se alinhadas com as regras civilistas que regem os contratos; e e) o reconhecimento da vulnerabilidade do paciente demanda análise casuística e não automática, como ocorre com o consumidor.

Além disso tudo, não se pode descurar do fato de que, mantendo-se o entendimento de que a relação estabelecida entre o médico e o paciente é consumerista, fatalmente estar-se-á validando a desumanização da relação, a transformação do paciente em cliente, a automatização e o esfriamento do contato tão precioso nessa relação marcadamente existencial.

De tudo o que foi exposto, é de se concluir a incompatibilidade do sistema consumerista com a atividade médica pois, sob o manto de proteção à parte mais fraca, não se pode injustamente "criar" um sistema jurídico à ela favorável, pinçando-se exclusivamente normas benéficas e desconsiderando, de um lado, a essência do sistema consumerista concebido para a atividade mercantil e, de outro, o elemento primevo da atividade médica, que é a saúde do paciente, transformando-a em mercantil, o que é vedado.

Não se deve descurar da vulnerabilidade do paciente quando ela concretamente existir, mas também não se pode perder de vista que sua proteção será eficazmente atingida através da correta incidência das regras do Código Civil, especialmente dos artigos 422, 15, 948, 949 e 950, e quanto ao ônus da prova o artigo 373, §1º do CPC, além das normas constitucionais, todas superiormente mais justas e equânimes à relação estabelecida entre o médico e o paciente do que o Código de Defesa do Consumidor.

E quanto aos deveres do médico, especialmente o informacional, devem ser avaliados sob a ótica do Código de Ética Médica, já que esse diploma traz deveres muito mais específicos que os exigidos genericamente pelo código de consumo, assim como acontece com a atividade jurídica.

Do exposto, infere-se ser necessária uma maior reflexão acerca da incidência das regras do Código de Defesa do Consumidor à atividade médica, especialmente em virtude de todas as especificidades que a cercam.

Referências

A DEFESA do Consumidor no Brasil. **Ministério da Justiça e Segurança Pública**. Disponívelem:<https://www.justica.gov.br/seus-direitos/consumidor/a--defesa-do-consumidor-no brasil#:~:text=Assim%2C%20em%2011%20de%20setembro,basilar%20das%20rela%C3%A7%C3%B5es%20de%20consumo>.

BRASIL. **Código Civil.** Lei nº 10.406, de 10 de janeiro de 2002. Disponível em: < http://www.planalto.gov.br/ccivil_03/leis/2002/L10406compilada.htm>.

BRASIL. Constituição (1988). **Constituição da República Federativa do Brasil**. Brasília. Disponível em: <http://www.planalto.gov.br/ccivil_03/constituicao/constituicao.htm>.

BRASIL. **Lei nº 12.842, 10 de julho de 2013**. Dispõe sobre o exercício da Medicina. Disponível em: <http://www.planalto.gov.br/ccivil_03/_ato2011-2014/2013/lei/l12842.htm>.

CFM. Conselho Federal de Medicina. **Código de Ética Médica:** Resolução CFM 2.217, de 27 de setembro de 2018, modificada pelas Resoluções CFM nº 2.222/2018 e 2.226/2019. Brasília: Conselho Federal de Medicina, 2019.

DISTRITO FEDERAL. Tribunal de Justiça do Distrito Federal e Territórios. **Agravo de Instrumento nº 1195468**. Relator: Des. Fátima Rafael. Julgamento: 14 ago. 2019. Publicação: 26 ago. 2019.

FILOMENO, José Geraldo de Brito. **Código de Defesa do Consumidor:** Comentários dos autores do anteprojeto. 6. ed. São Paulo: Forense Universitária, 2004.

FREIRE DE SA, Maria de Fátima; NAVES, Bruno Torquato de Oliveira. **Bioética e Biodireito**. 4. ed. Belo Horizonte: Del Rey, 2018.

GRINOVER, Ada Pelegrini *et al.* **Código Brasileiro de Defesa do Consumidor Comentado pelos Autores do Anteprojeto**. 7. ed. Rio de Janeiro: Forense Universitária, 2001.

KFOURI NETO, Miguel. **Responsabilidade Civil dos Hospitais:** Código Civil e Código de Defesa do Consumidor. 4. ed. São Paulo: Thomson Reuters, 2019.

KFOURI NETO, Miguel. **Responsabilidade Civil do Médico**. 9. ed. São Paulo: Revista dos Tribunais Ltda, 2018.

MARCHI, Cristiane de. A culpa e o surgimento da responsabilidade objetiva: evolução histórica, noções gerais e hipóteses previstas no Código Civil. **Revista dos Tribunais**. v. 964. fev. 2016.

MARQUES, Claudia Lima. **Contratos no Código de Defesa do Consumidor:** O novo regime das relações contratuais. 5. ed. São Paulo: Revista dos Tribunais, 2005.

NILO, Alessandro Timbó. **Direito Médico:** O contrato de Tratamento no Direito Brasileiro. Curitiba: Juruá, 2020.

SÃO PAULO. Tribunal de Justiça do Estado de São Paulo. **Agravo de Instrumento nº 2162355-64.2016.8.26.0000**. Relator: Des. Galdino Toledo Júnior. Julgamento: 05 set. 2017. Publicação: 05 set. 2017.

SOUZA, Eduardo Nunes de. **Do erro à Culpa na Responsabilidade Civil do Médico:** Estudo na perspectiva civil-constitucional. Rio de Janeiro: Renovar, 2015.

VASCONCELOS, Camila. **Direito Médico e Bioética:** História e judicialização da relação médico-paciente. Rio de Janeiro: Lumen Juris, 2020.